Lalitha Thomas
Nimm 10!
Alles, was Sie brauchen – in zehn Nahrungsmitteln

Lalitha Thomas

Nimm 10!

Alles, was Sie brauchen –
in zehn Nahrungsmitteln

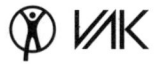

VAK Verlags GmbH
Kirchzarten bei Freiburg

Titel der amerikanischen Originalausgabe:
10 essential foods. A sensible, good-humored approach to vitality, health and well-being
© 1997, Good Deal Marketing L.L.C.
Erschienen bei: Hohm Press, Prescott, AZ 86302, USA
ISBN 0-934252-74-2

Die Deutsche Bibliothek – CIP-Einheitsaufnahme
Thomas, Lalitha:
Nimm 10! : Alles, was Sie brauchen – in zehn Nahrungsmitteln / Lalitha Thomas
(Übers.: Rotraud Oechsler) – Kirchzarten bei Freiburg: VAK Verlags GmbH, 2000
Einheitssacht.: 10 essential foods <dt.>
ISBN 3-932098-68-4

© VAK Verlags GmbH, Kirchzarten bei Freiburg, 2000
Übersetzung: Rotraud Oechsler
Lektorat: Norbert Gehlen
Umschlag: Hugo Waschkowski
Herstellung: Himmer, Augsburg
Printed in Germany
ISBN 3-932098-68-4

Inhalt

Einführung 7
Grundlagen der Ernährung in Kürze 16
Zehn unverzichtbare Leitlinien für Auswahl, Zubereitung
und Verzehr von Nahrungsmitteln 40

1 Brokkoli 71
2 Feigen 83
3 Grapefruit 95
4 Karotten 109
5 Leinöl 123
6 Mandeln 141
7 Naturreis 159
8 Speise-Rotalge 175
9 Spinat 197
10 Sprossen 211

Fleisch, Fisch, Geflügel und Milchprodukte ... sind keine
unverzichtbaren Nahrungsmittel, können aber sinnvoll
eingesetzt werden 229

Anhang 247
Nimm-10-Snacks 247
Empfohlene Literatur 255
Über die Autorin 259

Hinweise des Verlags

Dieses Buch dient der Information über Gesundheitsvorsorge durch gesunde Ernährung. Die Ratschläge der Autorin haben sich in der Praxis als sicher und wirksam erwiesen. Wer sie umsetzt, tut dies in eigener Verantwortung. Die Autorin und der Verlag beabsichtigen nicht, Diagnosen zu stellen und Therapieanweisungen zu geben. Die hier beschriebenen Ernährungsratschläge sind nicht als Ersatz für professionelle medizinische bzw. naturheilkundliche Behandlung bei ernsten gesundheitlichen Beschwerden zu verstehen.

Einführung

„Wie kann diese Autorin nur so kühn sein", mögen Sie sich fragen, „und aus der ganzen unglaublichen Vielfalt von Nahrungsmitteln auf der Welt zehn herauspicken und behaupten, dass diese die zehn unverzichtbaren seien?!"

Und ich würde Ihnen antworten: Was die Kühnheit betrifft, so handelt es sich dabei um nichts weiter als eine meiner eher nützlichen Launen. Was aber die Sorgfalt angeht bei der Auswahl dessen, was ich für unverzichtbar halte, so muss ich sagen, dass ich diese Erkenntnisse gewonnen habe im Laufe von mehr als zwanzig Jahren der Erfahrung und des Lernens bei anderen autodidaktischen Heilkundigen, durch ausgedehnte Studien über den Einsatz von Nahrungsmitteln und Kräutern als Heilmittel, durch Vorträge und Lehrveranstaltungen auf diesem Gebiet und durch bewusste Anwendung der hilfreichen Gaben der Intuition und Flexibilität bei der Arbeit mit den mir von Geburt an gegebenen Heilenergien. (Vgl. dazu auch mein erstes Buch *10 Essential Herbs,* zu Deutsch etwa: „10 unverzichtbare Kräuter". Nähere Angaben zu allen Literaturhinweisen: im Literaturverzeichnis)

Oft „weiß" ich Dinge eben einfach – was für mich und für diejenigen, die meine Ideen ausprobieren wollen, immer recht praktisch war. Ich kann keine akademischen Zeugnisse vorweisen (obwohl ich, wenn ich das wollte, genau wie Sie auch, einige Diplome beibringen könnte, die etwas hermachen). Aber eines möchte ich gleich klarstellen: Ich hätte vieles von dem, was in diesem Buch enthalten ist, niemals gelernt, hätte ich mich auf die traditionelle oder auch die weniger traditionelle Wissenschaft als Informationsquelle verlassen (und ich wette, dasselbe gilt auch für Sie).

Nimm 10! wendet sich an diejenigen, die für ihre Gesundheit etwas Positives *tun* wollen, das nicht nur „machbar" und dazu noch erschwinglich ist, sondern sich auch täglich einhalten lässt, wo immer auf der Welt wir zufällig gerade sind.

Vier gute Gründe für die Leitidee von *Nimm 10!*

1. Nicht alle Nahrungsmittel haben denselben Nährwert. Indem ich mich auf die zehn besten der heute verfügbaren konzentriere, ermutige ich Sie, Ihre Gesundheit bestmöglich zu fördern. Die Notwendigkeit, selbst zu experimentieren und sich in Bezug auf die Auswahl Ihrer Nahrungsmittel verwirren zu lassen, können Sie damit auf ein Minimum zu beschränken. Mein Buch *10 Essential Herbs* ist zum Teil deshalb so erfolgreich, weil es ein einfaches, unkompliziertes System bietet. Ich wusste, dass dasselbe Prinzip auch auf Nahrungsmittel übertragbar sein würde.

2. In allen Kulturen der Welt sterben Menschen unnötig an ernährungsbedingten Erkrankungen wie Herzkrankheiten, Diabetes und Krebs oder leiden unter den Auswirkungen des vorzeitigen Alterns. Der regelmäßige Verzehr der in diesem Buch genannten zehn unverzichtbaren Nahrungsmittel würde solche düsteren Statistiken deutlich nach unten korrigieren.

3. Es wimmelt nur so von Diäten zur Gewichtsabnahme und Gesundheitsförderung. Viele dieser Diäten sind jedoch entmutigend, weil sie das Hauptaugenmerk auf das lenken, was *nicht* gegessen werden darf. *Nimm 10!* lenkt Ihre Aufmerksamkeit auf das, was Sie Ihrem Speisezettel hinzufügen und mit Lust genießen dürfen! Dieses Buch handelt davon, wie man Essen bejaht!

4. Täglich werden wir mit neuen Forschungsergebnissen überschwemmt, die uns von ans Wunderbare grenzenden, gesundheitsfördernden Eigenschaften pflanzlicher Wirkstoffe und Antioxidantien in bestimmten Nahrungsmitteln berichten. Ich hätte mich beinahe dazu hinreißen lassen, darüber zu schreiben, was dies wohl für unsere Gesundheit im praktischen Sinne bedeuten könnte. („Was soll ich heute essen?")

Natürlich gibt es viele außergewöhnliche Nahrungsmittel auf der Welt, und ich gönne mir selbstverständlich mehr als die zehn, die ich hier herausstelle. Was diese zehn aber zu den zehn unverzichtbaren Nahrungsmitteln macht, ist, dass sich Ihre Gesundheit mit größerer Leichtigkeit dauerhaft verbessern lässt, wenn Sie alle zehn regelmäßig in Ihren Speiseplan aufnehmen – idealerweise so, dass sie die Zusammensetzung Ihrer Mahlzeiten maßgeblich bestimmen. Sie werden das selbst feststellen und schätzen lernen.

Darum geht es also jetzt! Ob Sie sich bereits mit gesunder Ernährung auskennen und tatsächlich meistens gesund essen (nein, damit sind nicht die „Gesundheits-Hamburger" aus dem Fastfoodrestaurant gemeint!) oder ob Sie gerade damit beginnen, dieses Ernährungslabyrinth zu erforschen – über die zehn unverzichtbaren Nahrungsmittel müssen Sie Bescheid wissen. Auch Kinder können leicht daran gewöhnt werden, diese hervorragenden Nahrungsmittel häufig in ihrer Ernährung zu genießen. Viele Kinder essen sie bereits!

Die zehn unverzichtbaren Nahrungsmittel und warum ich sie ausgewählt habe

1. **Brokkoli:** Hoher Chlorophyllgehalt und hohe Konzentration von hochwirksamen, krankheitsvorbeugenden pflanzlichen Wirkstoffen. (Einige andere grüne Gemüse aus der Brokkolifamilie haben einen gleichermaßen bemerkenswerten Nährstoffgehalt, aber Brokkoli ist nun einmal mein Lieblingsgemüse, und dies ist schließlich *meine* Liste.)

2. **Feigen:** Eine Wunderfrucht. Feigen enthalten mehr Calcium als Milch und hohe Konzentrationen anderer wichtiger Mineralstoffe, die für die Gesundheit von Bedeutung sind. Im Gegensatz zu vielen anderen Früchten lassen sich Feigen gut mit anderen Nahrungsmitteln kombinieren und fördern die Verdauung durch hochwirksame pflanzliche Wirkstoffe und einzigartige Enzyme. Mit Feigen können Sie auf gesunde Weise Ihrem „süßen Laster" frönen.

3. **Grapefruit:** Schon wegen des Gehalts an Vitamin C und Bioflavonoiden wollte ich eine Zitrusfrucht auf meiner Liste haben. Von den Zitrusfrüchten hat die Grapefruit einen mittleren Säuregehalt, ist nicht zu süß und enthält besonders große Mengen an Vitamin C, Bioflavonoiden und hochwirksamen pflanzlichen Wirkstoffen wie Quercetin. Für den entdeckungsfreudigen Kenner bietet auch die saftfreie Schaleninnenseite der Grapefruit pflanzliche Wirkstoffe, die wegen ihrer antimikrobiellen Eigenschaften hoch geschätzt werden.

4. **Karotten:** Eine leicht verfügbare Hauptquelle für krankheitsvorbeugendes Betakarotin. Ich wollte ein Gemüse mit einem sehr intensiven Orange dabei haben, weil (wie ich später ausführen werde) Farben auf pflanzliche Wirkstoffe hinweisen, und Orange weist auf die Familie der Karotinoide hin, zu denen das Betakarotin gehört. Außerdem wollte ich alle Farben so deutlich wie möglich haben, und Karotten gehören unter diesem Aspekt ganz sicher dazu!

5. **Leinöl:** Ein besonderes Öl, das essentielle Fettsäuren insbesondere der Omega-3-Gruppe enthält. Essentielle Fettsäuren sind für die Funktion des körpereigenen Immunsystems und die Bildung wichtiger Hormone unverzichtbar – und haben noch zahlreiche andere Aufgaben.

6. **Mandeln:** Ein vollständiges Protein, das alle essentiellen Aminosäuren liefert. Da von Mandeln auch Sprossen gezogen werden können, verfügen sie zusätzlich über deren Vorteile und Qualitäten. (Näheres dazu im Kapitel über Sprossen.)

7. **Naturreis:** Ein hervorragendes Beispiel für Energie liefernde komplexe Kohlenhydrate. Außerdem bekommt Naturreis eine sehr gute Note dafür, dass man ihn außerordentlich vielfältig zubereiten kann. Naturreis enthält viele B-Vitamine, Eiweiß und pflanzliche Wirkstoffe.(Übrigens gibt es viele verschiedene Sorten Naturreis, und sie enthalten große Mengen und ein breites Spektrum gesunder Dinge.)

8. **Speise-Rotalge** (engl. *dulse*, latein. *Rhodymenia palmata* oder *Dilsea edulis*): Als eine der seltenen Quellen für pflanzliches Vitamin B_{12} ist die Speise-Rotalge besonders für Vegetarier

wichtig. Sie liefert außerdem reichlich gesundheitsfördernde Spurenelemente und enthält pflanzliche Wirkstoffe, die vor radioaktiver Strahlenbelastung schützen.

9. **Spinat:** Der Spinat mit seiner wunderbar grünen Farbe verfügt über einen hohen Gehalt an Chlorophyll und damit über dessen gesundheitsfördernde Eigenschaften. Mit seinem hohen Gehalt an Folsäure spielt Spinat auch eine wichtige Rolle bei der Blutbildung. (Im Kapitel über den Spinat können Sie staunen, welche Wunder Folsäure für Ihre Gesundheit vollbringen kann!)

10. **Sprossen:** Pflanzenkinder – züchten Sie sie überall, nehmen Sie sie überallhin mit! Sprossen sind Kraftwerke für Nährstoffe und Lebenskraft.

Mit der Auswahl dieser besonderen Nahrungsmittel möchte ich Ihnen eine breite Farbenpalette anbieten, denn abgesehen von dem angenehmen Anblick einer lebendigen Farbenvielfalt auf dem Teller sind Farben ein Hinweis darauf, dass jeweils bestimmte pflanzliche Wirkstoffe vorhanden und wirksam sind. Wenn Sie also darauf achten, mit Obst und Gemüse täglich möglichst viele verschiedene Farben zu sich zunehmen, sind Sie auf dem besten Wege, auch viele Nährstoffe zu bekommen!

Ich wollte zehn Nahrungsmittel finden, die gemeinsam durch ihren Gehalt an allen zehn essentiellen Aminosäuren die Versorgung mit Proteinen, mit allen Spurenelementen, mit den wichtigsten Mineralien, mit essentiellen Fettsäuren, Vitaminen, komplexen Kohlenhydraten und Enzymen auf mehr als nur die übliche Art und Weise sicherstellen. (Mandeln, so fand ich, enthalten alleine bereits alle zehn Aminosäuren. [Hirse, Amaranth und Quinoa enthalten sie ebenfalls alle. – Anm. d. Übers.]) Sie sollten außerdem durch ihre Eigenschaft als Antioxidantien hervorstechen. Abgesehen von ihrem hervorragenden Nährwert sollten diese zehn unverzichtbaren Nahrungsmittel fast überall auf der Welt (wenn auch vielleicht in etwas unterschiedlicher Form) erhältlich, erschwinglich, auf vielerlei Arten zuzubereiten und für viele Geschmacksrichtungen (von den Kindern bis zu den Großeltern) interessant sein. Mit anderen Worten, ich suchte eine Gruppe einander ergänzender Nahrungsmittel, die in konzentrierter und eingängiger Form den Weg zu optimaler Gesundheit durch optimale Ernährung weisen sollte.

Richtig eingesetzt (ja, man muss mehr als *einen* Teelöffel pro Woche von „den Zehn" essen; nein, man darf das vorgeschlagene Öl nicht als Ausrede dafür verwenden, dass man seine Nahrung frittiert!) werden diese zehn unverzichtbaren Nahrungsmittel allen meinen Kriterien nicht nur gerecht, sie übertreffen sie sogar noch.

Grundsätzlich empfehle ich immer, die Nahrungsmittel in dem Zustand zu essen, der möglichst einfach zu bekommen, möglichst frisch und am wenigsten belastet ist. Die meisten dieser zehn Nahrungsmittel sind in frischem, ungekochtem und unverarbeitetem Zustand außergewöhnlich gesund. Leicht und einfach gekocht oder verarbeitet sind sie aber immer noch wertvoll.

Zum Beispiel haben Brokkoli, Feigen oder Spinat in frischem Zustand einen außergewöhnlichen Nährwert. Gedämpft oder im Ofen zubereitet sind dieselben Nahrungsmittel von ihrem Nährwert her aber immer noch überdurchschnittlich gut (wenn auch nicht so außergewöhnlich wie *frisches* Obst und Gemüse). Naturreis und anderes Vollgetreide sowie getrocknete Bohnen werden meist gekocht (und somit verarbeitet), da diese Nahrungsmittel durch das Kochen höherwertig werden. Viele Getreidearten und getrocknete Bohnen können aber roh, nämlich als Sprossen gegessen werden und bieten dadurch alle mit dem Keimungsprozess verbundenen Vorteile. Und wer tierisches Eiweiß möchte: Thunfisch in Wasser, zugegebenermaßen verarbeitet, hat einen für unsere Zwecke immer noch erstaunlichen Nährwert. (Zum Thema Fleisch, Fisch, Geflügel und Milchprodukte siehe letztes Kapitel.)

Was dieses Buch sonst noch zu bieten hat

Jedes der zehn unverzichtbaren Nahrungsmittel wird in einem eigenen Kapitel ausführlich charakterisiert. Darüber hinaus enthält dieses Buch ...

1. ein Kapitel über Fleisch, Fisch, Geflügel und Milchprodukte, das sich damit beschäftigt, warum sie *nicht* als unverzichtbare Nahrungsmittel in das System aufgenommen worden sind und

welche positiven Wahlmöglichkeiten es für diejenigen gibt, die einige dieser Nahrungsmittel auf ihrem Speiseplan behalten möchten. (Vgl. letztes Kapitel)

2. einen Anhang mit zehn unverzichtbaren Häppchen oder Drinks für zwischendurch: Jeder wird sich vermutlich darüber freuen, dass diesen Snacks ein ganzer Anhang gewidmet ist! Dieser Anhang wird Ihnen so sehr gefallen, dass Sie mein Buch vielleicht jedem Freund und Verwandten empfehlen werden oder einem Kindergarten, den Sie kennen! Um die Wahrheit zu sagen: Das ist eines meiner Lieblingskapitel, und es zu schreiben hat mir ganz besonders Spaß gemacht. Die Snacks, die ich hier beschreibe, sind alles andere als jene Fett liefernden, zur Abhängigkeit führenden, Depressionen fördernden und die Gesundheit ruinierenden „Un-Nahrungsmittel", die man mit dem Wort „Snack" normalerweise verbindet. Die zehn unverzichtbaren Häppchen für zwischendurch können vielmehr ein wichtiger Bestandteil der täglichen Ernährung sein.

3. „Überlebenstipps": Für uns alle gibt es Zeiten, zu denen wir die Bequemlichkeit von Fastfood und Fertigmahlzeiten brauchen oder feststellen, dass wir objektiv nur eine eingeschränkte Auswahl haben, insbesondere wenn wir auf Reisen sind oder auswärts essen. Für diese Fälle enthält jedes der zehn Hauptkapitel einen Abschnitt „Überleben mit Kompromissen in Ausnahmesituationen".

Der Einstieg – langsam und vernünftig

Zu Beginn der Umstellung ihrer Ernährungsgewohnheiten fragen mich viele Menschen, ob sie jetzt alle zehn Nahrungsmittel *täglich* essen müssen. Meine Antwort: Natürlich nicht! Beginnen Sie langsam, mit kleinen Schritten. Und vor allem: Quälen Sie sich nicht. Um alles für eine ausgezeichnete Gesundheit zu tun, braucht Ihr Verdauungssystem nicht alle zehn Nahrungsmittel auf einmal, nicht einmal am selben Tag. Wenn Sie Ihren Körper, sagen wir, im Laufe einer Woche mit allen zehn Nahrungsmitteln gut versorgen, stellen Sie ihm eine große Vielfalt von Rohstoffen zur Verfügung, die er entsprechend seinen eigenen Prioritäten verarbeiten kann.

Wenn Ihnen meine Vorschläge ganz neu sind, wählen Sie diejenigen aus der Liste, die Sie am meisten anlachen, und beginnen Sie mit einem Versuch einmal pro Woche (einmal am Tag, wenn Sie zu den besonders Konsequenten gehören).

Wenn Sie Ihre Ernährungsgewohnheiten *langsam* umstellen, lassen Sie Ihrem Körper Zeit, sich auf eine veränderte, gesundende Körperchemie einzustellen. Bei einigen Menschen ist die Umstellung auf eine gesündere Ernährung das Signal für den Körper, mit längst überfälligen Heilungsprozessen fortzufahren. Wenn der Körper voll davon in Anspruch genommen wird, sich gegen die Auswirkungen schlechter Ernährung zu wehren, fehlen ihm Zeit und Energie, mehr als nur die minimalen „Reparaturen" durchzuführen.

Geht man zu schnell vor, kann der Regenerationsprozess unangenehm sein, insbesondere, wenn man raffinierten Zucker, Fleisch oder Milchprodukte einschränkt. Mit langsamen, stetigen Veränderungen vermeidet man jedoch die meisten Beschwerden und nimmt wahrscheinlich viel besser wahr, wie gut man sich fühlt!

Die frohe Botschaft meines Buches lautet, dass Sie noch heute damit anfangen können, Ihre Gesundheit zu verbessern! Wenn Sie eines oder zwei dieser Nahrungsmittel in Ihren täglichen Essensplan aufnehmen, machen Sie einen sicheren und wirkungsvollen Anfang.

Was ist, wenn man mehr Abwechslung möchte oder eines der zehn unverzichtbaren Nahrungsmittel nicht mag?
Diese Frage wird mir gelegentlich gestellt. Ich habe zum Beispiel eine Freundin, die erklärt, beim Essen von Mandeln fange ihr Hals an zu jucken. Andere Leute fanden es etwas ungewöhnlich, dass ich die Speise-Rotalge (eine Meerespflanze oder ein „Meeresgemüse", wie ich lieber sage) mit aufnahm und haben sie deshalb gar nicht probiert. Ich antworte immer: „Kein Problem." Am Ende jedes Kapitels gibt es einen Abschnitt mit zusätzlichen Tipps, besonders für Reisende, damit der eigene Plan individuell gestaltet oder auf intelligente Weise erweitert werden kann. Dabei handelt es sich im Allgemeinen um Dinge, die in ihren hervor-

ragenden Eigenschaften dem im Kapitel selbst behandelten Nahrungsmittel sehr ähnlich sind. Wenn Sie das in jedem Kapitel beschriebene „ideale" Nahrungsmittel nicht essen können oder wollen oder einfach mehr Auswahl haben möchten, finden Sie unter dem zusätzlich Angebotenen meist etwas Gesundes, das Ihnen zusagt und ähnlichen Nutzen hat. Im Falle der Mandeln zum Beispiel, die ein Jucken im Hals verursachen, fand meine Freundin, dass sie stattdessen sehr gerne gemahlene Sesamsamen über ihr Gemüse streute. Wer der Speise-Rotalge gegenüber zurückhaltend ist, kann rohen oder gedämpften Mangold oder Grünkohl essen (keine identischen, aber ausgezeichnete Alternativen).

Ich kann Ihnen fast garantieren, dass Sie sich beim Genuss der zehn unverzichtbaren Nahrungsmittel nicht zurückgesetzt oder gelangweilt fühlen werden. Wenn Sie also von diesen zehn, von dem zusätzlich Vorgeschlagenen und den Nimm-10-Snacks essen, so viel Sie wollen und sooft Sie wollen, kommen Sie auf nahezu unbegrenzte Kombinationen und Variationen. Keine Langeweile in Sicht! Als ich die Nahrungsmittel für dieses Buch ausgewählt habe, habe ich natürlich darauf geachtet, dass sie nahezu unbegrenzt gegessen werden können. (Nun, jedenfalls, so viel ein gesunder Mensch möchte. Mein Freund Bill aß eine Woche lang jeden Tag nur große Mengen von Brokkoli, aber so meine ich das nicht.) Wenn Sie von Nahrungsmitteln, nach deren Genuss Sie sich nicht nur wunderbar fühlen, sondern auch *nicht* zunehmen, essen, so viel Sie und sooft Sie wollen, können Sie sich kaum noch benachteiligt fühlen. Es ist eher so, dass Sie von der Nimm-10-Idee ein Gefühl von Überfluss erwarten können. (Darauf gehe ich zu Beginn des Kapitels „Zehn unverzichtbare Leitlinien" näher ein.)

In diesem Buch geht es darum, Ernährung zu bejahen und sich dazu zu bekennen, dass man dem Körper Vitalität (in Form von Nahrungsmitteln) zuführt und Vitalität (also Leben) zurückbekommt.

Grundlagen der Ernährung in Kürze

In diesem Kapitel werden einige Grundlagen der Ernährung behandelt, und ich hoffe, dass die Nimm-10-Idee Sie so inspiriert und begeistert, dass Sie sie in Ihren Bekanntenkreis hineintragen. Achten Sie jedoch darauf, dass Sie nicht zur „Landplage" werden. Wenn Ihre beste Freundin, die für Süßigkeiten und Softdrinks schwärmt, durch Sie hindurchschaut oder beginnt, bissige Bemerkungen zu machen, während Sie in den Vorzügen von pflanzlichen Wirkstoffen schwelgen, dann nehmen Sie das als Hinweis darauf, dass Sie an sich halten und versuchen sollten, Ihren Enthusiasmus erst einmal zu zügeln.

Wenn Sie andererseits zu den Menschen gehören, die sich von dieser Art Information über Ernährung ein wenig überfahren fühlen, so können Sie dieses Kapitel getrost ganz auslassen. Vielleicht möchten Sie später darauf zurückkommen.

Die Nahrungsmittelpyramide

Hin und wieder weise ich in diesem Buch auf die „Nahrungsmittelpyramide" des amerikanischen Landwirtschaftsministerium hin. (Siehe Abbildung 1, Seite 17)

Nach Schätzungen der Gesundheitsbehörden stehen 66 Prozent aller Todesfälle in den Vereinigten Staaten in Zusammenhang mit der Ernährung! Die Nahrungsmittelpyramide steht am Anfang eines landesweiten Projektes, mit dem das alte System der vier Nahrungsmittelgruppen abgelöst und den Amerikanern durch Umstellung ihrer Ernährungsgewohnheiten eine gesunde Ernährung nahe gebracht werden soll. (Die vier Nahrungsmittelgruppen sind Ge-

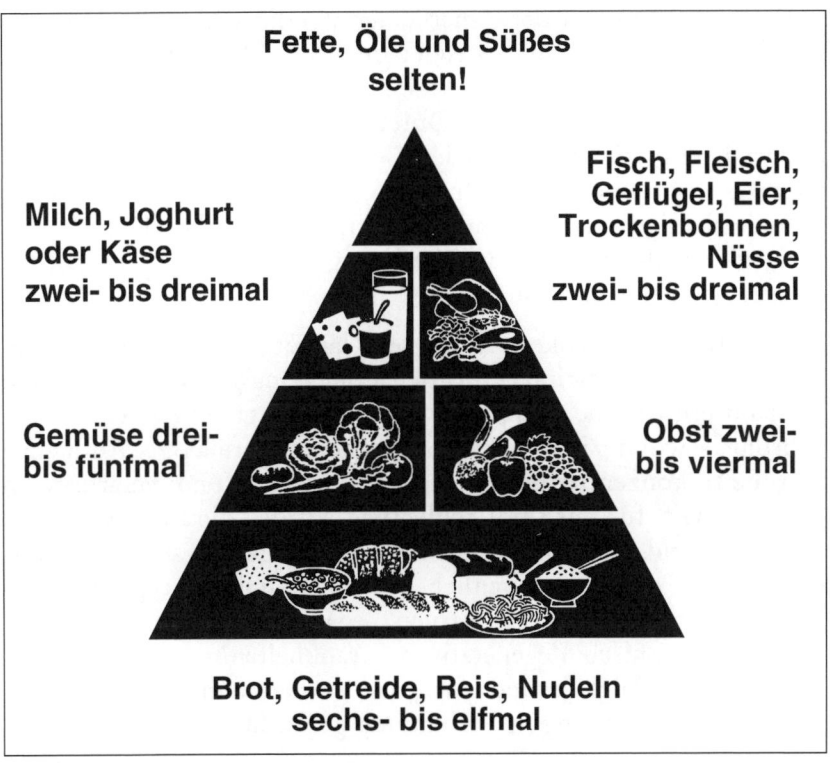

Abbildung 1: Die Nahrungsmittelpyramide

müse, Obst, Getreide und das tierische Eiweiß aus Fleisch, Eiern und Milchprodukten.) Auf den ausgiebigen Konsum der vierten, der Eiweißgruppe, wurde früher großer Wert gelegt. Wohin man auch sah, überall suggerierten uns Werbeanzeigen, wir sollten täglich mehrere Gläser Milch trinken und zu praktisch jeder Mahlzeit in irgendeiner Form Fleisch oder Eier essen! In jener „guten, alten Zeit" wurden auch Fette, Öle und Süßes häufig und gedankenlos eingesetzt. Es ist in der Tat schon so, dass Fette, Öle und Süßes in vielen Haushalten beinahe als inoffizielle eigene Nahrungsmittelgruppe gelten.

Da die Gesundheit der Amerikaner ständig schlechter wird und die degenerativen Krankheiten epidemische Ausmaße annehmen, sehen sich immer mehr Menschen die typischen amerikanischen Essgewohnheiten genauer an. Durch die moderne Forschung wird bestätigt, dass die Wurzel vieler Gesundheitsprobleme in der Ernährung liegt, wobei die Aufnahme erheblicher Mengen tierischer, stark fetthaltiger Nahrungsmittel (als hauptsächliche „Killer") eine führende Rolle spielt. Das übermäßige Verzehren verarbeiteter Zucker gehört auch dazu.

Wir, die Öffentlichkeit, haben sehr lange gebraucht, bis wir begannen, die Informationen aus den Forschungszentren im In- und Ausland ernst zu nehmen, die uns deutlich sagten, dass unsere Ernährungsgewohnheiten (insbesondere die übermäßige Aufnahme von Fett, konzentrierten tierischen Eiweißen und verarbeiteten Zuckern) Gift für uns sind! Schließlich wurden die Beweise jedoch so erdrückend, dass die amerikanischen Regierungsbehörden uns offiziell vor den gesundheitlichen Risiken unserer typischen Ernährungsgewohnheiten zu warnen begannen. Viele der weit verbreiteten chronisch degenerativen Krankheiten wie Herzerkrankungen, Fettleibigkeit und Arthritis werden nun ganz eindeutig mit falscher Ernährung in Verbindung gebracht.

Zeitgleich mit den unangenehmen Neuigkeiten wurde von den Regierungsbehörden ein vielgestaltiger Plan entwickelt, um Erwachsene und Kinder für Ernährungs- und Gesundheitsfragen zu sensibilisieren. Hier kommt die neue Ernährungspyramide ins Spiel. Dieses Modell stellt die fünf aus heutiger Sicht wichtigsten Gruppen graphisch dar und – was vielleicht noch wichtiger ist – es gibt eine gesündere Leitlinie vor, nach der man die von jeder Gruppe aufzunehmenden Mengen berechnen kann. Sie können beispielsweise daraus ersehen, welch erhebliche Rolle Getreide, Obst und Gemüse in der täglichen Ernährung spielen sollten und wie relativ unbedeutend die Gruppe der Fleisch- und Milchprodukte ist. Fette, Öle und Süßes stellen nur einen winzigen Punkt an der Spitze dar und sind mit dem Hinweis „selten verwenden" versehen. Mit anderen Worten, es wird nicht angeraten, dass wir täglich etwas aus dieser Gruppe essen müssen!

Im Großen und Ganzen glaube ich, dass die amerikanische Regierung mit der Ernährungspyramide einen riesigen Schritt nach vorn gemacht hat. Ich weiß natürlich auch, dass Politiker, Hersteller von Milchprodukten, Rinderfarmer usw. viele Kompromisse machen mussten, damit die Informationen überhaupt herausgegeben werden konnten. (Ich meine, die Nahrungsmittelproduzenten wollen natürlich nicht, dass die Gruppe ihrer Nahrungsmittel reduziert wird oder dass gesundheitliche Risiken damit verknüpft werden. Schließlich haben sie viele Millionen ausgegeben, damit wir mehr Milch, Eier und Fleisch zu uns nehmen.) Die Verbraucher müssen wissen, dass die Ernährungspyramide zwar alle anderen bisherigen Richtlinien übertrifft, aber dennoch einen Kompromiss darstellt.

Trotz aller Kritik unterstütze ich die dort dargelegten Prinzipien von ganzem Herzen. Mit Hilfe der spezifischeren und detaillierteren Aufklärung in diesem Buch über eine optimale Gesundheit können Sie außerdem Ihre Auswahl aus der Pyramide verfeinern, ohne dass Sie die allgemeinen Prinzipien aufs Spiel setzen müssen.

Warum frische Nahrungsmittel am besten sind

Wenn wir wissen, welche Grundnahrungsmittel laut Ernährungspyramide anteilig in unserer Ernährung enthalten sein sollten, haben wir einen guten ersten Schritt für unsere Ernährungsschulung gemacht. Im nächsten Schritt müssen wir uns mit der Qualität dieser Nahrungsmittel beschäftigen. Je mehr verfügbare „funktionelle Komponenten" ein Nahrungsmittel enthält, desto höherwertiger und besser verwertbar ist es für den Körper.

Unter einer „funktionellen Komponente" versteht man jeden Bestandteil eines Nahrungsmittels, der Körpervorgänge unterstützt, den Verdauungsprozess, den Ausscheidungsprozess und spezielle chemische Prozesse zur Energieerzeugung, zur Unterstützung des Immunsystems, der Hormonproduktion usw. Funktionelle Komponenten können – wie zum Beispiel Faserstoffe –

einen gewissen Nährwert haben, müssen aber nicht. Sie haben wahrscheinlich schon von pflanzlichen Wirkstoffen, Antioxidantien, Vitaminen, Mineralien, Enzymen, Proteinen, essentiellen Fettsäuren usw. gehört. So heißen allgemeine Gruppen von funktionellen Komponenten, und jede von ihnen enthält wenige bis zu einigen Tausend einzelne Bestandteile: Vitamin A, Betakarotin, Calcium usw.

Frische – ungekochte – Nahrungsmittel, insbesondere jene, die vor der Ernte voll ausreifen durften, enthalten die höchsten Konzentrationen und die größte Vielfalt an funktionellen Komponenten und sind die „Architekten" und „Konservatoren" der körperlichen Gesundheit.

Wie Nahrungsmittel angebaut, geerntet, transportiert, gelagert, zubereitet oder kommerziell verarbeitet werden, all das nimmt Einfluss auf die Qualität und die Quantität der funktionellen Komponenten. Da der Verbraucher auf die meisten dieser Umstände keinen Einfluss hat, wird der kluge Kunde so bald wie möglich eine entsprechend aktive Rolle übernehmen – indem er die frischesten verfügbaren Nahrungsmittel kauft, unnötiges Verarbeiten und Kochen vermeidet sowie auf Zusatzstoffe verzichtet, die den Nährwert weiter herabsetzen können. Zum Beispiel beeinträchtigt Kochen die meisten Mineralien nicht, Vitamin C wird jedoch schon bei geringer Hitze zerstört. Ein anderes Beispiel: Während die richtigen Fette und Öle für eine gesunde Ernährung unverzichtbar sind, werden sie durch Verarbeitung („Raffinierung") zu „leberstressenden Alpträumen", noch bevor man sie aus der Packung genommen hat. Kocht man sie dann zu Hause, wird der Schaden noch größer. Was frische Nahrungsmittel sind, wie man sie findet und frisch erhält, auch darum geht es in diesem Buch.

Die Revolution der pflanzlichen Wirkstoffe

Vor nicht allzu langer Zeit hat eine vermeintlich neue Kategorie funktioneller Komponenten mit dem Namen Phytochemikalien (pflanzliche Wirkstoffe; *phytón* ist das griechische Wort für

Pflanze) die Welt der Lebensmittel im Sturm erobert. Sie tauchten in neuen Gesundheitsprodukten auf, und die populärwissenschaftliche Presse berichtete in Hunderten von Artikeln mit Gesundheits- und Ernährungsthemen darüber.

Dieses Thema ist allerdings nur scheinbar neu. Weit blickende Ärzte haben sich mindestens schon seit Hippokrates (griechischer Arzt, um 460–370 v. Chr.) die heilenden und schützenden Kräfte – einschließlich der pflanzlichen Wirkstoffe – in Vollnahrungsmitteln zunutze gemacht. So sagt ein berühmter Ausspruch von Hippokrates: „Lass deine Nahrung deine Medizin und deine Medizin deine Nahrung sein."

Warum also jetzt plötzlich so viel Wirbel um die pflanzlichen Wirkstoffe?

Weil unsere so genannte moderne Wissenschaft diese Hunderte von Substanzen heute viel schneller isolieren, erforschen, ihre Wirksamkeit herausfinden und sie benennen kann, als es ihr möglich ist, ihre Listen auf den neuesten Stand zu bringen.

Das Wissen um die pflanzlichen Wirkstoffe und ihre nutzbringenden Auswirkungen auf die Gesundheit mag zwar nicht neu sein, das Interesse der Öffentlichkeit daran aber ist es. Es ist in der Tat so, dass Sie im Internet kostenlos auf eine der hervorragendsten Datenbanken der Welt über pflanzliche Wirkstoffe zugreifen können. Diese Liste wurde in jahrelanger Arbeit zusammengestellt von Dr. James Duke, einem außergewöhnlichen „Volkshelden" und weltbekannten Erforscher pflanzlicher Wirkstoffe, Autor und Referenten. Dr. Duke hat sich nun aus seiner mindestens dreißigjährigen Tätigkeit für das amerikanische Landwirtschaftsministerium zurückgezogen, wo er mit seinen Mitarbeitern intensive Labor- und Feldforschungen für seine Datenbank betreiben konnte. Als ich das Glück hatte, ihn am Telefon zu erreichen, und ihm einige Fragen zu den pflanzlichen Wirkstoffen stellen konnte, sagte er mir, er habe seinen „Geist" im Internet gelassen, wo sich jeder, den es interessiere, kostenlos informieren könne, und dass seine Kollegen alles immer noch laufend auf den neuesten Stand brächten. Sein Hauptinteresse, so betonte er, gelte jetzt, seit er „im Ruhestand" sei, der Fortsetzung seiner Arbeit in den Regenwäldern, dem Studium ihrer pflanzlichen Wirkstoffe und deren möglichem Einsatz in der Medizin. (Seine Datenbank ist aus der Datenbank des amerikanischen Landwirtschaftsministeriums ausgegliedert und heißt *Phytochemical and Ethnobotanical Databases*, erreichbar unter der Internetadresse http://www.arsgrin.gov./~ngrlsb/.) In dieser Datenbank werden alle erdenklichen Fragen zu Pflanzensubstanzen beantwortet – in Bezug auf Nahrungsmittel, Kräutermedizin oder was auch immer.

Lange bevor die funktionellen Komponenten für die gegenwärtige Forschung populär wurden, haben viele gegenwärtig im Gesundheitswesen Tätige diese Komponenten aus Obst, Gemüse, Kräutern, Ölen usw. umfassend und mit tief greifenden Ergebnissen für die Gesundheit genutzt. Zum Beispiel hat die sieben Mal für den Nobelpreis vorgeschlagene Ärztin, Biochemikerin und Ernährungsspezialistin Dr. Johanna Budwig für ihre Arbeit mit essentiellen Fettsäuren und deren Anwendung in der Behandlung von Krebs und anderen Krankheiten weltweite Anerkennung gefunden. Nach ihren Arbeiten ist ein speziell verarbeitetes Leinsamenöl eine wichtige Quelle dieser essentiellen Fettsäuren.

Die in den Pflanzen (Obst und Gemüse) vorhandenen Wirkstoffe wirken tief greifend „bioaktiv", aber auf eine andere Art als die wundersamen, bemerkenswerten und besser erforschten Vitamine, Mineralien, Enzyme usw. Im Gegensatz zu den Nährstoffen, die den ganzen Körper versorgen, unterstützen die pflanzlichen Wirkstoffe spezifische Funktionen. Einige verbessern das Immunsystem auf unglaubliche Weise. Andere liefern Mikronährstoffe zur Unterstützung der körpereigenen Hormonproduktion.

Pflanzliche Wirkstoffe, für die Gesundheit von Pflanzen und Menschen entscheidend, sind nur in Spuren vorhanden. (Falls Sie glauben, dass es sich bei „Spuren" um Mengen handelt, die Sie problemlos vernachlässigen können, dann vergessen Sie diesen Gedanken ganz schnell!) Ohne pflanzliche Wirkstoffe ist Ernährung nicht vollständig. (Irgendjemand wird sich wahrscheinlich verpflichtet fühlen, diese Aussage zu kommentieren. Ich weiß, dass es immer noch Forscher gibt, die darauf bestehen, dass pflanzliche Wirkstoffe technisch nichts mit der Ernährung zu tun haben, weil sie noch nicht als gesundheitsnotwendig anerkannt sind, wie die bekannteren Nährstoffe, zum Beispiel Vitamine, Mineralien, Fettsäuren usw. Wer diese Forscher auch sein mögen, sie werden später sich uns anschließen müssen.) Mit anderen Worten, die pflanzlichen Wirkstoffe sind in äußerst geringen Mengen in Pflanzen vorhanden, und in eben diese winzigen Mengen können sie in der Ernährung des Menschen zu einer außergewöhnlich guten Gesundheit beitragen! Daher müssen Sie zum Glück nicht ein Pfund Karotten am Tag essen, damit Sie zum Beispiel mit der gesundheitswirksamen Menge an Betakarotin versorgt werden. Beim Gesunden sollte eine mittelgroße Karotte genügen, um den täglichen Bedarf an Betakarotin zu decken.

Die pflanzlichen Wirkstoffe sind auch für die Farben der Pflanzen bzw. Früchte maßgeblich verantwortlich. Wenn man einfach fünf oder mehr verschiedenfarbige Obst- und/oder Gemüsesorten pro Tag isst, zieht man Nutzen aus fünf verschiedenen pflanzlichen Wirkstoffen. Die pflanzlichen Wirkstoffe sind ferner an Geruch, Aroma und Heilkraft vieler Heilkräuter maßgeblich beteiligt, da diese das wichtigste Selbstschutzsystem bei Pflanzen darstellen. Wenn Sie also Pflanzen zu sich nehmen, die reich an pflanzlichen Wirkstoffen sind, profitieren Sie von derselben hochwirksamen Selbstschutzaktivität für Ihre Zellen wie die Pflanzen selbst.

Wenn man auch über das Zusammenwirken aller funktionellen Komponenten vieles noch nicht weiß, gibt es bereits schlagende Beweise dafür, dass uns die pflanzlichen Wirkstoffe – ob sie nun schon „entdeckt" und benannt wurden oder nicht – vor Krebs, Herzkrankheiten, Diabetes und anderem schützen können.

Stehen die pflanzlichen Wirkstoffe, Vitamine, Mineralien und alle anderen funktionellen Komponenten in einer optimalen Ernährung zur Verfügung und wirken sie auf „magische" Weise zusammen, so sind die regenerierenden Wirkungen meiner Meinung nach ganz erheblich und grenzen ans Wunderbare. In jedem der folgenden Kapitel hebe ich die wichtigsten funktionellen Komponenten des behandelten Nahrungsmittels, einschließlich der pflanzlichen Wirkstoffe und Antioxidantien, hervor und führe aus, was man bis jetzt über ihre Schutzfunktionen weiß. Außerdem führe ich die in jedem der zehn unverzichtbaren Nahrungsmittel enthaltenen wichtigsten Vitamine und Mineralien auf.

Antioxidantien – die „Radikalenfänger"

Auch Antioxidantien werden heutzutage immer bekannter, ihre Bedeutung ist nicht mehr zu leugnen. Antioxidantien werden meist in einem Atemzug mit „freien Radikalen" genannt: Sie vernichten oder „fangen" freie Radikale.

Freie Radikale und ihre Fänger wirken auf subzellulärer Ebene. Ein freies Radikal ist ein Sauerstoffmolekül mit einem *ungepaarten* Elektron – es versucht in aggressiver Weise, sich mit einem anderen Sauerstoffmolekül zu verbinden und so eine stabile Elektronenpaarbindung einzugehen. Wissenschaftler gaben diesen unstabilen Sauerstoffmolekülen den Namen „freie Radikale".

Einige Aktivitäten der freien Radikale sind zuträglich und für körperliche Vorgänge natürlich, andere sind es nicht. Wir beschäftigen uns hauptsächlich mit den nicht zuträglichen Aktivitäten der freien Radikale; wenn ich also im Weiteren von freien Radikalen spreche, meine ich damit die „bösen Buben". Die zerstörerische Aktivität dieser freien Radikale führt zu allerlei Oxidationsschäden in Ihren Zellen; zelluläre Prozesse werden gehemmt und Zellgewebe aufgelöst, was zu den Zeichen von Verschleiß führt, die wir als Alterung und / oder Krankheit bezeichnen. Wir brauchen Vernichter der freien Radikale, um diese „Verrückten" (die unerwünschten freien Radikale) aufzuspüren und zu neutralisieren. Hier kommen die Antioxidantien ins Spiel.

Obwohl der menschliche Körper selbst Antioxidantien produziert, ist die Versorgung damit angesichts der vielen Gelegenheiten, bei denen die Aktivität der freien Radikale ansteigt, oft unzureichend. Wir können dagegen mit entsprechenden Nahrungsergänzungen vorgehen oder Nahrungsmittel zu uns nehmen, die große Mengen von antioxidativen Substanzen enthalten (mehr darüber später). Aber selbst wenn uns innerlich und äußerlich Antioxidantien problemlos zur Verfügung stehen, müssen wir immer noch lernen, unsere Gesundheit zu erhalten. Wir befinden uns in einem wahren Dschungel von freien Radikalen. Dr. Kenneth H. Cooper, Gesundheitsforscher und Autor mehrerer Bücher, schreibt in seinem Buch *The Antioxidant Revolution* (zu Deutsch etwa: „Die Revolution der Antioxidantien"), S. 10–11:

„Leider sind die normalen inneren und äußeren Schutzsysteme nicht ausreichend. Das Problem ist, dass durch Luftverschmutzung, Zigarettenrauch, ultraviolettes Licht durch Sonneneinstrahlung, Pestizide und andere Schadstoffe in Ihrer Ernährung, ja selbst durch zu viel Gymnastik zu viele freie Radikale erzeugt werden können. (Ergänzung der zitierenden Autorin: Übermäßig gekochte und verarbeitete Nahrungsmittel, erhitzte Öle, Frittieröle und Fertigprodukte tragen sicherlich direkt oder indirekt zu diesem traurigen Sachverhalt bei.) Wohin wir uns auch wenden, Substanzen und Situationen scheinen uns bedrohlich mit freien Radikalen zu überfluten.

Wenn unser Körper von zusätzlichen freien Radikalen überschwemmt wird, werden diese instabilen Sauerstoffmoleküle von Verbündeten zu molekularen Räubern. Sie geraten außer Kontrolle und greifen gesunde und kranke Teile des Körpers erfolgreich an. Herzkrankheiten, verschiedene Arten von Krebs und viele andere Krankheiten sind häufig die Folge."

Hier setzt *Nimm 10!* an. Alle zehn Nahrungsmittel enthalten erstklassige Antioxidantien, und wenn Sie viele davon essen und was Ihnen zusätzlich noch als gesund empfohlen wird, erhöhen Sie die Aufnahme von Antioxidantien erheblich und erhalten ein enormes Potential an Radikalenfängern. Zusätzlich zu den vom Körper selbst produzierten wirksamen Antioxidantien beinhalten die mit der Nahrung und der Nahrungsergänzung zugeführten Antioxidantien alle möglichen pflanzlichen Wirkstoffe, Vitamine, Mineralien, Enzyme und Koenzyme wie Betakarotin, Vitamin C, Vitamin E, Selen, Koenzym Q_{10}, Bioflavonoide und Zink, um nur einige zu nennen.

Der Gehalt an Antioxidantien – wie man ihn erkennt und erhält

Die folgenden Angaben unterstützen Sie bei der Auswahl derjenigen Nahrungsmittel mit dem höchsten Gehalt an Antioxidantien und ihrer schonenden Zubereitung, damit die Antioxidantien weitgehend erhalten bleiben.

Die Auswahl

1. Achten Sie auf die Farben. Eine große Auswahl an Farben heißt, Sie nehmen viele pflanzliche Wirkstoffe und Antioxidantien zu sich. Beispiele einer guten Wahl sind: rote Zwiebeln statt weißer Zwiebeln; rote Trauben statt grüner oder weißer Trauben; dunkelgrüne Pflanzen wie Spinat, Rosenkohl, Petersilie und Kopfsalat statt hellgrünem Gemüse wie Eisbergsalat; rosafarbene Grapefruit statt der helleren Varianten.

2. Nehmen Sie frisches oder gefrorenes Obst, dessen Nährwert und antioxidative Wirksamkeit größer sind als bei verarbeiteten, gesüßten oder gekochten Dosenkonserven. Wählen Sie frische, unraffinierte und unvermischte Öle wie Leinöl oder Olivenöl *extra virgine*.

3. Wählen Sie frische, rohe Nüsse und Samen statt der gerösteten und gesalzenen.

4. Wählen Sie rohe oder leicht gekochte Gemüse statt stark gekochter oder verarbeiteter Produkte aus Dosen.

Wie man den hohen Gehalt an Antioxidantien in Nahrungsmitteln erhält

In seinem Buch *The Antioxidant Revolution* leitet uns Kenneth Cooper genau an, wie wir so viele lebenswichtige Antioxidantien wie möglich – und dadurch die meisten anderen lebenswichtigen funktionellen Komponenten – durch Beachtung der folgenden Punkte bei der Nahrungszubereitung erhalten können. Seine Vorschläge decken sich erwartungsgemäß mit denen anderer Ernährungsexperten. Die folgenden Punkte sind meine freie Wiedergabe, Zusammenfassung und Abwandlung:

1. Meiden Sie Verwelktes und kaufen Sie nichts Vorgeschnittenes.
2. Entfernen Sie die äußerst wertvollen und genießbaren Schalen, äußeren Blätter usw. nicht und werfen Sie sie nicht weg. Sie gehören zu der Mahlzeit, die Sie zubereiten. Außer es handelt sich um Produkte, deren schädliche chemische Überzüge nicht entfernt werden können, wie zum Beispiel die Schalen von gewachsten Äpfeln oder Gurken. Ich entscheide über die Frage „Entfernen oder nicht entfernen?" von Fall zu Fall, wobei es auch darauf ankommt, für wie wirksam ich meine Reinigungsmethoden halte und wie schädlich einige dieser Überzüge sind. Dennoch, die meisten der gewachsten Schalen werden entfernt.
3. Lassen Sie die Nahrungsmittel beim Kochen nicht im Wasser schwimmen. Nehmen Sie nur so viel Wasser wie nötig oder einen Dampfeinsatz, so dass die Nahrungsmittel nicht mit dem Wasser in Berührung kommen. So bleiben die Nährstoffe in der Nahrung und nicht im Kochwasser, das dann oft weggeschüttet wird. Geben Sie übrig gebliebenes Kochwasser wann immer möglich wieder zum Nahrungsmittel. Es sind Antioxidantien darin!
4. Vermeiden Sie starke Kochhitze. Langes oder übermäßiges Kochen oder auch die Zubereitung über Feuer oder Rauch kann die Antioxidantien schädigen. Braten Sie Nahrungsmittel nicht.
5. Verwenden Sie Säfte oder Flüssigkeiten von aufgetauten gefrorenen Nahrungsmitteln mit.
6. Bewahren Sie vorgekochte Nahrungsmittel nicht länger als einen Tag im Kühlschrank auf und lagern Sie sie immer in luftdichten Behältnissen.
7. Versuchen Sie, vorgekochte Obst- und Gemüsegerichte nicht wieder aufzuwärmen.
8. Vermeiden Sie es, Gerichte vor dem Auftragen länger als dreißig Minuten warm zu halten, da die Antioxidantien danach zunehmend abgebaut werden.
9. Bewahren Sie frische Produkte nicht länger als wenige Tage, keinesfalls länger als eine Woche im Kühlschrank auf. Wenn Sie

glauben, dass Sie die frische Ware nicht innerhalb weniger Tage nach dem Kauf verzehren, ist es besser, wenn Sie gefrorenes Obst und Gemüse kaufen.

Das Immunsystem

Mit all diesen Informationen zu pflanzlichen Wirkstoffen, Antioxidantien und anderen funktionellen Komponenten sollen Sie ein besseres, grundlegendes Verständnis dafür bekommen, warum all dies so wichtig ist – nämlich für die Gesundheit Ihres Immunsystems.

Wenn das Immunsystem optimal funktioniert, können gesundheitliche Schäden aller Art verhindert oder vom Körper selbst wirksam bekämpft werden. Ob die Traumen nun durch Stress, Emotionen, „Keime", durch *Junk Food*, einen launischen Chef oder andere Probleme entstehen – Ihre körpereigenen Substanzen können die daraus entstehenden, für die Gesundheit schädlichen Stoffe neutralisieren, transformieren oder einfach abbauen. Selbst bei ernsthaften Erkrankungen, die „aus heiterem Himmel" zu kommen scheinen, ist es meine Überzeugung, dass sie durch ein intaktes Immunsystem hätten verhindert werden können. Diese scheinbar aus heiterem Himmel auftauchenden Zustände entwickeln sich über einen langen, manchmal sehr langen Zeitraum, und schon während dieser Zeit hätte der Krankheitsprozess durch ein starkes Immunsystem gestoppt werden können.

Diabetes, Arthritis, Krebs, Herzerkrankungen – alle diese Krankheiten haben mit Ihren Ernährungsgewohnheiten zu tun. Oftmals können wir die funktionellen Komponenten aus unserer Nahrung gar nicht aufnehmen, um einen Immunitätszustand zu schaffen, mit dem selbst die verheerenden Auswirkungen dieser „großen Krankheiten" verhindert werden könnten. Wenn wir aber alle die wunderbaren pflanzlichen Wirkstoffe, Antioxidantien, Vitamine usw. mit unserer Ernährung aufnehmen würden, wäre unser Immunsystem deutlich entlastet.

Meiner Meinung nach muss nicht jeder zum Vegetarier werden, damit sein Immunsystem so stabil wird, wie ich es beschreibe – obwohl es einige faszinierende Forschungen gibt, die sehr für das Vegetariertum sprechen. Jean Carper berichtet in ihrem Buch *Food, Your Miracle Medicine* (deutsch etwa: „Nahrung, Ihre Wundermedizin") über Forschungen am Heidelberger Krebsforschungsinstitut, wo das Blut männlicher Vegetarier mit dem von Fleischessern verglichen wurde. Die weißen Blutkörperchen von Vegetariern hatten gegenüber Tumorzellen eine doppelt so hohe Abwehrkraft wie diejenigen von Fleischessern. Das Blut wurde darüber hinaus noch auf die Menge der wirksamen Antioxidantien und Karotine aus dem Gemüse analysiert. Natürlich waren die Vegetarier viel besser mit Karotinen versorgt, was – so wurde vermutet – auf Grund der präventiven Eigenschaften der Karotine (siehe Kapitel 4) zur erhöhten Abwehrkraft der weißen Blutkörperchen bei Vegetariern beitrug. Mit anderen Worten, für dieselbe „Arbeit" wie bei den Nichtvegetariern waren bei den Vegetariern nur halb so viele weiße Blutkörperchen erforderlich. Für mich heißt das, dass Nichtvegetarier einfach wesentlich mehr Gemüse und vielleicht weniger tierische Nahrungsmittel zu sich nehmen sollten. (Sie werden im ganzen Buch immer wieder feststellen, dass ich die außerordentlichen Untersuchungsergebnisse Jean Carpers zur Gesundheitsforschung in aller Welt zitiere. Meiner Meinung nach konzentriert sich hier eine Informationsbreite, wie sie in keinem anderen Buch geboten wird. Für mich war es ein glücklicher Zufall, dass ich bei einer Veranstaltung zum Thema Gesundheit neben ihr saß, als wir unsere Bücher signierten. So erfuhr ich zum ersten Mal von ihrer Arbeit.)

Die Aktualisierung der „Ernährungsrichtlinien für Amerikaner" von 1996 bestätigt ganz deutlich die gesundheitlichen Vorteile einer vegetarischen Ernährung und legt uns dringend nahe, uns mit zunehmendem Alter körperlich besser fit zu halten und eine Gewichtszunahme zu vermeiden. Außerdem sollten wir den Alkoholgenuss reduzieren, die Salz- und Natriumzufuhr drosseln und gesättigte Fettsäuren (in ganz und teilweise gehärteten Ölen) meiden. (Mehr darüber in Kapitel 5: Leinöl)

Für die Anhänger der Vollwerternährung war das keine Überraschung. Es ist aber eine wundervolle Neuigkeit für alle Gesundheitsbefürworter, besorgten Eltern und Forscher, dass man diese fortschrittlichere Sichtweise nun auch unseren Kindern in den Schulen nahe bringt. Alles deutet darauf hin, dass einige wenige, aber bedeutsame Schritte zur Überwindung der gängigen Politik, das heißt, der manipulativen Einflussnahme gewisser Interessengruppen unternommen worden sind.

Menschen mit einer außergewöhnlich stabilen Immunlage werden im Allgemeinen nicht krank, auch wenn sie von jemandem mit einer schweren Infektion angeniest oder angehustet werden. Dieses Immun*potenzial* tragen wir alle in uns; viele von uns legen es aber mit jeder Mahlzeit aus verarbeiteten, devitalisierten, an funktionellen Komponenten armen Nahrungsmitteln lahm. Dabei ist wohl eine außergewöhnlich gute Immunität unsere einzige Verteidigungsstrategie gegen die aggressiven, weltumspannenden neuen Krankheiten – Krankheiten, die sich in zunehmendem Maße jeder Behandlung entziehen. Dr. Hiroshi Nakajima von der WHO machte dies 1996 ganz deutlich, als er eindringlich ankündigte:

„... dass wir bei den Infektionskrankheiten am Rande einer globalen Krise stehen. Kein Land ist sicher. Kein Land kann es sich noch länger leisten, die Bedrohung zu ignorieren ... Infektionskrankheiten attackieren uns an vielen Fronten. Sie alle zusammen sind die Hauptursache für den vorzeitigen Tod auf der Welt. (Antibiotika) ... verlieren zunehmend an Wirksamkeit, da die Resistenz dagegen wächst. Inzwischen gibt es immer mehr Beweise dafür, dass Viren, Bakterien und Parasiten in der Genese tödlicher Krebserkrankungen des Magens, des Gebärmutterhalses und der Leber eine Rolle spielen."

Wenn einige Leser sich gegen diese alptraumhaften Informationen verwahren mögen, so kann ich sie beruhigen: Meine vorrangige Botschaft ist, dass wir im Körper ein außergewöhnliches Immunpotenzial gegen die meisten dieser „Angreifer" haben. Fast jeder kann seine Immunlage verbessern. Die zehn unverzichtbaren

Nahrungsmittel können zusammen mit ihren gesunden Ergänzungen dabei eine wichtige Rolle übernehmen.

Nahrungsergänzungsstoffe kontra „echte" Nahrungsmittel

Nahrungsergänzungen aller Art gewinnen täglich neue, begeisterte Verfechter. Mängel in den uns zur Verfügung stehenden Nahrungsmitteln, schlechte Ernährung ganz allgemein und der Nährstoffe zehrende Stress unseres Lebensstils sind einige gute Gründe dafür. Jeder, der schon einmal versucht hat, sich damit auseinander zu setzen, welche Nahrungsmittelergänzungen wofür gut sind, weiß jedoch um das mögliche endlose Verwirrspiel. Ganz abgesehen von den enormen Kosten, wenn man mit allen Ergänzungen gut versorgt sein will! Und wenn wir glauben, nun die besten, neuesten, am genauesten erforschten und wirksamsten Formen des XYZ-Nährstoffs, die es gibt, gefunden zu haben (diejenigen, die uns und unsere Gesundheit in den kommenden Jahren bestimmt schützen werden), bringt uns ein Blick auf den Haufen Pillen, die wir dafür täglich – und manchmal sogar mehrmals täglich – schlucken müssen, an den Rand einer Übelkeit. An diesem Punkt fassen einige von uns den Entschluss, diese Strategie noch einmal zu überdenken. Schließlich müssen wir ja noch etwas Platz für „echtes Essen" lassen, oder?

Seien Sie umsichtig und weise. All die funktionellen Komponenten, von denen in diesem Buch die Rede ist, gibt es als Nahrungsergänzungen in Reformhäusern. Aber in Tablettenform können Sie einfach nicht dieselbe Wirkung haben wie eine vollwertige Ernährung. Die Komponenten, von denen ich spreche, sind alle in der vollwertigen Nahrung enthalten, und das heißt, dass sie mit unzähligen anderen bekannten und unbekannten Komponenten in diesen Nahrungsmitteln harmonisch zusammenwirken. Damit will ich aber nicht sagen, dass ich Nahrungsergänzungen grundsätzlich ablehne. Ich habe sie selbst in vernünftigem Maß – und ich gebe es zu, auch im Übermaß – genommen und sehr davon profitiert.

Auf meine Algentabletten (*Klamath Blue-Green Algae*) möchte ich auf keinen Fall verzichten!

Wer aber in der Abteilung für Nahrungsergänzungsstoffe zu ertrinken droht, dem muss ich unbedingt die folgende Geschichte von Dr. Joel Wallach erzählen. Sie zeigt uns nämlich, warum jemand, der Nahrungsergänzungen nimmt, „erzogen" werden muss. Wir müssen zum Beispiel wissen, woher unsere Ergänzungen stammen (ob das Calcium, das wir nehmen, von Gestein oder von Pflanzen kommt usw.). Man muss wissen, welche Bindemittel (das sind die Substanzen, die der Nahrungsergänzung die gewünschte Konsistenz verleihen) enthalten sind.

Eines Tages unterhielt sich Dr. Wallach mit einem Mann, der ein Geschäft mit transportablen chemischen Toiletten betrieb. Ich nenne ihn einfach John. Irgendwie kamen sie auf Vitamine zu sprechen.

John sagte zu Dr. Wallach, dass Vitamine nicht gut für Menschen sein könnten, da sie sich kaum auflösten. Als Dr. Wallach ihn fragte, wie er darauf komme, nahm er ihn mit auf den Hof, wo die transportablen Toiletten gerade gereinigt wurden. Dort sah Wallach erstaunt einen, wie er es nannte, „Berg von Vitaminpillen", die sich in einer kleinen Schutzvorrichtung für nicht lösliche Stoffe (wie Kinderspielzeug, Taschenlampen, Münzen usw.) im Inneren jeder Toilette verfangen hatten. Auf manchen dieser Vitamintabletten seien noch die Aufdrucke zu lesen, sagte John, und viele stammten von renommierten Herstellern.

Ich persönlich gebe den „vollwertigen Nahrungsergänzungen" (*whole-food supplements* oder *Super-Foods*, wie sie manchmal genannt werden) den Vorzug vor den üblichen Vitamin- oder Mineralergänzungen. Diese können meist leichter assimiliert und vom Körper verwertet werden.

Zusätzlich zu einer vollwertigen Ergänzung nehme ich häufig noch Magnesium mit Calcium in Tablettenform und flüssige, ionenförmige Spurenelemente. In der Übergangszeit vom Herbst zum Winter oder auf sehr stressigen Reisen nehme ich auch noch ein wirksames Antioxidans. Für mich ist das Einfache das Bessere, ich kriege schnell zu viel, wenn ich einen Haufen Pillen schlucken soll.

Vor Jahren lernte ich einen einfachen Test kennen, mit dem ich feststellen kann, wie schnell sich die Tabletten auflösen, und den probiere ich bei allen neuen Nahrungsergänzungen aus. Ich werfe ein paar Tabletten in eine Tasse Wasser, dem ich etwa einen Teelöffel Essig zusetze, um die Verdauungssäfte im menschlichen Magen zu simulieren. (Bei vielen Menschen scheinen die Verdauungssäfte nicht viel wirksamer als bloßes Wasser zu sein.)

Wenn es sich also erweist, dass sich eine Tablette in meinem hausgemachten Test kaum oder ganz langsam löst, spricht das nicht gerade dafür, dass sie im Körper gut resorbiert wird. Ich überlege mir dann buchstäblich zweimal, ob ich sie nehme.

Kranke Menschen nehmen vielleicht Nahrungsergänzungen, damit sie sich besser fühlen können, aber sie tun dabei leicht zu viel des Guten. Viele Fachleute stimmen meiner Beobachtung zu, dass die Leber mit einem Übermaß an unnötigen oder nicht resorbierbaren Nahrungsergänzungen überfordert wird, die sie ja sortieren, verdauen und generell verarbeiten muss. (Eine gestaute Leber führt schnell zur Beeinträchtigung aller anderen Körperfunktionen.) Im Anfangsstadium einer Krankheit mag durch die Einnahme einer ganzen Batterie von Pillen eine Verbesserung der Gesundheit spürbar sein. Da aber viele dem Motto frönen „Viel hilft viel", werden die therapeutischen Dosierungen beibehalten und nicht auf die Erhaltungsdosis reduziert oder bestimmte Nahrungsergänzungen ganz weggelassen.

Kombinieren von Nahrungsmitteln – die beste Mischung für eine gute Verdauung

Der Nährwert, den wir aus unseren Nahrungsmitteln beziehen, wird davon bestimmt, wie gut wir sie (und ihre funktionellen Komponenten) verdauen und resorbieren können. Nahrungsmittelkombinationen können diese Vorgänge deutlich fördern oder behindern. Werden Nahrungsmittel in einer Mahlzeit ungünstig kombiniert, kann die ordentliche Verdauung und Resorption verlangsamt oder völlig unterbrochen werden. Eine kluge Kombination innerhalb einer Mahlzeit kann diese Vorgänge allerdings enorm verbessern.

Die auf Seite 35 abgedruckte Tabelle mit Nahrungsmittelkombinationen entnahm ich dem Buch *Intuitive Eating* von H. Santillo (zu Deutsch etwa: „Intuitiv essen"). Lassen Sie sich nicht verwirren, wenn Sie in *Nimm 10!* hin und wieder Vorschläge lesen, die zu dieser Tabelle im Widerspruch zu stehen scheinen. Diese Tabelle ist als ganz allgemeiner Anfang gedacht, und dazu gibt es immer gesunde Ausnahmen. Außerdem sind die in jeder Kategorie aufgezählten Nahrungsmittel nur Beispiele für die Kategorie oder diesen Typ. Jede Kategorie (zum Beispiel Nahrungsmittel und Gemüse mit hohem Stärkeanteil) umfasst viele verschiedene Möglichkeiten. Die Beispiele dienen dazu, dass Sie anfangen können!

Leitlinien zum Kombinieren von Nahrungsmitteln:

1. Kombinieren Sie Obst nur mit Obst. Das heißt, dass eine ganze Mahlzeit nur aus einer Fülle von Obst bestehen kann. Zum Beispiel: Mischen Sie Ananassaft und mehrere unterschiedliche Früchte (wie Bananen, Heidelbeeren, Pfirsiche) mit ein paar gefrorenen Erdbeeren zu einem wunderbaren Frühstück oder einer Zwischenmahlzeit. Damit die Mischung verdauungsfreundlich ist, essen Sie Obst nicht mit Milchprodukten, Proteinen, Gemüse oder anderen Nahrungsmitteln. Wenn das Obst selbst nicht als komplette Mahlzeit gedacht ist, sollten Sie es mindestens zwanzig Minuten vor einer obstlosen Mahlzeit oder 45 Minuten nach einer solchen zu sich nehmen.

2. Ihre Eiweißnahrung, gleichgültig ob tierischen oder pflanzlichen Ursprungs, sollte nur aus *einer* Art pro Mahlzeit bestehen. Bei Nüssen und Samen (einschließlich Mandeln), Fisch, getrockneten Bohnen und Eiern zum Beispiel handelt es sich jeweils um eine andere Eiweißart.

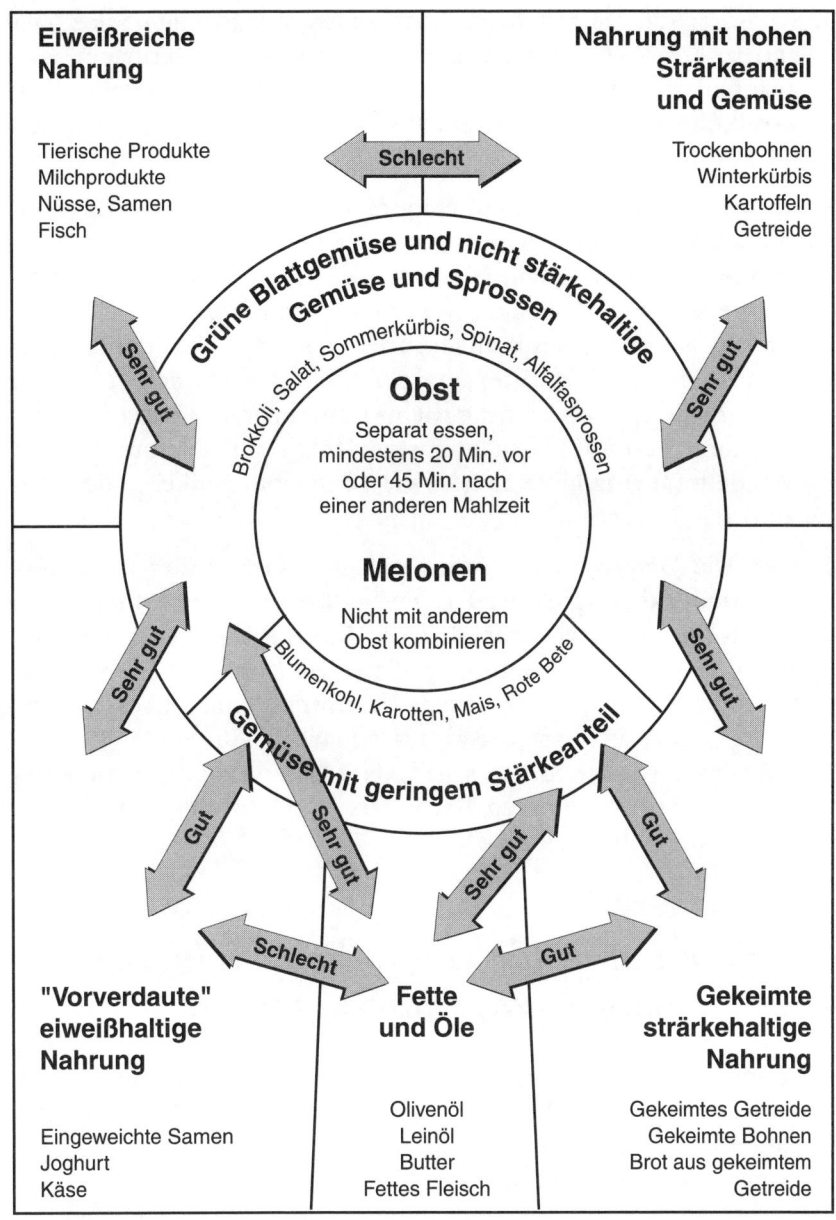

Abbildung 2: Kombinationen von Nahrungsmitteln

3. Kombinieren Sie mit Eiweißmahlzeiten viel frischen Salat oder andere Rohkost und/oder gekochte Gemüse mit geringem Stärkeanteil, wie zum Beispiel dunkelgrünes Blattgemüse aller Art, Brokkoli (oder andere Sorten aus der Gruppe der Kreuzblütler) oder Karotten.

4. Vermeiden Sie die Kombination von Eiweißmahlzeiten mit zuckerhaltigen Nahrungsmitteln oder Gemüse mit hohem Stärkeanteil wie Kartoffeln, Nudeln oder Winterkürbis. Eine Ausnahme ist hier – und ich weiß, dass ich mich damit im Gegensatz zu eigenen „Gesundheitsgurus" befinde – der dunkle Naturreis (nicht geschälter weißer Reis), der sich gut mit proteinhaltigen Nahrungsmitteln kombinieren lässt. Beispiele für diese gesunde Mischung sind: Fisch mit Naturreis, oder Mandeln (auch andere Samen wie Sonnenblumenkerne oder Sesam) mit Naturreis.

5. Fast alle Gemüsesorten lassen sich gut miteinander kombinieren, und dabei spielt weder ihr Stärkegehalt noch ihre Farbe eine Rolle. (Ich stelle mir oft eine Mahlzeit aus vielen verschiedenen Gemüsen zusammen. Zu meinen Lieblingsgerichten gehören zum Beispiel gebackene Kartoffeln mit einem großen, bunten Salat mit Sprossen.) Im Schaubild auf Seite 35 kann man das besonders daran sehen, dass viele verschiedene Gemüsesorten um den inneren Kreis herum aufgezählt sind. Vielfalt ist hier der Schlüsselbegriff.

Eine Lanze für kontrolliert biologisch angebaute Nahrungsmittel

Es kann Ihnen passieren, dass Sie mit der besten Absicht in die Frischwarenabteilung Ihres Gemüsehändlers oder Supermarktes kommen und feststellen, dass Sie nur zwischen unnatürlich gereiften und unreifen Gemüse- und Obstsorten wählen können. Da diese ihre volle Nährkraft nicht unter natürlichen Bedingungen erreichen durften, wurden sie um die Chance gebracht, das ganze Spektrum an funktionellen Komponenten auszubilden, das Sie für eine optimale Ernährung brauchen. Um dem Ganzen noch eins draufzusetzen, werden viele Früchte und Gemüse durch einen Überzug aus Wachs oder Öl „konserviert", Substanzen, die vielleicht die Zustimmung der Gesundheitsbehörde haben, die aber von vielen Ernährungsfachleuten als toxisch eingestuft werden. (Vgl. S. David Steinman und Samuel S. Epstein, *The Safe Shopper's Bible*)

Zu solchen fragwürdigen Produkten gibt es jedoch Alternativen. Obst und Gemüse in Naturkostläden oder an Verkaufsständen von Ökobauern sind meist nährstoffreicher (selbst wenn sie nicht so toll aussehen). Richten Sie Ihr Augenmerk auch auf Produkte aus Ihrer Nachbarschaft, von denen Sie wissen, dass sie biologisch angebaut werden, die aber keine offizielle Kennzeichnung haben. Sie sind ein wahrer Glückspilz, wenn Ihnen eine solche Quelle zur Verfügung steht.

Bei kontrolliert biologisch angebauten Produkten ist die Sicherheit größer, dass keine giftigen Chemikalien wie Herbizide und Pestizide eingesetzt wurden. Diese Gifte können sich in den Körpergeweben ablagern und zu allerlei gesundheitlichen Problemen führen. (Und ein Arzt oder Heilpraktiker denkt vielleicht nicht daran, dass Ihre Symptome von der regelmäßigen Aufnahme dieser Chemikalien stammen können, da davon ausgegangen wird, dass Obst und Gemüse nur ganz geringe oder unbedenkliche Mengen davon enthalten.) Die Öffentlichkeit wird oftmals falsch informiert. Regierungsbehörden erklären, dass gewisse, in der Landwirtschaft eingesetzte Chemikalien nur in unbedenklichen Mengen vorlägen. Dennoch warnen uns Ernährungswissenschaftler seit Jahren davor, dass eine Pestizidvergiftung durch kontaminierte Nahrungsmittel zu einem Zusammenbruch des Immunsystems führt und scheinbar nicht damit in Zusammenhang stehende Zustände wie vermindertes Sehvermögen, Hautausschläge sowie ernstere Krankheiten zur Folge hat. Ich habe einen scheinbar therapieresistenten Hautausschlag verschwinden sehen, als die Betroffene auf biologische Nahrungsmittel umstellte und die mit Pestiziden gespritzten Kirschen wegließ. Erstaunlicherweise verträgt man die ungespritzte Variante desselben Nahrungsmittels oft hervorragend.

Biologische Produkte, darin sind meine Kursteilnehmer mit mir einig, sind nicht nur frei von Pestiziden, Herbiziden und unausgewogenen Kunstdüngern, sie haben auch ein besseres Aroma und bieten einen größeren Genuss. Viele inoffizielle, aber permanente Testesser, zu denen auch ich gehöre, sind der Meinung, dass man den Gaumen mit einem biologischen Produkt weitaus schneller zufrieden stellen kann als mit seinem agrochemisch belasteten Pendant.

Bei biologischen Nahrungsmitteln (und ihren Anbaumethoden) ...

- ... werden die optimalen, Nährstoffe liefernden Bestandteile unserer Böden ohne Umwelt zerstörende Wirkungen oder giftige Anbaumethoden ständig wieder angereichert. Mineralreiche Nahrungsmittel können nur auf mineralreichen Böden gezogen werden. (Mehr über die wundersame, gesundheitsfördernde Natur der Mineralien im Kapitel 8 über die Algen.)

- ... ist ein messbar höherer Nährstoffgehalt und das gesamte Spektrum an funktionellen Komponenten enthalten. An einer amerikanischen Universität hat man beispielsweise herausgefunden, dass biologisch angebaute Nahrungsmittel erheblich mehr Mineralien, insbesondere Spurenelemente enthielten. Biologische Tomaten enthielten ein Fünffaches an Calcium, zwölfmal mehr Magnesium, dreimal mehr Kalium und sechzigmal mehr Mangan! Durch diesen höheren Nährwert braucht man oft weniger zu essen.

- ... entsteht ein deutlich besserer Geschmack. Sie haben eine bessere Struktur und ein besseres Aroma.

- ... sind auch in den Böden keine toxischen, krank machenden und/oder unausgewogenen Substanzen, wie Pestizide, Herbizide, Fungizide, Kunstdünger und Konservierungsstoffe enthalten, die letztlich in den menschlichen Körper gelangen.

Entgiftung

Ich kenne niemanden, der die in unseren Lebensmittelmärkten angebotenen nährstoffarmen Nahrungsmittel den biologischen Produkten vorziehen würde. Für viele Verbraucher sind jedoch Verfügbarkeit und Kosten der biologischen Nahrungsmittel ein Hinderungsgrund. Keine Sorge! Ich habe eine Lösung gefunden, die für mich funktioniert und die ich gerne weitergebe. Ich kaufe biologische Produkte, wenn es mein Budget erlaubt, und baue so viel wie möglich selbst an. Darüber hinaus kaufe ich auch nichtbiologische Produkte. In beiden Fällen unterziehe ich die Produkte aber meiner „desinfizierenden Entgiftung", wie ich sie nenne, wodurch die Menge krankmachender Stoffe in den Nahrungsmitteln vermindert wird. Bei nichtbiologischen Produkten mache ich zusätzlich eine „Entgiftungswäsche", um die Pestizid- und Konservierungsmittelreste zu vermindern. Das nächste Kapitel erklärt ihnen beides Schritt für Schritt.

*

Hat man diese einfachen Ernährungsgrundlagen im Kopf, ist das Nimm-10-System leichter zu verstehen und mit mehr Freude zu erkunden. Im nächsten Kapitel werde ich auf den Zusammenhang von Nahrung, Nahrungszubereitung und Essen eingehen. Viel Spaß!

Zehn unverzichtbare Leitlinien

... für Auswahl, Zubereitung und Verzehr von Nahrungsmitteln

Dieses Kapitel unterstützt Sie darin, ihren Lebensstil zu verbessern. Mit diesen Leitlinien werden Sie zu einem Nahrungsmittel-Zauberlehrling mit Adleraugen und scharfem Verstand. Ihr Lohn für die Mühe ist bessere Gesundheit.

Leitlinie 1: Entspannen Sie sich! Essen Sie alles, was Sie wollen! Ohne Schuldgefühle!

Das Nimm-10-System und seine Prinzipien machen es Ihnen leicht, sich zu entspannen und die ganze Nahrungspalette des Lebens zu genießen. Mit diesem System ist es beinahe unmöglich, in Bezug auf die oft ängstlich gestellten Fragen (Was soll ich essen? Wann und wie viel soll ich essen? Soll ich überhaupt etwas essen?) eine falsche Entscheidung zu treffen. Sind Kühlschrank und Speisekammer mit vielen verschiedenen Nahrungsmitteln aus dem Nimm-10-System, mit seinen zusätzlichen Möglichkeiten, Alternativen und Snacks (siehe Anhang) wohl gefüllt, können Sie sich diese Ernährungsfragen vertrauensvoll stellen, ohne dass Sie sich einschränken oder glauben müssten, es wäre besser, den Kühlschrank mit einem Schloss zu versehen. Vor allem, wenn Sie zu den Menschen gehören, deren Essängste manchmal um die Frage kreisen, ob man denn auch genug bekäme, werden Sie ganz besonders erfreut sein zu erfahren, was es heißen kann, mit diesen gesunden Nahrungsmitteln zu essen, was man will.

„Einfach ist besser" wäre ein guter täglicher Leitsatz. Lassen Sie sich aber niemals davon blockieren, wenn einmal richtiges Schmausen angesagt ist! Wäre ich zu einem Nimm-10-Festessen eingeladen, das aus einem besonderen Anlass stattfindet, würde es mich wahrscheinlich enttäuschen, nur Rohkoststicks, ein Häufchen Sprossen und gedämpftes Grüngemüse vorgesetzt zu bekommen – selbst wenn ich alles essen könnte, was ich wollte. Ich würde mich sicher auf eine wunderbare und schmackhafte Auswahl von unglaublicher Vielfalt freuen, von Rohem über Gekochtes, zu Sauce Verarbeitetes bis zu Mariniertem, vom Einfachen zum Komplexen, alles was die Nimm-10-Palette bietet. Zu dieser Gelegenheit würde man sicher alles aufbieten: die zehn unverzichtbaren Nahrungsmittel, die gesunden zusätzlichen Sachen und die Nimm-10-Snacks. Bei diesen seltenen, nur ausnahmsweise vorkommenden Gelegenheiten sollten wir nicht zögern, auch eine Auswahl an „Herzenswünschen" (von der geheimen Wunschliste in unseren Köpfen) bereit zu halten. Das Nimm-10-System ist innerhalb seiner Grundprinzipien äußerst aufgeschlossen gegenüber der großen Vielfalt von Nahrungsmitteln sowie den ans Wunderbare grenzenden Möglichkeiten sie darzubieten.

Ein Wort zum Thema Diät

Ich werde oft gefragt ob das Nimm-10-System eine Schlankheitsdiät sei. Die Antwort lautet: „Nein, definitiv nicht!" und „Ja, das kann es sicherlich sein!" Mein Gedankengang geht eher in die Richtung einer das Gewicht *regulierenden* Methode in Verbindung mit Ernährung. Man kann sowohl ab- als auch zunehmen, je nachdem wie man das Nimm-10-System einsetzt; bei intelligenter Auswahl gibt es keinerlei Mangel. Von den meisten meiner Kursteilnehmer höre ich zum Beispiel, dass sie automatisch abnehmen, weil sie einfach ihre gewohnten abgepackten, verarbeiteten, fettreichen und totgekochten Nahrungsmittel durch große Mengen aus dem Nimm-10-System ersetzen (natürlich mit ihren gesunden Ergänzungen und den Nimm-10-Snacks). Selbst wenn man täglich nur wenige der gesunden rohen Sprossen oder Sonnenblumenkerne sowie drei oder vier Teelöffel Leinöl zu sich nimmt, was kalorienreicher ist als die anderen Nahrungsmittel, nimmt man immer noch ab. Nach meiner Überzeugung können diese hochwertigen Nahrungsmittel den Gewicht ausgleichenden Stoffwechsel des Menschen wieder in Ordnung bringen. Wenn Sie aber zunehmen wollen oder aus irgendeinem Grund zusätzliches Eiweiß und Kalorien aufnehmen möchten, wie zum Beispiel eine schwangere Freundin von mir, können Sie das problemlos mit den schmackhaften „Sprossenbällchen" machen, die ich im Abschnitt „Was Kinder gerne mögen" im Kapitel über Mandeln beschreibe, oder indem Sie einfach Extraportionen des gesunden Öls zu sich nehmen, von dem im Kapitel über Leinöl die Rede ist. Mit tierischer Nahrung nehmen Sie im Allgemeinen eher zu; finden Sie im letzten Kapitel heraus, wie Sie sie auf gesunde Weise nutzen können.

Natürlich sollte diese Philosophie des „Essen Sie alles, was Sie wollen" weiter vervollkommnet werden zu: „Essen Sie alles, was Sie wollen, solange Sie sich gut damit fühlen." Mit anderen Worten: Ein wenig gesunder Menschenverstand sollte schon im Spiel sein.

Leitlinie 2: Je kürzer gekocht, desto gesünder

Fraglos ist rohes, zum richtigen Zeitpunkt geerntetes Obst und Gemüse der beste und gesündeste Kraftspender, insbesondere wenn es biologisch angebaut ist. Ihre tägliche Nahrung sollte mindestens zu 50 Prozent aus Rohkost bestehen. Viele Faktoren, wie zum Beispiel die körperliche Konstitution und die emotionale Veranlagung, die Umstände, unter denen man seine Mahlzeiten einnimmt, die Jahreszeit, die Großwetterlage usw., haben Einfluss darauf, ob und wie mehr Rohkost in die Ernährung aufgenommen wird.

Allein schon dadurch, dass man die Garzeiten für das Gemüse verkürzt oder ganz allgemein eine größere Vielfalt an vollwertigen, gekochten oder ungekochten Nahrungsmitteln zu sich nimmt, erhöht man die Aufnahme vitaler funktioneller Komponenten erheblich. Wenn auch grundsätzlich gilt, dass diese durch das Kochen zerstört werden, kommt es doch sehr darauf an, auf welche Art und wie lange gekocht wird. Manche Nahrungsmittel *müssen* sogar gekocht werden, damit sie optimal verdaut werden können. Einige wenige Komponenten scheinen ihren Wert durch leichtes Kochen zu steigern, wie zum Beispiel das wunderbare Betakarotin. Getreide und Hülsenfrüchte aller Art (das heißt getrocknete Bohnen, Erbsen, Linsen) muss man gut durchkochen, um ihren Nährwert und ihre Verdaulichkeit zu erhöhen. Die Zubereitung von Meeresalgen hängt vom Typ ab, doch im Allgemeinen kann man sie kochen, ohne dass sie viel von ihrem fabelhaften Gehalt an Mineralstoffen verlieren.

In einem Artikel mit dem Titel „Beyond Vitamins" (deutsch etwa: „Über die Vitamine hinaus", *Newsweek*, 25. April 1994), für den Sharon Begley viele Ernährungsfachleute interviewte, berichtete sie über die Stabilität von Nährstoffen und pflanzlichen Wirkstoffen in gekochtem und ungekochtem Zustand. Sie erfuhr, dass zwei pflanzliche Wirkstoffe, welche die Bildung von krebserzeugenden Substanzen verhindern können und in vielen Obst- und Gemüsesorten (einschließlich Karotten) enthalten sind, durch Kochen nicht zerstört werden. Sie berichtet weiter, dass ein Krebs verhütender Pflanzenwirkstoff, der in Brokkoli enthalten ist, durch Kochen offenbar auch nicht zerstört wird.

Allerdings können die meisten anderen bioaktiven, funktionellen Komponenten wie Vitamin C, die empfindlichen Enzyme oder die wichtigen Indole in Brokkoli je nach Art und Dauer der Garmethode durch Hitze vermindert oder völlig zerstört werden.

Bedenken Sie auch, dass der optimale Nährwert in frischen Nahrungsmitteln durch andere Faktoren noch stärker als durch Kochen zerstört werden kann: die Erntemethoden zum Beispiel (denn es wird bevorzugt in unreifem Zustand geerntet) oder der Anbau auf ausgelaugten Böden, der massive Einsatz von Chemikalien und Kunstdüngern, falsche Behandlung und Lagerung der Produkte – all das spielt bei der Beurteilung des Nährwertes von frischen Nahrungsmitteln eine wichtige Rolle.

Sautieren in Wasser ist in! Braten ist out!
Jedermann weiß es doch (nicht wahr?), dass der regelmäßige Verzehr von Gebratenem eine ungesunde Angewohnheit ist. Gebratenes ist unter anderem voller ranzige Öle und gesättigter Fettsäuren, die die Gesundheit schnell ruinieren können. Deshalb sage ich immer, dass Bratpfannen überholt sind. Aus allen meinen Bratpfannen wurden nun Pfannen zum „Dampf-Sautieren" mit Wasser und/oder Kräutern; und ich gebe das Öl erst nach dem Kochen zu, um das reichhaltige Aroma zu bekommen.

Einige Gourmets behaupten, dass es der Gesundheit nicht schade, wenn man Olivenöl eine oder zwei Minuten schnell und auf niedriger Stufe unter Rühren erhitzt, und ich muss gestehen, dass ich in dieser Frage neutral bin. Obwohl ich es selbst nicht mache, muss ich doch zugeben, dass es wesentlich besser ist, schnell und unter Rühren zu erhitzen, als auf herkömmliche Art in einem dieser schrecklichen Öle, wie sie meist in Restaurants, aber auch in vielen privaten Küchen verwendet werden, wenn jemand braten muss.

Lassen Sie sich von mir inspirieren: Wasser-Kräuter-Sautieren
1. Schneiden Sie das gewünschte Gemüse und legen Sie es in eine aluminiumfreie Pfanne zum Wasser-Sautieren (ihre ehemalige Bratpfanne) oder in einen aluminiumfreien Wok. (Zur Auswahl des Zubehörs siehe auch weiter unten, Leitlinie 6.)
2. Fügen Sie Kräuter nach Wahl und wenig Wasser hinzu, gerade so viel, dass es schnell zum Kochen kommt, verdampft, wenn das Gemüse kocht, und am Ende des Vorgangs fast weg ist. Bis Sie für Ihre Pfanne das günstigste Vorgehen herausgefunden haben, können Sie vielleicht mit einem knappen halben Zentimeter Wasser auf dem Pfannenboden beginnen. Denken Sie daran, dass fast alle Gemüse beim Sautieren selbst ein wenig Wasser ziehen. Viele Köche fangen mit noch weniger Wasser an und fügen während des Garens immer nur kleine Mengen Wasser oder Flüssigwürze hinzu, sodass sie zum Schluss keine überschüssige Flüssigkeit im Topf haben. Ziel ist, dass die Gemüse eine natürliche Feuchtigkeit haben und noch ein wenig knackig sind.

3. Bringen Sie Gemüse, Kräuter und Wasser auf mittlerer bis starker Hitze zum Kochen.

4. Decken Sie die Pfanne für jeweils eine bis zwei Minuten abwechselnd zu (um den Prozess des Dampfsautierens zu steigern) und ab und rühren Sie einige Minuten vorsichtig um, bis das Gemüse gewürzt ist. Ein- oder zweimal wiederholen. Schütteln oder rühren Sie das unbedeckte Gemüse zum Schluss leicht, bis das Wasser völlig verdampft ist. (Die Gardauer beträgt zwischen fünf und zehn Minuten. So bekommen Sie Gemüse, das wunderbar locker, würzig, im Dampf sautiert, nicht matschig, noch leicht knackig und voller Nährwert ist.)

5. Nach Wunsch können Sie nun gesunde Öle hinzugeben (unraffiniertes Leinöl, Oliven-, Sesam- oder Sonnenblumenöl; siehe die Informationen zu den gesunden Zusätzen im Kapitel über Leinöl). Auf diese Weise profitiert Ihr Körper von den positiven gesundheitlichen Wirkungen der richtigen Öle, ohne die negativen, die entstehen, wenn Sie sie erhitzen. (Wenngleich ich das reiche Aroma, das die Öle in Verbindung mit den richtigen Gewürzen in diesem Rezept erzeugen, sehr gerne mag, ist Öl hier nicht unverzichtbar für einen guten Duft.)

Extreme meiden

Ich bin weit davon entfernt, ein fanatisches „Rohkostdogma" zu vertreten. Vor allem bei Menschen mit einem schwachen Verdauungssystem oder solchen, die sich in einer Übergangsphase befinden und lieber etwas Gekochtes essen, werden die festen Gemüsefasern, die viele Nährstoffe und Pflanzenfasern enthalten, durch den leichten Garprozess (bei dem das Gemüse noch etwas knackig bleibt) sowie das oben beschriebene, schnelle Sautieren hauptsächlich in Wasser und Kräutern oder das Backen bzw. Schmoren von Gemüse oder Obst gelockert und auf sanfte Weise weich und dadurch leichter verdaulich.

Außerdem ist die Freude am Essen ein wesentlicher Faktor. Vielleicht mögen Sie einfach geschmorte Karotten ganz besonders gern und finden rohe fürchterlich. Manche halten sich vielleicht bei der Rohkost zurück, weil sie schlechte oder gar keine Zähne haben – es gibt viele Möglichkeiten. Für und wider das Kochen lassen sich Argumente ohne Ende zusammentragen. Meine eigenen Empfehlungen sind folgende:

1. Kaufen Sie erst einmal die qualitativ besten Nahrungsmittel, die Sie bekommen können, und lagern Sie sie richtig.
2. Gewöhnen Sie sich an, so oft wie möglich rohes Obst und Gemüse zu essen. Beginnen Sie mit kleinen Mengen und streben Sie an, täglich mindestens 50 Prozent Rohkost zu essen.
3. Kreieren Sie Dips und Saucen, wenn Sie mögen – das macht frisches rohes Obst und Gemüse attraktiver.
4. Bereiten Sie Nahrungsmittel auf einfache Weise zu und versuchen Sie, ihren optimalen Nährwert zu erhalten. Richten Sie sich aber danach, was für Sie angenehm ist. Sie könnten vielleicht nach folgendem Kochschema vorgehen: Gurken gar nicht gekocht essen, Karotten roh oder gedämpft, Reis und Bohnen gut durchgekocht, Kartoffeln roh bis gebacken, aber niemals gebraten.

Verstehen Sie, was ich meine?

Leitlinie 3: Das Auge isst mit

Zephalische Regulation nennt man einen wichtigen Prozess, der in Bezug auf den sinnlichen Reiz von Nahrungsmitteln in unserem Körper beziehungsweise in unserem Gehirn abläuft. Sowohl die Wissenschaft als auch unsere persönliche Erfahrung bestätigen, dass der sinnliche Reiz von Nahrungsmitteln bei der Verdauung und folglich der Resorption der Nährstoffe eine große Rolle spielt.

Angenommen, wir haben einige der zehn unverzichtbaren Nahrungsmittel ausgesucht und wunderbar angerichtet: Stellen Sie sich frische Feigen mit frischem Zitronensaft beträufelt und mit ein wenig frischer Minze vor; außerdem Speise-Rotalge; Sprossen in einem köstlichen Knoblauch-, Pilz- und Kräuterdressing mariniert sowie perfekt gewürztes Naturreispilaw mit Wasserkastanien. Beim bloßen Betrachten läuft uns das Wasser vor Erwartungsfreude im Mund zusammen. Diese Nahrung spricht unsere Sinne in hohem Maße an, und unsere zephalische Regulation animiert uns zur Nahrungsaufnahme, zur Resorption. Und nun eine extremes und karikiertes Gegenbeispiel zu Demonstrationszwecken: Stellen Sie sich weiter vor, ein mit einem Mischgerät bewaffneter, wohlmeinender Gesundheitsfanatiker macht aus diesem wunderbaren Teller mit Nahrungsmitteln einen „Gesundheitstrunk". Obwohl vielleicht genau dieselben nahrhaften Inhaltsstoffe wie vorher auf dem Teller jetzt in einem Glas enthalten wären, würden unsere Sinne wohl nur in sehr geringem Maße angesprochen werden. Und während wir uns vielleicht zwingen würden, dieses Gebräu auszutrinken und uns dabei von der hervorragenden Ausgewogenheit seiner Nährstoffe zu überzeugen versuchten, könnte unsere zephalische Regulation als Anzeiger des sinnlichen Reizes die Aufnahme, Resorption oder Verdauung der enthaltenen Nährstoffe ungeachtet der Menge der vorhandenen funktionellen Komponenten verweigern. Die zephalische Reaktion wird daher zu einem wichtigen Instrument bei der Auswahl unserer Nahrungsmittel und bei der Frage „Kochen oder nicht kochen?".

Andererseits weiß ich, dass für die meisten von uns der sinnliche Reiz oft durch ungesunde, ja selbstzerstörerische Gewohnheiten bestimmt wird und viele davon seit der Kindheit eingefleischt sind und von der Fernsehwerbung massiv verstärkt werden. Unsere zephalische Regulation selbst kann etwas „aus dem Lot", die Definition des sinnlichen Reizes aus der Balance sein. Wenn man sich also klar macht, dass die zephalische Regulation wirklich eine Rolle bei der optimalen Verwertung unserer Nahrungsmittel spielt, sollte man sie nicht als Ausrede dafür verwenden, dass man mit seinen destruktiven Essgewohnheiten weitermacht, welche die Gesundheit ruinieren und zu vorzeitigem Altern, schlechter Gesundheit und frühem Tod führen. Ich habe festgestellt, dass das Nimm-10-System, geschickt und mit Vielfalt genutzt, bei vielen Menschen automatisch zu einer ausgeglicheneren zephalischen Regulation und ganz allgemein zu vielen positiveren Gewohnheiten führt.

Jeder kann lernen, gesundheitsfördernde sinnliche Reize zu setzen oder sie zu verbessern

Jeder kann seine Begeisterung für das Kochen in eine Begeisterung für das richtige aromatische und inspirierende Würzen mit Kräutern umlenken, einfachere Kochmethoden mit geringeren Garzeiten entwickeln und lernen, die weniger gesunden früheren Lieblingsgerichte durch gesunde zu ersetzen.

Zwei empfehlenswerte Begleitbücher zu *Nimm 10!*, vor allem für jene, die sich von stark verarbeiteten oder abgepackten Nahrungsmitteln auf das Nimm-10-System umstellen und für diejenigen, die sich durch außergewöhnliche Rezepte inspirieren lassen wollen, sind: *Junk Food to Real Food* (zu Deutsch etwa: „Von wertloser zu vollwertiger Nahrung") von Carol Nostrand und *Intuitive Eating* von Humbart Santillo. Carol Nostrands Buch ist eine wahre Fundgrube für alles, was mit Ernährung zusammenhängt, von der Gestaltung einer richtig organisierten Küche für gesundes Essen und der richtigen Auswahl und Behandlung von Nahrungsmitteln bis zur Vorstellung wunderbarer, doch ungewohnter Nahrungsmittel, die man im Naturkostladen bekommt. Und noch ein Vorteil: Das Buch enthält mehr als 250 köstliche Rezepte!

Aus diesem Buch und anderen Quellen erfahren Sie etwas über würzige Saucen und Dressings aus Miso (einer salzigen oder süßen Sojapaste in mehreren Variationen), über gekräuterten Essig, gemahlene Sesamsamen oder Mandeln usw., die man dem Essen nach einfachem und kurzem Kochen zugibt. Erforschen Sie Würzen, die Ihrer Meinung nach zum Nimm-10-System passen, wie sauer eingelegte Gemüse, Senf, Mayonnaise aus kalt gepresstem Canolaöl und viele andere. Carol Nostrand leitet Sie sogar an, Ihre eigenen Sprossen zu ziehen, was Hand in Hand mit meinem Kapitel über die Sprossen geht. Mit all diesen Vorschlägen und Möglichkeiten, die das Nimm-10-System bietet, muss sich praktisch jeder immer mehr dafür begeistern, kann er doch gleichzeitig die Garzeiten verringern und damit den optimalen Nährwert erhalten.

Mit Santillos *Intuitive Eating* gelangen Sie Schritt für Schritt, Stufe für Stufe von Ihren Essgewohnheiten aus zu einer gesünderen Ernährungsweise; sorgfältige Abhandlungen über das Warum und Wieso begleiten Sie. Mustermenüs mit Rezepten sind auch enthalten.

Leitlinie 4: Desinfizieren und entgiften Sie Ihre frischen Nahrungsmittel, biologische wie nichtbiologische, pflanzliche wie tierische.

Wie ich schon am Ende des ersten Kapitels kurz erwähnte, verwende ich für meine nichtbiologischen und biologischen Frischprodukte eine Entgiftungslösung. (Falls Sie Ihre eigenen Nahrungsmittel anbauen oder Ihr eigenes Fleisch haben, gibt es dafür natürlich weniger Anlass.)

Desinfizierende Entgiftungslösung

Für Obst und Gemüse:

Mischen Sie 10 bis 20 Tropfen flüssigen Grapefruitextrakt mit jeweils vier Liter Wasser. Füllen Sie damit eine große Schüssel, die Spüle oder eine Plastikwanne. Ich verwende eine circa 40 Liter fassende Wanne und behandle jedes Mal eine für vier Tage ausreichende Menge. „Baden" Sie die Produkte circa 20 Minuten in dem Wasser und lassen Sie sie dann auf einem sauberen Tuch abtropfen, so lange, bis sie nur noch leicht feucht, aber nicht welk sind. Verpacken Sie sie dann zur Lagerung in Ihrem Kühlschrank.

Grüne Salate sollte man nach dem Desinfektionsbad vor dem Lagern in einer Salatschleuder vom Wasser befreien; man kann sie aber auch kurz vor der Verwendung baden und schleudern. Bedenken Sie, dass einige frische Nahrungsmittel wie Yamswurzel oder Süßkartoffeln mit Konservierungsmitteln behandelt werden, die ganz oder teilweise in das Wasserbad austreten. Dadurch und durch das Einweichen selbst können die Nahrungsmittel unter Umständen schneller verderben. Wenn Ihnen das bei einem Nahrungsmittel nach dem Entgiftungsvorgang auffällt, so achten Sie darauf, nur die Mengen einzukaufen, die Sie innerhalb weniger Tage verbrauchen.

Für Fleisch:
Wenden Sie dasselbe Verfahren wie oben beschrieben an, nehmen Sie aber 20 bis 40 Tropfen für circa vier Liter Wasser. Vielleicht ist Ihnen die Anwendung eines Sprays anstelle einer Lauge lieber. In diesem Falle können Sie die „Fleischentgiftungslösung" einfach in eine Sprühflasche füllen und frisches Fleisch sorgfältig damit absprühen. Vor der Zubereitung sollte es 10 bis 20 Minuten „ruhen". Die Sprühmischung hält sich bei Zimmertemperatur mindestens einen Monat und kann auch für die Desinfektion von Arbeitsflächen, Schneidbrettern oder der Haut verwendet werden. Mehr darüber, warum man Fleisch desinfizieren sollte, erfahren Sie im letzten Kapitel.

*

Neben der desinfizierenden Entgiftungslösung verwende ich bei nichtbiologisch angebauten Nahrungsmitteln eine ungiftige Seife, um die Restmengen an Pestiziden und Konservierungsstoffen auf den Nahrungsmitteln zu verringern. Diese Entgiftungswäsche erweist sich als praktisch, wenn Sie nicht genug Zeit haben, um das ganze oben beschriebene Verfahren durchzuführen oder die Menge der zu bearbeitenden Nahrungsmittel so gering ist, dass eine Wäsche vielleicht bequemer ist. Fragen Sie in Ihrem Naturkostladen nach einer ungiftigen Seife, in der vielleicht sogar der für diesen Zweck perfekt geeignete Grapefruitextrakt enthalten ist.

Leitlinie 5: Ziehen Sie einige Nahrungsmittel selbst – kaufen Sie die anderen mit Bedacht!

Stellen Sie sich vor: Sie kommen nach der Arbeit nach Hause, pflücken ein paar Kirschtomaten, die in einem 20-Liter-Kübel vor Ihrem Fenster oder unter einer Wachstumslampe wachsen (diese Lampen gibt es in vielen Variationen bei Haushaltswaren oder im Gartenzentrum), entnehmen dem Körbchen auf der Arbeitsfläche in der Küche einige Sprossen, ziehen eine Karotte aus dem Kübel auf der Terrasse – und schon haben Sie eine frische und exquisite Auswahl an funktionellen Komponenten für Ihren Salat. Fügen Sie noch ein paar Zutaten aus dem Nimm-10-System hinzu und

Sie bekommen schließlich eine preisverdächtige Mahlzeit. Selbst auf kleinstem Raum und bei geringsten Mengen von Produkten bedeutet das einen großen Unterschied in der Qualität Ihrer Essgewohnheiten. Ziehen Sie einige Ihrer Nahrungsmittel selbst, auch wenn das nur ein einzelnes Glas oder ein Körbchen mit Sprossen in der Küche (siehe Kapitel 10) oder einen 30-Zentimeter-Streifen mit Salat in Ihrem Blumenkasten bedeutet.

Selbst ein kleiner, fensterloser Raum bietet Möglichkeiten für einen Zimmergarten; Sie brauchen nur eine Wachstumslampe, um frisches Grün und Sprossen zum Leben zu erwecken. Denken Sie darüber nach. Ich habe Sprossen beim Campen in der Wildnis gezogen oder unterwegs, als ich im Ausland umherreiste. Meiner eigenen weitreichenden Erfahrung nach gibt es wirklich nur ganz wenige echte Entschuldigungen dafür, dass man nichts züchten kann!

Mit ein wenig gutem Willen enthält jedes selbst gezogene Nahrungsmittel weniger Schadstoffe und wahrscheinlich mehr funktionelle Komponenten, als die doppelte Menge des gleichen, in einem Laden gekauften Nahrungsmittels. Warum ist das so? Da Sie selbst Gezogenes ernten und sofort verzehren können und natürlich, weil Sie nach Wunsch biologisch anbauen können.

Die Glücklichen, die eine Terrasse haben, auf der sie große Kübel und Container aufstellen können, einen Garten oder einen wenige Quadratmeter großen, sonnigen Platz, sie können sich eine meiner neueren „Entdeckungen" zunutze machen. Ich spreche vom ganzjährigen Gärtnern im Freien bei jedem Wetter, mit Solarhüllen von Leandre und Gretchen Poisson, den Autoren von *Solar Gardening* (zu Deutsch etwa: „Gärtnern mit Sonnenenergie"). Wenn Sie eine oder mehrere der von ihnen beschriebenen Solarhüllen bauen, können Sie, wie ich, Gemüse aller Art anbauen, selbst bei Temperaturen unter dem Gefrierpunkt, auch bei Schnee und kaltem Wind. Solargärtnern macht so viel Spaß, dass die meisten Menschen, wie ich, so viele Hüllen aufbauen, wie es platzmäßig geht. Eine Freundin hat eine auf einem bis dahin ungenutzten Streifen entlang der Garage und einen im Hinterhof aufgestellt.

Das Buch *Solar Gardening* gibt eine genaue Bau- und Betriebsanleitung dafür (es ist so einfach, dass ich das Wort „Betrieb" kaum rechtfertigen kann) und eine Anleitung für den Anbau einer großen Vielfalt verschiedener Gemüse in den Hüllen und berücksichtigt die Jahreszeiten und die Klimazone, in der Sie leben. Im ersten Winter zog ich so viel grünen Salat, dass ich davon sogar etwas verschenken konnte.

Einkaufen mit offenen Augen
In jedem der nachfolgenden Kapitel werde ich Ihnen erklären, wie Sie die nahrhaftesten Nahrungsmittel erkennen können, welche Kompromisse (denen wir oft nicht ausweichen können) unter den nötigen am klügsten sind und wie Sie beim Einkaufen auf Gefahrensignale achten können, die Ihnen sagen: „Mach dir gar nicht die Mühe, es in den Korb zu legen."

Als Erstes empfehle ich: Kaufen Sie biologisch angebautes Gemüse, wenn möglich. Sie sollten aber keinen welken Brokkoli oder andere welke oder farblose Nahrungsmittel kaufen, ob biologisch angebaut oder nicht. Altes oder teilweise verdorbenes biologisch Angebautes ist nur alt und verdorben – darum herum ist nichts Esoterisches. Wenn Sie sich ernsthaft für den optimalen Nährwert von Nahrungsmitteln interessieren, sollten Sie im Zweifelsfall nachfragen, wann etwas geerntet, wie lange es gelagert wurde usw.

Das Wort „frisch" ist äußerst irreführend, da es sich nur auf einen Teilaspekt konzentriert. Nur wenn eine Pflanze ausreifen darf, wird sie ihren vollen und wirksamen Gehalt an Pflanzenwirkstoffen, Enzymen, Vitaminen, Mineralien und anderen bioaktiven Substanzen entwickeln. Bei den pflanzlichen Wirkstoffen und ihrem enormen Potenzial für die Gesundheit und für Heilungsvorgänge ist dies besonders wichtig. (Ein Zeichen, woran eine Pflanze „erkennt", wann sie bestimmte Wirkstoffe produzieren muss, ist die Reifung ihrer Samen; dies gilt insbesondere auch für Obst.) Um den optimalen Nährwert zu beschreiben, sollte man den Begriff „frisch" um den Begriff „reif" erweitern. (Ausnahmen im Hinblick auf unseren Wunsch nach der „vollen Reife" bilden Sprossen und junges Weizengras, die in ihren Jugendstadien über einen außergewöhnlichen Gehalt an pflanzlichen Wirkstoffen verfügen.)

Um es noch einmal zu wiederholen: Wir wollen frische, reife, biologisch angebaute Produkte, wann immer das möglich ist. Wir wollen Obst und Gemüse mit einem Maximum an gesundheitlichem Potenzial für den menschlichen Genuss.

Wenn Ihnen all das neu vorkommt, werden Sie sich fragen, wie Sie anfangen sollen. Letztlich ist es so, wie eine Freundin es ausdrückte: „Meine nächste Einkaufstour ist morgen!"

Leitlinie 6: Wählen Sie Zubehör, das Ihrer Nahrung nicht schadet!

Es gibt viel wunderbares Zubehör, Maschinen oder Geräte, an denen man kaum vorbeikommt und die bei der Zubereitung sehr nützlich sind, und doch kann ich nicht behaupten, dass man sie wirklich braucht. Meine Grundregeln für Küchenzubehör sind, dass es äußerst praktisch und preiswert sein muss und dass immer noch genügend mit der Hand zu tun bleibt.

Alles, was während der Zubereitung mit der Nahrung irgendwie in Berührung kommt, muss frei von Aluminium und anderen giftigen Materialien sein, die ich gleich behandeln werde. Aluminium ist ein Nervengift und kann speziell durch die Kochhitze in das Essen gelangen. Giftige Mengen von Aluminium in Körpergeweben werden immer mehr als Mitverursacher von Alzheimer und anderen Krankheiten angesehen. (Einzelheiten über die Giftigkeit von Aluminium finden Sie bei Steinmann und Epstein, bei Colgan und bei Dean und Morgenthaler, siehe Literaturverzeichnis.)

Kochgeschirr aus Kupfer kann zur Anreicherung giftiger Mengen von Kupfer im Körper beitragen. Benutzen Sie es nur, wenn es mit rostfreiem Stahl überzogen ist, und lassen Sie den Überzug erneuern, wenn er dünn wird.

Keramik kann zur Anreicherung von giftigen Mengen Blei in der Nahrung beitragen. Viele Quellen weisen darauf hin, dass das besonders für Keramiktöpfe aus Italien, Indien, China, Mexiko oder Hong Kong gilt. Ich vermute, dass die Keramik selbst nicht das Problem ist, sondern die mit Blei kontaminierten Bestandteile der Glasur.

Geräte und Maschinen für eine gesunde Küche
Die folgende Liste zeigt Ihnen die Grundausstattung für eine gesunde Küche, wie ich sie verstehe. Ich empfehle Ihnen, verschiedene Produkte und ihre Testergebnisse zu vergleichen, damit Sie nicht, wie es auch mir zuweilen ergangen ist, Geld verschwenden, bis Sie das Richtige gefunden haben.

- Löffel und Kochlöffel aus Holz oder rostfreiem Stahl
- Dampftöpfe für Gemüse aus rostfreiem Stahl
- Töpfe und Pfannen aus rostfreiem Stahl, Glas oder schwarzem Gusseisen
- Mischer
- Entsafter
- ein gut gefülltes Kräuterbord
- aluminiumfreies Geschirr und Besteck
- Salatschleuder (unabdingbar für alle Salatliebhaber und solche, die es werden wollen!)

Leitlinie 7: Kauen Sie! Es ist einfach, billig und höchst vorteilhaft.

Kauen Sie Ihr Essen über die Maßen gut. Machen Sie es nicht wie die Erwachsenen, die ich von den Kindern beobachten ließ, die an einem meiner Kurse teilnahmen. Wir stellten bei dieser Beobachtungsaufgabe fest, dass die meisten Erwachsenen beim Essen fast die ganze Zeit über ihre Teller gebeugt waren. Ihre schnell hineingeschaufelten Bissen kauten sie nur kurz, bevor sie eine große Ladung auf einmal schluckten. Diese Leute waren nicht mit einem Querfeldeinrennen oder Ähnlichem beschäftigt, sondern es waren ganz gewöhnliche, alltägliche, gehetzte und ohne Achtsamkeit essende Erwachsene! Wo haben sie nur solche gesundheitsverachtenden Gewohnheiten gelernt? Die Kinder haben bei dieser Beobachtung zweifellos gelernt, was sie nicht nachmachen sollten.

Kauen, das Zerkleinern und Vermischen mit den im Speichel enthaltenen Enzymen, setzt die wichtige Verdauungstätigkeit in Gang. In der Tat ist es so, dass die biologische Verfügbarkeit mehrerer wichtiger Bestandteile (etwa bestimmte Zucker- und Stärkearten) stark eingeschränkt wird, wenn dem Kauvorgang wenig Beachtung geschenkt wird. Außerdem werden mit dem Kauen erste Nährstoffbestandteile, einschließlich der pflanzlichen Wirkstoffe, aus den Fasern von Obst und Gemüse freigesetzt. Da das Nimm-10-System so viel Wert auf rohes oder nur leicht gekochtes Gemüse und Obst legt, dessen Fasern aufgespalten werden müssen, wird das Kauen umso bedeutsamer.

Wenn man mich um Rat fragt, wie die Verdauung verbessert werden kann, schlage ich oft nur vor, das Essen in kleineren Mengen und sorgfältiger zu kauen – eine zweckdienliche, höchst wirksame, leicht anzuwendende und billige „Therapie" bei schlechter Verdauung.

Andererseits erinnere ich mich an eine Schülerin, die es sich zur Regel machte, jeden Bissen mindestens 50 Mal zu kauen, nachdem sie gehört hatte, welchen Wert ich auf das Kauen lege. Ihr Engagement wurde reichlich kommentiert und war ihrer sozialen Einbindung eher hinderlich; fröhlich kauend saß sie da und machte eher den Eindruck eines herzigen Eichhörnchens. Oft verließ sie den Tisch erst lange nach allen anderen. Allerdings konnte sie ihre ehemals schlechte Verdauung verbessern; ich kenne nur wenige Menschen, die eine so gute Verdauung haben. Die Verbesserung der Verdauungsleistung zog eine vermehrte Resorption der Nährstoffbestandteile nach sich, die wiederum zu einer verbesserten Gesundheit und einer höheren Vitalität und Ausdauer führten. Ich werde Ihnen keine solche „50-Mal-Regel" vorschlagen (Wie lange dauert es zum Beispiel, Sauce zu kauen?), aber ich kann nicht energisch genug darauf hinweisen, wie wichtig das sorgfältige Kauen ist.

Eine meiner Lehrerinnen bat einmal ihre Schüler, ein Stück Brot zu kauen, bis buchstäblich nichts mehr davon übrig war, um ihnen zu veranschaulichen, dass gewisse Nahrungsmittel im Mund schon verdaut werden können. (Das gilt nur für die Kohlenhydrate; die

Enzyme zur Fett- und Eiweißaufspaltung sind erst im Magen und Darm vorhanden. – Anmerkung der Übersetzerin) Wenn Sie herausfinden wollen, wann Sie genug gekaut haben, schlage ich Ihnen vor, so lange zu kauen, bis sich keine Klumpen mehr im Mund befinden. Das heißt: Je glatter die Konsistenz, desto besser. Sicher dauert dieses Kauen länger, als die meisten von uns gewöhnt sind. Aber probieren Sie es einmal damit: Essen Sie weniger und kauen Sie mehr. Und denken Sie an die Redensart: „Der Magen hat keine Zähne!"

Leitlinie 8: Machen Sie Ihre Lieben zu Nimm-10-Fans – kochen Sie kreativ und geben Sie Ihr Wissen weiter!

Ihnen mögen diese Nimm-10-Ideen ja gefallen, aber was ist mit dem Rest der Familie? Oder mit den Teilnehmern an einem Geschäftsessen oder Ihrem Gast bei einer Verabredung? In allen diesen Fällen sollte man vorsichtig und ohne Druck vorgehen, nicht so, wie eine meiner Kursteilnehmerinnen, die über ihre Art der Vermittlung berichtete: „Ich habe meine Familie einfach vor die vollendete Tatsache gestellt, dass es ab sofort nur noch einmal pro Woche Fleisch gibt und dass ich keine Fertigprodukte mehr kaufe. Die werden sich schon daran gewöhnen!"

Ich rate zu einem phantasievolleren und sanfteren Weg, wie ihn eine andere Kursteilnehmerin beschrieb: „Meine Familie erklärte sich bereit, sich mit mir zusammen genauer für unsere Nahrungsmittel zu interessieren. Wir machten daraus ein Spiel und ich brachte fast jeden Tag etwas Neues mit oder überraschte sie damit, etwas Bekanntes auf neue Art zuzubereiten. Dann sprachen wir darüber, ob es uns schmeckte oder wie man noch etwas verbessern könnte. Während dieser Experimentierphase achtete ich immer darauf, auch Dinge auf den Tisch zu bringen, an die meine Familie gewöhnt war, so dass sich niemand unter Druck gesetzt fühlte."

Beim Lesen von *Nimm 10!* werden Sie viele neue Konzepte zur Verbesserung der Gesundheit kennen lernen. Wenn sich ein Familienmitglied, ein Freund oder ein Bekannter dafür interessiert, was

Sie alles herausfinden, zögern Sie nicht, ihnen begeistert davon zu erzählen. Sie sollten aber nicht enttäuscht sein, wenn Pflanzenwirkstoffe, Antioxidantien oder eine weitergehende Veränderung der Ernährungsgewohnheiten niemanden aus Ihrer Umgebung vom Hocker reißen; warten Sie nicht, fangen Sie einfach für sich selbst an, Ihre Ernährung zu verbessern.

Zu Ihrer eigenen Disziplinierung und für Ihre Kinder sollten Sie sich angewöhnen, nur Nahrungsmittel einzukaufen, die der Gesundheit nützen. Wenn Sie Ihr Haushaltsgeld für gesunde Nahrungsmittel ausgeben und Kühlschrank und Speisekammer damit füllen, brauchen Sie gewisse Nahrungsmittel nicht zu verbieten, sondern können Ihre Familie getrost auffordern, sich umzusehen und auszusuchen, was sie denn heute gerne essen würde. Damit schulen Sie sich und Ihre Kinder auf wunderbare und stressfreie Weise darin, dem Körper das anzubieten, was er zu seiner Ausgeglichenheit und Zufriedenheit wirklich braucht.

„Die Geschmäcker sind verschieden." Deshalb halten Sie sich damit zurück, für andere zu entscheiden, was ihnen wahrscheinlich schmecken wird. Wenn Sie ein unbekanntes Nahrungsmittel oder eine neue Zubereitungsart ausprobieren, so lassen Sie sich darauf ein, ohne das Gesicht zu verziehen oder Zweifel zu äußern wie: „Du wirst (ich werde) das wahrscheinlich nicht mögen, aber du solltest (ich sollte) es wenigstens probieren." Gerade bei Kindern, die oft vorurteilsfrei an neue Nahrungsmittel herangehen, könnte eine solche Äußerung dazu führen, dass sie lebenslang verprellt werden.

Kinder sollten nie dazu gezwungen werden, etwas zu essen, das sie nicht mögen. Genauso gilt aber, dass man sie leicht animieren und dazu verlocken kann, neue Nahrungsmittel auszuprobieren, indem man diese entsprechend präsentiert. Am Ende jedes Kapitels gibt es einen Abschnitt „Was Kinder gerne mögen". Hier mache ich Vorschläge, wie man Nahrungsmittel anbieten kann, die bei Kindern (und Erwachsenen) aus meinem Bekanntenkreis meist gut angekommen sind. Beginnen Sie mit diesen einfachen Vorschlägen und spinnen Sie Ihre eigenen Ideen weiter, wie man Kinder zum gesünderen Essen animieren kann.

Ich freue mich auf die Essenszeiten, und das sollten Sie auch. Ich zwinge mich niemals, „heldenhaft" bestimmte Nahrungsmittel zu essen, nur weil ich gelernt habe, dass etwas gut für mich sein soll. Gesunde Ernährung zu erlernen ist ein Lernen fürs Leben – und wie man es kraftvoll, lebendig und genussvoll erhält, sodass man lange lebt. Gleichzeitig aber ist dies für viele von uns auch ein Prozess, der zumindest ein wenig Umdenken erfordert. Wir brauchen Zeit, um unser Denken und unsere Gewohnheiten neu zu orientieren und neu zu schulen. Wenn wir Veränderungen einleiten, sollten wir uns eine großzügige Übergangszeit, vernünftige Kompromisse und viele kreative Alternativen im Laufe dieses Prozesses gönnen. Machen Sie Ernährung nicht zu einem Streitthema, machen Sie sie zu einem Abenteuer.

Leitlinie 9: Nutzen Sie die Nahrung zur Pflege Ihrer Gesundheit!

1. „Wunderheilung" – nur mit Gemüse

Wenn ich den leisesten Anflug von Krankheit verspüre, gehe ich oft für einige Tage auf eine reine Gemüseernährung über (roh oder leicht gedämpft). Dazu können frische Gemüsesäfte, Misobrühe und Meeresgemüse gehören oder auch nicht. Zusätzlich nehme ich oft ein pflanzliches Antibiotikum mit Echinacea und Gelbwurz (Hydrastis).

Mit dieser Gemüsediät entlaste ich vorübergehend mein Verdauungssystem und gebe dem Körper die Möglichkeit, sich zu entgiften, wieder ins Gleichgewicht zu kommen und das Immunsystem zu stärken. Die konzentrierten, aber leicht verdaulichen funktionellen Komponenten im Gemüse helfen dem Körper, meist in Rekordzeit, mit der Krankheit fertig zu werden. Zusätzlich bekommt mein Körper wieder ein Gefühl für Wohlbefinden. Meiner Meinung nach ist es wirksamer, die Genesung durch frisch zubereitetes Gemüse statt durch eine Reihe isolierter Nährstoffergänzungen und Pflanzenwirkstoffe zu unterstützen. Das Gemüse enthält eine Menge synergistischer Komponenten, die in einer Ergänzung einfach nicht enthalten sind.

Während ich immer als Erstes die Gemüsediät für eine schnelle Erholung von einfachen Krankheiten oder durch Stress bedingten körperlichen Symptomen empfehle, mögen andere vielleicht zusätzlich Vitamin-C-Tabletten oder Spurenelemente als Ergänzungen nehmen. Nehmen Sie sie aber nur, wenn Sie wirklich die Erfahrung machen, dass sie in Ihrem Fall auch helfen. Es ist wohl richtig, dass die richtige Nahrungsergänzung (in der richtigen Menge und zur richtigen Zeit) die Genesung nach einer Krankheit oder nach Stress gut voranbringen kann. Sie sollten aber immer bedenken, dass bei Krankheit die Leber (und somit die Tätigkeit des Immunsystems) mit der Verarbeitung zu vieler Ergänzungen leicht überfordert werden kann. In einem solchen Fall verspüren Sie vielleicht Übelkeit oder Kopfschmerzen; dadurch wird Ihr Erholungsprozess eher verlangsamt als beschleunigt. Um das herauszubekommen, brauchen Sie keine professionelle Hilfe. Es ist oft ganz offensichtlich, wenn die Ergänzungen für Sie nicht geeignet sind. Versuchen Sie einfach, weniger zu nehmen oder einige ganz wegzulassen, wenn Sie krank sind.

Bedenken Sie, dass die reine Gemüsediät bei mir und meinen Freunden wahre Wunder gewirkt hat. Es gibt keinen Grund, warum Sie das nicht auch bei Ihnen tun könnte.

2. Ein unschlagbares Körpertonic mit Zitrone

Frische Zitrone gehört zu den gesunden Zusätzen zur Grapefruit in meinem Nimm-10-System. Und ein Zitronentonic kann Ihnen bei der Gesundheitsvorsorge sehr helfen, insbesondere, wenn Sie in der Vergangenheit „Nahrungsmittelmissbrauch" betrieben haben oder viel reisen. Ein Zitronentonic besteht einfach aus dem Saft einer halben frisch gepressten Zitrone, den man mit Wasser mischen kann.

Wenn Sie Ihren Organismus ganz allgemein wieder neu einstimmen wollen, machen Sie einen Wochentag zu Ihrem „Tag des Zitronentonics", am besten immer den gleichen Wochentag. Trinken Sie das Tonic ein- oder zweimal im Laufe dieses Tages. Essen Sie nur Gemüse und trinken Sie etwa zwei Liter reines Wasser (die Mindestforderung für gute Gesundheit) oder Kräutertee. Frische Gemüsesäfte können diesen Tag wunderbar ergänzen; bedenken Sie aber, dass diese als Nahrung gelten und nicht Wasser oder Tee ersetzen.

Frischer Zitronensaft ist dafür bekannt, dass er eine gestaute Leberfunktion stimulieren und damit auch andere Körperfunktionen entstauen kann. Viele meiner Freunde nehmen das Zitronentonic regelmäßig, einmal pro Woche oder einmal im Monat, und verbessern Vitalität und Kraft deutlich. Ich lege Ihnen dieses Verfahren sehr ans Herz, denn damit ist nichts Extremes verbunden. Es ist nur ein einfaches und wirksames Tonic.

3. Die wohl tuende Monodiät und das totale Fasten

Eine Monodiät besteht darin, dass man einen oder mehrere Tage lang nur ein bestimmtes Nahrungsmittel isst. Die Absicht dahinter ist, dem Körper intensive Ruhe zu gönnen und ihn zu weiterer Entgiftung anzuregen. Bei einer Monodiät setzt man oft Wassermelonen, Äpfel, Naturreis ohne alles oder ein besonderes Gemüse wie Karotten (als ganze oder als Saft) ein. Die Monodiät schlägt bei vielen Menschen ganz gut an; sie wird in ähnlicher Weise und aus ähnlichen Gründen wie die reine Gemüsediät eingesetzt.

Wählen Sie ein Obst oder Gemüse, das Ihnen besonders gut bekommt und das Sie problemlos fünf Tage hintereinander als Einziges essen können. Viele Freunde haben das als allgemeine Gesundheitsvorsorge alle drei Monate für einige Tage praktiziert.

Eine Monodiät kann man auch über längere Zeit einhalten, dann allerdings sollte man sich ärztlich überwachen lassen.

Unter echtem Fasten versteht man das Verzichten auf jegliche Nahrung und das gleichzeitige Trinken von viel reinem Wasser, in der Regel mindestens drei Liter pro Tag. Ein Liter davon kann durch Tee ersetzt werden – versuchen Sie Schafgarbe oder Alfalfa mit Grüner Minze. Fasten wird von vielen Gesundheitsexperten zur speziellen Reinigung und zu Heilzwecken befürwortet und wird am besten von einem Fachmann überwacht.

Manche Menschen sprechen von Fasten, wenn sie eigentlich eine Monodiät oder das bloße Trinken frischer Säfte oder die Beschränkung auf einfache Mahlzeiten meinen. Jeder dieser Wege ist auf seine Weise nützlich, sie haben aber nichts mit dem echten Fasten zu tun. Manche halten vielleicht sogar meine Monodiät für eine Art von Fasten, aber das wäre ein Missverständnis. Meine eigene Erfahrung mit dem Fasten und meine Beobachtungen bei anderen haben mich davon überzeugt, dass Fasten ein wirksames und manchmal dramatisches Instrument zur Heilung und Regeneration sein kann.

4. Schritt für Schritt gesunden mit vollwertiger und ganzheitlicher Ernährung
Es gibt viele gute Bücher, die genaue Anweisungen für zusätzliche Reinigungsdiäten, für die Anwendung frischer, die Gesundheit und das Fasten fördernder Säfte oder für Diäten bei entsprechenden Indikationen enthalten. Ich empfehle besonders die amerikanischen Titel *Intuitive Eating* und *Junk Food To Real Food*.

Bei Vollwerternährung zur Heilung schwerer Krankheiten ist medizinische Überwachung erforderlich und in Spezialkliniken möglich.

Leitlinie 10: Hören Sie bewusst auf zu essen, bevor Sie satt sind!

Bewusst aufhören zu essen, bevor man satt ist, das heißt, niemals bis zum totalen Völlegefühl zu essen. Sie hören einfach auf, bevor Sie sich „voll gestopft" fühlen würden. Wenn Sie dieses Jahr oder grundsätzlich nur die Geduld oder Inspiration für eine *einzige* Leitlinie aufbringen würden, so würde ich Ihnen genau das wegen des großen Nutzens für Ihre Gesundheit empfehlen: bewusst mit dem Essen aufzuhören, bevor Sie satt sind.

Damit meine ich aber nicht, dass Sie hungern sollen! Vielmehr bedeutet das für Menschen, die vielleicht zunehmen müssen, dass sie *öfter* essen sollten. Entsprechend dem Nimm-10-System esse ich immer noch drei Mal am Tag (oder öfter oder seltener, wenn ich will), obwohl ich zierlich bin. Der Punkt ist, dass ich sehr bewusst esse. Das bewusste Aufhören, bevor man satt ist, macht alle Ihre Mahlzeiten (und auch die Zwischenmahlzeiten) zu höchst zufrieden stellenden und vergnüglichen Angelegenheiten.

Bewusstes Aufhören, bevor man satt ist, bringt mit raketenhafter Geschwindigkeit Veränderungen in Körper, Geist und Seele mit sich. Auf positive Weise geht diese Art Feinabstimmung ein ganzes Stück weiter als der gesunde Menschenverstand und die Sorge für gute Gesundheit. (Ich weiß, ich mache hier große Worte, aber ich bin davon überzeugt.) Das bewusste Aufhören bevor man satt ist, ist teils eine Philosophie, teils eine Aktivität. Wenn Sie sich darauf einlassen und den facettenreichen Aspekten des Essens aus Gründen der Gesundheit, für ein langes Leben und eine tief greifende Regeneration nachspüren, beginnen Sie eine neue und hohe Kunstform zu praktizieren.

Viele von uns wissen, wann sie beim Essen den Punkt kurz vor der Sättigung erreicht haben. Wenn wir darauf achten, können wir ein bestimmtes körperliches Gefühl und ein Signal aus dem Gehirn feststellen. In der Regel missachten die meisten von uns jedoch dieses Signal und essen, bis sie sich ziemlich voll fühlen, oder sogar noch weiter, bis sie absolut voll gestopft sind. Wenige Minuten später scheint sich die Mahlzeit im Magen ausgedehnt zu haben, und wir fühlen uns noch voller!

Wenn wir übermäßig gegessen haben, kann dieses „Wenige-Minuten-später-Phänomen" äußerst unangenehm werden – oft mit Symptomen wie Herzbrennen, Übelkeit, Blähungsgefühl, Kopfschmerzen, Benommenheit, Depression und Lethargie, um nur einige wenige zu nennen. Aber wie können wir etwas anderes erwarten? Wenn wir beginnen, die Minuten vor der angenehmen Sättigung zu erspüren und dann bewusst aufhören zu essen, dann handeln wir völlig gegen unsere lebenslangen, tief verwurzelten Essgewohnheiten, die bis in unsere emotionale und psychische Struktur hineinreichen. Wir wollen alles, und wir wollen es jetzt! (Bedenken Sie, man kann auch von gesunden Nahrungsmitteln zu viel essen. Ihr Körper ist vielleicht von der Überfülle an funktionellen Komponenten begeistert, reagiert aber dann schockiert, wenn er merkt, welche Mengen er wirklich aufgenommen hat.)

Der Bruch mit diesen Gewohnheiten fordert uns als zukünftige „Esskünstler" deutlich heraus. Aber die Anstrengungen lohnen sich sehr. Man kann die Kunst des bewussten Aufhörens, bevor man satt ist, in drei Grundschritte unterteilen:

Erster Schritt:
Beginnen Sie damit, die kritischen Minuten einfach wahrzunehmen, ohne dass Sie sich verpflichtet fühlen, etwas zu unternehmen. Wie lange dies auch dauert, ob Minuten oder Monate: Sie müssen Ihre Aufmerksamkeit damit zu schulen beginnen, dass Sie dieses Signal wahrnehmen.

Zweiter Schritt:
Hören Sie ab und zu in dem Moment auf zu essen, wenn Sie die Minuten *vor* der angenehmen Sättigung wahrnehmen – auch wenn noch Essen auf Ihrem Teller ist ..., auch wenn Sie ein umfangreicheres Mahl bezahlt haben ..., auch wenn Ihre Tante in Ihrer Vorstellung über Ihnen schwebt und sagt „Iss deinen Teller leer" oder „Du musst mehr essen, iss, iss!" (Es ist offensichtlich einfacher, mit dem Einüben des zweiten Schrittes bei normalen Mahlzeiten zu beginnen und nicht während eines Urlaubs, bei Familienfesten oder in Zeiten hoher sozialer Kontrolle.) Schließlich geschieht es immer häufiger, dass Sie bei Wahrnehmung der Minuten vor der angenehmen Sättigung aufhören. Und letzten Endes reagieren Sie bei allen Mahlzeiten so, ganz spontan.

Dritter Schritt:
Halten Sie einen Augenblick inne, bevor Sie Nahrung in den Mund schieben, und fragen Sie sich: „Trägt dieses Essen wirklich zu meiner Stärke, zu meiner Gesundheit und zu meinem Wohlbefinden bei?" Hören Sie dann in sich hinein und richten Sie sich nach dem, was Sie als Antwort wahrnehmen, wenn es möglich ist (oder machen Sie sich wenigstens ohne Schuldgefühle klar, dass Sie sich nicht danach richten).

*

So viel zur äußeren Form, wie man bewusst mit dem Essen aufhört, bevor man satt ist (mehr über die innere Aktivität folgt weiter unten). Zugegeben, meine Vorschläge erscheinen den meisten Menschen zu radikal, vielleicht sogar extrem, undurchdacht, schockierend und doch gleichzeitig faszinierend. Wenn es Ihnen so, wie ich es beschreibe, ziemlich einfach vorkommt, dann versuchen Sie einfach, diese Technik eine Zeit lang durchzuhalten, und

Sie werden sehen, wie tiefgreifend sie Sie aufrüttelt, ja transformiert. Bedenken Sie, das bewusste Aufhören, bevor man satt ist, ist eine Art der Feinabstimmung Ihrer Nahrungs- und Nährstoffaufnahme auf allen Ebenen: körperlich, psychisch und geistig. Diese Kunstform ist für jene gedacht, die sich einem gesünderen Leben verschrieben haben; jenen, die die grundlegenden Ideen hinter dem Nimm-10-System unterstützen. Nehmen Sie sich in Acht und beginnen Sie so behutsam wie nötig. Betrachten Sie diese Kunst wie jede andere Kunstform und erwarten Sie nicht, dass Sie schon morgen ein Künstler wie van Gogh, Maria Callas oder William Faulkner sind.

Innerlich wird Ihnen dadurch die Möglichkeit eröffnet, sensibel, wach und aufmerksam gegenüber körperlichen und noch feineren Signalen zu werden und sich ihrer zu bedienen. Und je besser Ihr Organismus die funktionellen Komponenten aufnimmt und wirksam handhabt, desto besser werden Sie gleichzeitig feinstoffliche Nährstoffe wie Zuneigung, Verständnis und kreative Energien wirksam handhaben können. Um ein vereinfachtes Beispiel zu geben: Wenn Ihre Leber nicht ständig durch unmäßiges Essen überarbeitet ist oder die durch kontaminierte Nahrungsmittel erzeugten Gifte absondern muss, hat sie Muße und Energie, wunderbare „chemische Stoffe" zu erzeugen (so kann ich es am besten beschreiben), die mit Freude, stabiler Stimmungslage, ausgeglichenem Temperament und klarem, kreativem Denken zu tun haben. (Es gibt tatsächlich eine Substanz im Körper, die mit der Fähigkeit zur Selbstliebe korrespondiert!)

Haben sich Ihr inneres und Ihr äußeres Verdauungssystem an die Kunst des bewussten Aufhörens, bevor man satt ist, gewöhnt und sind nicht dadurch geschwächt oder außer Gefecht gesetzt, dass sie mehr „Nahrung" aufnehmen müssen, als Sie verwerten können, so werden Sie auf allen Ebenen eine Art „Verdauungskraft" ansammeln. Und wenn der Alltag Ihr volles Potenzial erfordert, dann sind Sie mehr als bereit dazu, dann sind Sie zu spektakulären Leistungen fähig!

Ohne dass ich jetzt auf diese Möglichkeiten zur Transformation näher eingehe, die Ihrer harren (vielleicht Thema meines nächsten

Buches), möchte ich Sie nochmals ermutigen, diese Kunst zu pflegen und ihre Magie für sich zu entdecken. Wenn Ihnen die erstaunlichen Auswirkungen in Bezug auf Vitalität, Ausdauer und ein langes Leben (für Ihren „emotionalen", „intellektuellen", „psychischen" und „spirituellen" Körper, zusätzlich zu den Wirkungen auf Ihren physischen Körper) bewusst werden, werden Sie von dieser Kunst lebenslang nicht mehr loskommen.

Ich selbst richte mich schon seit vielen Jahren danach und entdecke immer noch neue und subtilere Vorteile dieses facettenreichen Weges zu Gesundheit und Heilung.

Aufhören zu essen, bevor man satt ist, hat einen unmittelbaren, praktischen Nutzeffekt!
Ob Sie nun diese Art Übung als Kunstform oder spirituelle Praktik akzeptieren oder nicht, Sie werden trotzdem großen Nutzen daraus ziehen. Ich gebe Ihnen hier einen kurzen Einblick.

Wenn Sie die Minuten vor dem angenehmen Sättigungsgefühl erkennen und sofort aufhören zu essen, sind die Verdauungsfunktionen in ihrer Höchstform und vermutlich besser, als Sie das je für möglich gehalten haben. Gleichzeitig verstärken sich die Gefühle von Stärke, Energie und Wohlbefinden nach der Mahlzeit immer weiter. (Sie fallen nicht ab, wie das viele von uns unter gewöhnlichen, weniger bewussten Essensbedingungen erlebt haben.)

Da Ihr Körper nicht durch eine gewaltige Verdauungsleistung überbeansprucht wird, wie das bei den meisten Ihrer Mahlzeiten notwendig ist, kann er die aufgenommenen funktionellen Komponenten aus der Nahrung entnehmen und sie sofort zum Wiederaufbau von geschädigten Geweben, zur Wiederherstellung einer schwachen Verdauungsleistung, zur Selbstheilung von langfristigen und kurzfristigen Krankheiten und zum Unterhalt lebenswichtiger chemischer Prozesse wie der Produktion von Energie, Hormonen und Enzymen, um nur einige zu nennen, einsetzen.

Bewusst aufzuhören, bevor man satt ist, bedeutet auch eine praktische, gute Nachrichten für Reisende, Menschen, die viel essen, solche, die nicht so optimal essen, wie sie möchten, und für uns alle, wenn wir während des Urlaubs alle möglichen Feste feiern. Wenn Sie auf die besagten Minuten achten, steht eine vermehrte Verdauungskraft zur Verfügung, selbst wenn man etwas isst, das alles andere als gesund ist. (Glauben Sie mir, ich habe mich dieser „Kraft" bedient, um alle möglichen Nahrungsmittel unter den verschiedensten, wenig schmeichelhaften Umständen zu genießen und leicht zu verdauen).

Aufhören, bevor man satt ist – eine Perspektive für Fortgeschrittene
Die beste Lehrerin, die ich in Bezug auf die Heilkunst jemals hatte, betonte ganz besonders, dass der Körper sein Selbstheilungspotenzial und die Bildung von chemischen Stoffen, die der Transformation dienen, noch steigern kann, wenn man sich ganz einfach angewöhnt, nach 17.30 Uhr absolut nichts mehr zu essen; Wasser und ein wenig frischer Saft sind erlaubt. Sie lehrte uns, dass der Körper dann die Signale für eine erhöhte Produktion von endokrinen „Substanzen" und Hormonen empfangen und mit vermehrter Ausdauer, Regeneration, Heilung und Kreativität darauf reagieren würde.

Gemäß den Anweisungen meiner Lehrerin frühstücke ich regelmäßig, nehme dann ein Mittagessen ein und vielleicht ein frühes, leichteres Abendessen, da ich mir antrainiert habe, nach 17.30 Uhr nichts mehr zu essen. Später entwickelte sich das zur Einnahme eines nahrhaften und herzhaften Brunch gegen 10 Uhr vormittags und einer weiteren gehaltvollen Mahlzeit gegen 16 Uhr. Zwischendurch gibt es vielleicht einen Imbiss um 13 Uhr oder ein wenig Saft gegen 19 Uhr. Diesem Plan, zwei Hauptmahlzeiten und ein Imbiss, gab ich im Laufe der Zeit den Vorzug; er bildete die Basis für einen größeren Prozess, den ich „bewusstes Wenigeressen" (*conscious under-eating*) nannte.

Im Laufe der Jahre habe ich von anderen Heilern, Mystikern, Yogis und Wissenschaftlern erfahren, die sich mit diesem Phänomen beschäftigt haben oder die Vorteile der Nahrungskarenz nach dem späten Nachmittag oder frühen Abend erforschten. Das Magazin *Time* brachte am 25.11.1996 einen Artikel von Jeffrey Kluger, in dem er über die allerneuesten Forschungsergebnisse aus der ganzen Welt zum Thema Lebenserwartung und Altern berichtete. Es wurden viele bahnbrechende Ergebnisse erörtert, nicht zuletzt, dass das Wenigeressen die Lebenszeit von Ratten um ein Drittel erhöhen konnte. Für Menschen würde das weitere dreißig Jahre bedeuten! Wer sich ernsthaft mit dem Nimm-10-System beschäftigt, ist bereits auf der richtigen Spur. Die hohe Kunst des bewussten Aufhörens, bevor man satt ist, führt wesentlich weiter als die bloße Kalorienbeschränkung. („Kalorienbeschränkung" hört sich eher nach einer üblichen „Spezialdiät" an, finden Sie nicht?) Dennoch, die Aussicht auf weitere dreißig Jahre in strahlender Gesundheit ist ein hübscher Nebeneffekt, den man in Betracht ziehen sollte; er könnte uns anspornen, uns mit der Idee des bewussten Aufhörens vor der Sättigung ernsthaft auseinander zu setzen.

Noch eine Randbemerkung zum Thema: Eine österreichische Freundin schrieb mir von den Arbeiten von Dr. Johannes Huber aus Wien. Huber ist sowohl Theologe und ehemaliger Mitarbeiter von Kardinal König als auch Gynäkologe und Hormonspezialist. Er hat viel über Melatonin geforscht, ein Hormon, das wegen seiner Rolle im Schlaf-Wach-Zyklus, bei der Zeitverschiebung auf Fernreisen, als Substanz zur Funktionsverbesserung des Immunsystems und wegen seiner Wirkungen gegen das Altern in letzter Zeit große internationale Bekanntheit erlangt hat. Da ich über die Kommunikation mit Freunden oft Anhaltspunkte oder Bestätigungen für meine eigenen Forschungen erhalte, fand ich ihren Brief faszinierend. Sie schrieb:

„Dr. Huber ist ein großer Arzt, der keine unnötigen Medikamente verschreibt, noch solche Operationen anordnet, und er führt offenbar ein spirituelles Leben. Er sagt, es gebe keinen Grund dafür, Melatoninpillen zu nehmen, denn es gibt eine Möglichkeit, Melatonin auf natürlichem Wege zu produzieren: Wenn du auf dein Abendessen verzichtest, verlängerst du dein Leben, denn wenn man abends nichts isst, wird zusätzlich Melatonin produziert. Trinke nur Säfte oder Kräutertees am Abend. Melatonin erhöht dein Wohlbefinden und stärkt das Immunsystem. Leider gilt es als ungesellig, abends nichts zu essen, denn dann kommen die Menschen zu einer ausführlichen Mahlzeit zusammen. Ich behalte das im Kopf und wann immer sich eine Gelegenheit bietet, eine Abendmahlzeit auszulassen (oder nur einen Apfel zu essen), so mache ich das gerne."

*

Der Rahmen für den Rest des Buches ist nun abgesteckt. Die bisherigen einführenden Kapitel stellen Ihr „Trainingshandbuch" dar. Sehen Sie so oft nach, wie Sie wollen. Mit den Angaben zu den Nährstoffen und den Leitlinien können Sie sich nun auf eine Reise mit zehn Haltepunkten begeben, die vergnüglich, interessant und höchst abenteuerlich ist: Wir besuchen die zehn bemerkenswerten Planeten des Nimm-10-Sonnensystems ...

Gedämpfter Brokkoli mit Knoblauch

Zutaten:
200 g Brokkoli-Röschen
50 g Brokkoli-Stiele in Scheiben
200 g Lauch in Scheiben (das Weiße und das zarte Grüne)
1 fein gehackte Knoblauchzehe

Die Brokkoli-Stiele dämpfen. Wenn sie weich zu werden beginnen, die Röschen, den Lauch und den gehackten Knoblauch zugeben.
Dämpfen, bis alles leicht weich ist.
Nach Belieben hinzufügen: geschmolzene Butter oder Olivenöl und/oder Zitronensaft und/oder Sojasauce.

Rezept mit freundlicher Genehmigung aus: Carol Nostrand, Junk Food To Real Food, S. 218.

Funktionelle Komponenten

100 g frischer, roher Brokkoli enthalten:

Kalorien	28,0
Protein	2,98 g
Fett	0,35 g
Kohlenhydrate	5,24 g
Fasern	1,11 g
Cholesterin	0
Calcium	44,0 mg
Phosphor	66,0 mg
Magnesium	25,0 mg
Kalium	325,0 mg
Natrium	27,0 mg
Eisen	0,88 mg
Kupfer	0,045 mg
Mangan	0,229 mg
Zink	0,40 mg
Selen (s. u., *)	vorhanden
Chrom (s. u., **)	11,0 mcg
Vitamin A	1.900,0 mg
Vitamin C	93,2 mg
Vitamin B_1 (Thiamin)	0,065 mg
Vitamin B_2 (Riboflavin)	0,119 mg
Vitamin B_3 (Niacin)	0,638 mg
Vitamin B_6	0,2 mg
Folsäure	71,0 mcg
Vitamin B_{12}	0
Pantothensäure (Vitamin B_5)	0,535 mg
Vitamin E	0
Biotin	0

In Brokkoli in besonderem Maße vorhandene pflanzliche Wirkstoffe und Antioxidantien: Karotinoide (Vitamin A), Vitamin C, Zink, Indole, Chlorophyll, Phytosterole, Sulforaphan, Selen, Lutein.

Quellen:
1. Santillo, *Intuitive Eating*
2. *Harvard Health Letter* vom April 1995, S. 10 (siehe oben, *)
3. Carper, *Food Your Miracle Medicine* (siehe oben, **)
4. Margen, *The Wellness Encyclopedia of Food and Nutrition*

1

Brokkoli

Was Brokkoli so wertvoll macht

Brokkoli ist ein ganz besonderes Gemüse. Er ist nicht nur leicht selbst anzubauen, er kann sogar ganz wunderbar Krankheiten verhüten und die Gesundheit wieder herstellen. Brokkoli gehört zu den Kreuzblütlern unter den Kohlsorten. Andere Beispiele für Kreuzblütler sind Rotkohl, Weißkohl, Grünkohl, Mangold, Blumenkohl, Senf, Kohlrübe, Steckrübe und Rettich. Alle diese zur Familie der Kreuzblütler gehörigen Gemüse sind vielfach aus denselben Gründen etwas Besonderes wie Brokkoli; so kann alles, was ich über den Brokkoli schreibe, mit etwas Flexibilität auch auf diese anderen Gemüse angewendet werden.

In der einen oder anderen Form gibt es Gemüse aus der Familie der Kreuzblütler überall auf der Welt. Für dieses Kapitel habe ich den Brokkoli ausgewählt; zum Teil deswegen, weil er zu meinen persönlichen Lieblingsgemüsen aus dieser Gruppe gehört, und auch, weil er gut erforscht ist und in der Presse auf Grund seiner Vorzüge für die Gesundheit schon lobend erwähnt wurde.

In aller Munde: die Indole

Indole sind eine Gruppe pflanzlicher Wirkstoffe. Brokkoli enthält eine Menge davon, möglicherweise mehr als alle anderen Gemüse.

Man hat jetzt herausgefunden, dass Indole sehr spezifisch und geschickt als vorbeugende Substanzen gegen Krebs wirken. Manche Carcinogene müssen dadurch aktiviert werden, dass sie an ein bestimmtes Enzym im Körper andocken. Bestimmte Indole konkurrieren mit den Carcinogenen um den „Parkplatz" am Enzym und docken an, bevor diese dort sind. Dadurch wird die Aktivierung der Enzyme blockiert. Ohne die entsprechenden Bindestellen an den entsprechenden chemischen Substanzen im Körper können die Carcinogene die Körperzellen nicht schädigen. Ein wichtiges Beispiel sind spezifische Indole, von denen man weiß, dass sie den Typ von Östrogen neutralisieren und abtransportieren helfen, der die Bildung von Brustkrebs fördert.

Auf Grund der Indole und anderer funktioneller Komponenten im Brokkoli steht er unangefochten ganz oben auf der Liste der Nahrungsmittel, die Krankheiten verhindern können. Phyllis und James Balch berichten in ihrem Buch *Prescription for Cooking* (zu Deutsch etwa: „Kochen auf Rezept"), dass der Verzehr von Brokkoli „das Krebsrisiko, vor allem von Darm-, Speiseröhren-, Kehlkopf-, Lungen-, Prostata-, Mundhöhlen-, Rachenhöhlen- und Magenkrebs, vermindert".

Um den größten Nutzen aus den Indolen der Kreuzblütler zu ziehen, muss man sie roh oder leicht gekocht essen. Durch starkes Kochen werden sie eher zerstört.

Obwohl die Forschungen in Bezug auf pflanzliche Wirkstoffe – wie die im Brokkoli zum Beispiel – vor allen Dingen den günstigen Einfluss auf das Krebsgeschehen als hervorstechendes Merkmal anführen, bringt der günstige Einfluss auf *alle* Krankheiten meiner Meinung nach die Sache mehr auf den Punkt. Wie gut Sie Krankheiten egal welcher Art abwehren können, das steht und fällt mit der Gesundheit Ihres Immunsystems, wie Sie wissen. Und nun raten Sie mal: Hunderte von pflanzlichen Wirkstoffen, einschließlich der eben beschriebenen Indole, unterstützen das Immunsystem auf so unterschiedliche und vielfältige Art und Weise, dass wir es uns gar nicht vorstellen können (obwohl ich sicher bin, dass die Wissenschaftler es weiter versuchen werden). Und ich habe herausgefunden: Alles, was das Immunsystem so stärkt, dass es derartig dramatische Krankheiten wie Krebs verhindern hilft, wirkt auch gegen die „einfacheren" Unpässlichkeiten, die unsere Gesundheit angreifen, wie chronische Infektionen, Müdigkeit und Allergien.

Sulforaphan, ein weiterer Pflanzenwirkstoff, der in außergewöhnlich hoher Konzentration im Brokkoli vorkommt, ist in der Krebs- und Krankheitsvorsorge bei Tieren wirksam. Sharon Begley berichtete in ihrem Artikel *Beyond Vitamins* in der *Newsweek* vom April 1994 über Pflanzenwirkstoffe, dass mit Hilfe von Sulforaphan Brustkrebs bei Labortieren verhindert wurde. Und Forscher am Medizinischen Institut der *Johns Hopkins University* beobachteten eine schlagartige Zunahme der Synthese von Antikrebsenzymen, wenn sie menschlichen Zellen *in vitro* Sulforaphan hinzufügten. Ich bin auch davon überzeugt, dass Sulforaphan in der Prävention von Krankheiten beim Menschen eine wichtige Rolle spielt. Wir brauchen mehr Forschung ohne Ratten (ohne Tierversuche), finden Sie nicht auch?

Antioxidantien im Überfluss

Brokkoli enthält so viele Antioxidantien, dass ich hier nur einige wenige erwähnen kann; ich hoffe, dass ich Ihnen den Mund wässrig machen kann für die vielen Möglichkeiten dieses wunderbaren Gemüses. Betakarotin (Vitamin A), Vitamin C, Selen, Zink, Lutein, Folsäure und Phytosterole gehören zu den in Brokkoli enthaltenen Antioxidantien. Einige davon werden in anderen Kapiteln (Mandeln, Spinat, Naturreis und Karotten) ausführlicher besprochen. Brokkoli enthält zum Beispiel zwar schon eine ganze Menge Betakarotin, aber Karotten enthalten mehr davon, und im Spinat sind höhere Mengen von Lutein und Folsäure. Gemüse aus der Familie der Kreuzblütler enthalten zwar Selen, aber in Vollgetreide wie Naturreis oder in Meeresgemüse wie der Speise-Rotalge sind die Mengen größer.

Diese hochwirksamen Antioxidantien schützen unsere Zellen vor Schäden durch alle möglichen Angreifer, einschließlich Tabakrauch, Allergene, Schadstoffe, pathogene und carcinogene Substanzen. Die im Brokkoli und allen Gemüsen aus der Familie der

Kreuzblütler vorhandenen Phytosterole wetteifern mit dem Nahrungscholesterin um die Aufnahme im Darm. Der Darm wählt die Phytosterole, wodurch die Aufnahme des ungesunden Cholesterins blockiert wird. Dadurch wird das Risiko von Herzkrankheiten begrenzt. (Mehr über Phytosterole im Kapitel über Naturreis.) Eine Portion Brokkoli (oder von einem anderen Gemüse aus der Familie der Kreuzblütler) mehrmals in der Woche schafft gute Grundlagen.

Hoher Mineralgehalt

Brokkoli ist eine ausgezeichnete Quelle für bestimmte Mineralien und Spurenelemente. Er enthält zum Beispiel Chrom, das im Ausgleich von Schwankungen des Blutzuckers nahezu konkurrenzlos ist, als bedeutendes Spurenelement. Ich habe selbst festgestellt, wie wertvoll Chrom bei Blutzuckerschwankungen ist. Jean Carper erwähnt in ihrem Buch (S. 422) den Nutzen von Chrom bei der Behandlung von Diabetes und einem niedrigen Blutzuckerspiegel (Hypoglykämie) sowie bei der Absenkung des Bedarfs an Insulin und/oder anderen Medikamenten. Sie zitiert Dr. Richard A. Anderson vom amerikanischen Landwirtschaftsministerium mit den Worten: „Welches Problem mit Blutzucker auch besteht, Chrom trägt dazu bei, es zu normalisieren."

Dr. Anderson gehört zu den zahlreichen Ärzten, Wissenschaftlern und Gesundheitsforschern, die von einem nahezu epidemischen Chrommangel in der Bevölkerung sprechen. Dieses Defizit ist deutlich an allen Arten von Blutzuckerproblemen beteiligt. Wenn allerdings das fehlende Chrom im Körper wieder ersetzt wird, vermindern sich häufig die Probleme mit dem Blutzucker oder verschwinden überhaupt. Ich selbst habe das mehrere Male beobachtet.

Etwa 90 Prozent der Amerikaner haben einen Chrommangel, was zweifelsohne darauf hinweist, dass sowohl unsere Böden ausgelaugt als auch unsere Ernährungsgewohnheiten mangelhaft sind. Biologisch angebauter Brokkoli kann uns mit einer ordentlichen täglichen Dosis dieses lebenswichtigen Minerals versorgen. Rund 200 Gramm Brokkoli könnten uns 22 der etwa 200 mcg Chrom liefern, die wir, wie einige Forscher meinen, zur Erhaltung unserer Gesundheit brauchen. Speise-Rotalge, andere Meeresgemüse, Gerste und andere Vollgetreide sowie Nüsse sind ebenfalls gute Chromquellen, wobei Brokkoli einen Spitzenplatz einnimmt.

Meiner Meinung nach ist Chrom in Nahrungsmitteln am besten wirksam; essen Sie daher so viele chromreiche Nahrungsmittel, wie Sie wollen. Außer Brokkoli sind auch Vollgetreide (insbesondere Vollweizen), Äpfel, Mais, Gurken, Zwiebeln, Pflaumen, Pilze und Trockenbohnen hervorragende Chromquellen. Die meisten Nahrungsmittel aus dem Nimm-10-System enthalten ebenfalls bedeutende Mengen Chrom, insbesondere wenn sie biologisch angebaut wurden. Außer Spurenelementen wie Chrom und Selen liefert Brokkoli auch verwertbare Mengen wichtiger Mineralien wie zum Beispiel Calcium, Phosphor, Magnesium und Kalium. (Feigen enthalten mehr von diesen wichtigen Mineralien, die Speise-Rotalge dafür mehr Spurenelemente. Aber wir können doch diese unverzichtbaren Stoffe nicht nur dadurch aufnehmen, dass wir den ganzen Tag ausschließlich Feigen und Speise-Rotalge essen, oder?) Alle Gemüse enthalten diese Mineralien in unterschiedlichen Mengen. Wenn wir Nahrungsmittel zu uns nehmen, die, wie Brokkoli, viele dieser wichtigen Mineralien enthalten, so halten wir unseren Blutdruck erwiesenermaßen auf einer gesunden Höhe, schützen uns vor Schlaganfällen, sorgen für kräftigen Knochenbau, beruhigen die Nerven und halten die komplexe Chemie der Körperzellen im Allgemeinen optimal in Gang – für eine optimale Gesundheit.

200 Gramm Brokkoli enthalten circa 85 mg Calcium, 132 mg Phosphor, 50 mg Magnesium und 650 mg Kalium. Wenn Sie bedenken, dass jeder, der täglich zusätzlich 400 mg Kalium zu sich nimmt, sein Schlaganfallrisiko um 40 Prozent vermindert, haben Sie mit rund 200 Gramm Brokkoli oder anderem Gemüse aus der Familie der Kreuzblütler (mehrmals pro Woche) sicherlich eine schmackhafte Versicherung. (Ich glaube schon, dass „Versicherung" im Zusammenhang mit frischen, vollwertigen Nahrungsmitteln und ihrer Rolle, Sie optimal gesund erhalten zu helfen, das richtige Wort ist.)

Einkaufs- und andere Tipps zu Brokkoli

Wenn Sie in Ihrem Gemüseladen einen Brokkolistängel hochheben und er biegt sich in Ihrer Hand wie Gummi, dann sollten Sie ihn nicht kaufen. Der Brokkoli, den Sie haben wollen, ist überall leuchtend grün (oder grün mit lila Röschen, wenn es lila Brokkoli ist), mit einer dichten Krone, die keine gelben Stellen zeigt, und die Stiele sind schlank und so knackig, dass sie brechen, wenn man sie biegt. Wenn Sie schlanke (und daher zarte) Stiele finden, ist das ein großes Plus.

Dickere, härtere Stiele deuten auf ein höheres Alter. In den Brokkolistielen sind hohe Konzentrationen von Nährstoffen (oft höher als in den Köpfen). Wenn Sie aber von einem älteren Brokkolistiel das harte Äußere abschälen müssen, damit Sie ihn essen können, schälen Sie auch eine Menge dieser Nährstoffe ab.

Oft sind auch noch Blätter am Brokkoli, und wenn wir es nicht besser wissen, entfernen wir sie und werfen sie weg. Diese Blätter sind ausgesprochen genießbar und können, wie die zarten Stängel, mehr Nährstoffe enthalten, als die Köpfe, denen kulinarisch gesehen die ganze Aufmerksamkeit gilt. Schneiden Sie also die Blätter in Suppen oder in Salate oder geben Sie sie zu den Grüngemüsen, die Sie vielleicht sowieso gerade dämpfen wollen.

Gehören Sie auch zu den Köchen und Köchinnen, die sich fragen, wohin die strahlend grüne Farbe beim Kochen von Brokkoli verschwindet? Ich werde das Rätsel hier und jetzt für Sie lösen: Sie verkochen sie. Tun Sie das nicht mehr. Mit dem Verkochen werden viele der besten Eigenschaften des Brokkoli zerstört – das Chlorophyll zum Beispiel, der Pflanzenwirkstoff, dem der Brokkoli seine grüne Farbe verdankt. Brokkoli sollte leicht und schnell gegart und weder in Wasser ertränkt noch in Öl gekocht werden. Ihr Ziel ist eine leuchtend grüne Farbe und eine Konsistenz, die knackig, aber gerade zart genug ist, dass man durchbeißen kann. Dämpfen oder leichtes Kochen unter Rühren ist hier richtig.

Unterschätzen Sie rohe, frische, zarte, junge Brokkoliröschen mit schlanken Stielen nicht. Mit einer köstlichen Sauce zum Dippen passt roher Brokkoli zu Mahlzeiten für Jung und Alt gleichermaßen. Manche ziehen die gekochten Variationen vor. Wenn leicht gekochter Brokkoli auch ein wertvoller Nährstoffbeitrag zu jeder Mahlzeit ist, so enthält der rohe Brokkoli doch die höchsten Konzentrationen an funktionellen Komponenten.

Wenn Sie zu den Menschen gehören, denen alle Kohlsorten einschließlich Brokkoli ein wenig schwer verdaulich sind, Blähungen verursachen oder im Geruch unangenehm sind, dann probieren Sie doch noch ein paar Dinge aus, bevor Sie diese „Goldmine" an Nährstoffen aufgeben. Das Problem kann einfach sein, dass Sie Ihren Brokkoli verkochen. Die *Wellness Encyclopedia ...* von S. Margen erklärt (S. 67):

„Das Erhitzen von Brokkoli (oder anderer Gemüse aus der Familie der Kreuzblütler) führt zu einer Aufspaltung der chemischen Substanzen im Gemüse und zur Freisetzung verschiedener stark riechender Schwefelverbindungen, einschließlich Ammoniak und Schwefelwasserstoff (verantwortlich für einen Geruch wie den verdorbener Eier). Mit dem Kochen von Brokkoli werden mehr dieser Verbindungen freigesetzt, die Gerüche werden eher stärker als schwächer. Einige der Verbindungen reagieren sogar mit dem Chlorophyll; der Brokkoli wird umso bräunlicher, je länger er kocht. Daher ist es am besten, Brokkoli schnell mit wenig Wasser zu kochen, um diese chemischen Reaktionen gering zu halten (und möglichst viele der Nährstoffe zu erhalten)."

Einige der beim Kochen freigesetzten Verbindungen können auch die Verdaulichkeit negativ beeinflussen. Manchen Menschen erscheint roher Brokkoli leichter verdaulich als gekochter, anderen geht es umgekehrt. In den Untersuchungsberichten habe ich weder für die eine noch für die andere Anschauung eine Bestätigung gefunden. Man sollte mit rohem und gekochtem Brokkoli (und anderen Gemüsen aus der Familie der Kreuzblütler) selbst experimentieren. Versuchen Sie es auf beide Arten und finden Sie heraus, welche für Sie besser ist.

Wer mit der Verdauung Probleme hat, kann auch ein Verdauungsenzym, das insbesondere für die Verdauung von Bohnen geeignet ist, zu jeder Brokkolimahlzeit einnehmen. Bohnen und kohlartige Gemüse durchlaufen beim Kochen viele gleiche chemische Reaktionen. Daher sind die Verdauungshilfen dafür ähnlich. Wenn Sie gerade damit anfangen, mehr Rohkost zu essen, werden Sie mit diesen Tricks den vollen Nährstoffgehalt aus allen Arten von Nahrungsmitteln erhalten und nutzen können. Wenn Sie regelmäßig vollwertige Nahrungsmittel zu sich nehmen, werden Sie wahrscheinlich so gesund und Ihre Verdauungsleistung wird so viel besser, dass Sie die Verdauungsenzyme vielleicht nur noch bei besonderen Gelegenheiten brauchen.

Gesunde Ergänzungen, Alternativen und Tipps für Reisende

Alle Gemüse aus der Familie der Kreuzblütler (Kohlsorten) sind eine gute Alternative zu Brokkoli; Beispiele sind Grünkohl, Blumenkohl und Mangold. Nehmen Sie zusätzlich auch jedes frische Gemüse, das Ihnen schmeckt, besonders die, die jeweils Saison haben und in Ihrer Gegend vorkommen.

Wer die gesundheitlichen Vorteile lebendiger Nahrung nicht missen möchte, dies aber mit seinem Lebensstil nur schwer vereinbar findet, kann „High-Tech-Nahrungsergänzungen" kaufen, die aus lebendiger Nahrung hergestellt sind. Zwei der besten, die ich gefunden habe, sind:

1. Phyt-Aloe – ein biologisches, rohes, schnell getrocknetes Vollwertkonzentrat, das die Pflanzenwirkstoffe und Nährstoffäquivalente von knapp 240 g frisch gepresstem Pflanzensaft (in einer Kapsel) aus neun verschiedenen Gemüsen (einschließlich Brokkoli) und drei verschiedenen Früchten enthält. Dieses Energieprodukt bewahrt über 90 Prozent der Pflanzenwirkstoffe und über 80 Prozent der Vitamine, Mineralien, pflanzlichen Verdauungsenzyme und löslichen Fasern der ursprünglichen Früchte und Gemüse.

2. Weizengras und Gerstengras in Tablettenform; biologisch, roh und gefriergetrocknet, mit einer vom Nährwert her bedeutenden Menge Chlorophyll und den funktionellen Komponenten aus Weizen und Gerste. (Diese und andere Nahrungsergänzun-

gen sind am ehesten in Reformhäusern oder Naturkostläden erhältlich.)

Gefrorener Brokkoli hat immer noch einen hohen Nährwert und kann genommen werden, wenn kein frischer zur Verfügung steht. Korrekt dehydrierte Gemüse sind eine ausgezeichnete Zugabe zu frischen Gemüsen. Sie sind nahrhaft, wiegen aber nicht viel und sind somit für Wanderer und andere Reisende sehr gut geeignet.

Reisende werden es im Allgemeinen schätzen, dass einige Kohlsorten fast überall auf der Welt angebaut werden. Befinden Sie sich in einem Teil der Welt, wo man Brokkoli nicht kennt, gehen Sie über einen Markt und suchen Sie nach einem Gemüse, das Ähnlichkeit mit irgendeiner der Kohlsorten hat. Es könnte Sie an Grünkohl, Blumenkohl oder Mangold erinnern. Ein einheimischer Ersatz für Brokkoli dient Ihrer Gesundheit sehr, wenn Sie unterwegs sind.

Überleben mit Kompromissen in Ausnahmesituationen

Tiefkühlkost, die „frischen" Brokkoli enthält, ist gut, wenn es schnell gehen soll. Meiden Sie nicht nur Brokkoli, sondern möglichst alle Gemüse in Konserven, da der Herstellungsprozess den Nährstoffen sehr zusetzt. Brokkoli in Konserven ist aber nicht ganz ohne Nährstoffe; es gibt also keinen Grund zu hungern, wenn Sie außer Dosen nichts anderes bekommen.

Da Brokkoli überall zu haben ist, steht er in nahezu jedem Restaurant als Zutat für Salate, Suppen oder als Tagesgemüse auf der Speisekarte. Wenn er auch manchmal nicht extra aufgeführt ist, hat die Küche ihn vorrätig und wird ihn Ihnen auf höfliche Anfrage gerne frisch gedämpft servieren.

Was Kinder gerne mögen

Wer mit der Zubereitung von Nahrungsmitteln zu tun hat, ist oft überrascht, dass Kinder rohen Brokkoli lieber mögen als gekochten – insbesondere, wenn der Brokkoli frisch und jung ist.

Machen Sie eine schmackhafte Sauce zum Dippen, umlegen Sie sie mit kleinen Brokkoliröschen und sehen Sie, wie alles weggeputzt wird. Naturjoghurt mit lebenden Kulturen, vermischt mit ein wenig Honig, ist ein köstlicher Dipp, auf den sich Kinder begeistert stürzen. (Geben Sie aber nicht mehr als einen Klecks Honig in den Joghurt und machen Sie die Brokkolistücke nicht zu groß). Mundgerecht sind sie meist am beliebtesten.

Gedämpft mögen ihn Kinder auch oft gerne, vor allem, wenn er allein und nicht mit einer Unmenge anderer Gemüse gemischt auf den Tisch kommt. Geben Sie Ihren Kindern eine Chance!

Curry-Tofu mit Brokkoli

Zutaten:
1 kleiner Brokkoli
1–2 EL Olivenöl
300 g geschnittene Pilze
$1/2$ Pfund fester, in Würfel geschnittener Tofu
1 kleine Dose Tomatensaft (etwa 55 ml)
$1\,1/2$ EL Currypulver
2 TL Kümmel

Brokkoli in mundgerechte Stücke schneiden. (Stängel schälen und in Scheiben schneiden, Kopf in Röschen zerteilen.)
Sautieren Sie in einer großen Bratpfanne die Pilze mit Olivenöl, bis sie leicht braun sind. Alle anderen Zutaten außer Brokkoli zugeben. Auf sehr kleiner Hitze etwa 1 Stunde lang zudeckt köcheln, gelegentlich umrühren. (Haben Sie keine Zeit für das lange, langsame Erhitzen, kochen Sie so lange, bis der Tofu das Aroma aufgenommen hat.)
Brokkoli zugeben und eine weitere halbe Stunde köcheln. (Hier können Sie wieder die Kochzeit abkürzen – und den Nährwert erhöhen –, wenn Sie den Brokkoli 10 Minuten dämpfen und dann zugeben.)
Mit Reis servieren. Fettarmer Naturjoghurt eignet sich als Zugabe.

Rezept mit freundlicher Genehmigung von Carol Ann Nostrand Johns, Juni 1996 (bisher unveröffentlicht).

Herzhafte Muffins aus Feigen und Haferkleie

Zutaten:
300 g Getreideflocken mit Kleie
100 g Apfelsaft
1 Ei
100 g fettarme Milch
etwa 170 g Apfelsaftkonzentrat
3 EL Olivenöl
1 große, zerdrückte Banane
150 g fein gehackte Feigen
2 EL Honig
300 g Hafer- oder Weizenvollkornmehl
100 g Hafergrütze (Rollhafer)
1 TL Zimt
1 $\frac{1}{2}$ TL Natriumbicarbonat
1 TL Backpulver

Mischen Sie Ihre Lieblingsflocken in einer großen Schüssel mit dem Apfelsaft. Die Flocken sollen gleichmäßig angefeuchtet sein. Ei, Milch, Apfelsaftkonzentrat, Öl, Banane, Feigen und Honig zugeben. Gut mischen. In einer kleinen Schüssel Mehl, Hafergrütze, Zimt, Natriumbicarbonat und Backpulver mischen. Zu der Kleiemischung geben und alles gut vermengen. Ein Muffinblech mit Papier auslegen. Den Teig mit einem Löffel in die mit Papier ausgelegten Muffinformen geben. Bei etwa 180 Grad 20 Minuten backen oder bis sie durch sind. Ergibt 12 Muffins.
(Beachten Sie auch das Rezept für Hühnchen und Feigen auf mediterrane Art im letzten Kapitel.)

Rezept mit freundlicher Genehmigung von: *California Fig Advisory Board*

Funktionelle Komponenten

100 g getrocknete Feigen enthalten:

Kalorien	282,0
Protein	3,05 g
Fett	0,5 g
Kohlenhydrate	65,35 g
Fasern (einschließlich löslichen)	12,0 g
Cholesterin	0
Calcium	144,0 mg
Phosphor	68,0 mg
Magnesium	59,0 mg
Kalium	712,0 mg
Natrium	11,0 mg
Eisen	3,05 mg
Kupfer	0,313 mg
Mangan	0,338 mg
Zink	0,51 mg
Selen	vorhanden
Chrom	30,0 mcg
Vitamin A	133,0 mg
Vitamin C	0,8 mg
Vitamin B_1 (Thiamin)	0,071 mg
Vitamin B_2 (Riboflavin)	0,088 mg
Vitamin B_3 (Niacin)	0,694 mg
Vitamin B_6	0,224 mg
Folsäure	7,5 mcg
Vitamin B_{12}	0
Pantothensäure (Vitamin B_5)	0,435 mg
Vitamin E	0
Biotin	vorhanden

In Feigen in besonderem Maße vorhandene Pflanzenwirkstoffe und Antioxidantien: Zink, Vitamin A, Ficin, Benzaldehyd, Psoralene.

Als Portion bezeichne ich: ca. 100 g oder 6 bis 9 getrocknete, rohe Feigen.

Quellen:
1. Santillo, *Intuitive Eating*
2. *California Fig Advisory Board*

2

Feigen

Was Feigen so wertvoll macht

Feigen – die Frucht der Sonnenenergie! Zusätzlich zu den eindrucksvollen Informationen bezüglich der funktionellen Komponenten in den Feigen, mit denen sich dieses Kapitel beschäftigt, möchte ich auf einen wichtigen Faktor hinweisen, der wesentlich zur Energie der Feigen beiträgt (wenn auch meinerseits zugegebenermaßen etwas subjektiv) und der oft von konventionelleren Datenquellen unterbewertet wird. Dieser Faktor ist das Sonnenlicht. Sowohl unter Wissenschaftlern als auch unter Laien ist es eine wohl bekannte Tatsache, dass alles Leben in der Natur, einschließlich des menschlichen, existenziell von der Sonne abhängt. Wir alle haben dies zumindest intuitiv erlebt, wenn wir an einem sonnigen Tag hinausgingen, einen tiefen Atemzug nahmen, zufrieden seufzten und sagten: „Diese Sonne tut wirklich gut."

Dr. Johanna Budwig, die deutsche Physikerin, Medizinerin und Autorin, hat eingehend erforscht und darüber berichtet, warum die Energie des Sonnenlichts eine objektive Tatsache ist und warum Menschen buchstäblich Antennen für Sonnenlicht sind. Bei einem ihrer Vorträge (1972) betonte sie bei der Besprechung der Vorteile von Leinöl auch, dass „die Elektronen aus unseren Nahrungsmitteln als Resonanzsystem für Sonnenenergie fungieren. Von Nahrungsmitteln abstammende Elektronen sind wahre Nährstoffe. Sie ziehen die Photonen des Sonnenlichts mit ihrem elektromagnetischen Feld an." J. Budwig erklärte, dass Menschen und

Nahrungsmittel somit Speicher für die Leben spendenden Photonen des Sonnenlichts werden könnten.

Da ich selbst sehr intuitiv bin, habe ich festgestellt, dass Feigen eine wunderbare Quelle dieser Photonen anziehenden Elektronen sind, teilweise deshalb, weil Feigen das konzentrierte Zusammenspiel mit der Sonne in jedem Stadium ihrer Entwicklung brauchen. Feigen wachsen in der Sonne, reifen in der Sonne, werden in der Sonne getrocknet und sind selbst voller Sonne. Zwar gilt dies sicher auch für einige andere Trockenfrüchte, Rosinen zum Beispiel, doch wenn man zu den einzigartigen funktionellen Komponenten der Feigen auch noch das Sonnenlicht hinzufügt, verdienen sie einen Platz unter den zehn Unverzichtbaren..

Was Feigen alles sind und haben

- Feigen haben unter allen herkömmlichen Früchten, Nüssen oder Gemüsen den höchsten Anteil an Fasern (40 Prozent mehr als Rosinen).

- Feigen enthalten bis zu 1000 Prozent mehr Calcium als andere Früchte: 144 mg auf 100 g. (In der Tat enthalten Feigen mehr Calcium als Vollmilch.)

- Feigen enthalten über 50 Prozent mehr Kalium als Bananen (die man generell für die beste Quelle hielt).

- Feigen enthalten fast doppelt so viel pflanzliches Protein wie andere Trockenfrüchte und mehr als das Zehnfache der meisten frischen Früchte.

- Feigen haben einen hohen Gehalt an leicht verdaulichen natürlichen Zuckern, wie Glukose und Fruktose.

- Feigen enthalten insgesamt mehr Mineralien, einschließlich der Spurenelemente, als andere Früchte.

- Feigen enthalten einen natürlichen Feuchtigkeitsschutz und sind länger lagerbar; sie bleiben auch gebacken länger feucht.

- Feigen enthalten weniger Kalorien pro Gramm Faser als andere bekannte Früchte und sogar weniger als die meisten der hochgepriesenen Getreidekleien.
- Feigen haben je nach Größe nur 20 bis 40 Kalorien pro Stück.
- Feigen enthalten mehr Pektin als andere Früchte. Diese weiche, lösliche Faser unterstützt den Körper bei der Entfernung von toxischen Schlacken und senkt den Cholesterinspiegel.
- Feigen sind praktisch frei von Cholesterin, Fett und Natrium.

Lassen Sie mich einige dieser funktionellen, famosen, fabelhaften Fakten über Feigen ins Praktische übertragen. Fasern, lösliche und nicht lösliche, helfen erwiesenermaßen Darmkrebs zu verhindern. Fasern sorgen für Peristaltik und verhindern oder bessern dadurch Verstopfung, senken den Cholesterinspiegel und tragen somit zur Herzgesundheit bei. Sie helfen, Hämorrhoiden und Dickdarmpolypen zu verkleinern. (Polypen sind oft eine so genannte Präkanzerose.)

Kalium ist wichtig für die Funktion der Nerven, das Flüssigkeitsgleichgewicht, die Muskelkontraktion und den Herzrhythmus. Eine Ernährung, die ausreichende Mengen Kalium enthält, kann den Blutdruck senken und das Risiko eines Schlaganfalls mindern. Nach der Nimm-10-Methode wird die erforderliche Menge Kalium durch den täglichen Genuss von sechs Feigen oder 100 Gramm gekochtem Spinat oder zwei Karotten oder 50 Gramm Mandeln aufgenommen.

Die unterschiedlichen Zuckerarten in Feigen sind für aktive Menschen ein wirksamer Energiespender. Sie werden langsam umgesetzt und wirken verzögert, nicht wie bei dem schnell verbrauchten, kurzfristig Energie liefernden, gesundheitsschädlichen Syndrom, das von wertloser, zuckerhaltiger Fertignahrung ausgelöst wird. Alles in allem gibt es wirklich keinen Grund mehr, dem *Junk-Food*-Motto zu folgen, das da lautet: „Werde fett – fühl dich müde – ruiniere deine Gesundheit!".

Woher Feigen stammen

In den USA werden alle kommerziell angebauten Feigen, die als getrocknete Feigen auf den Markt kommen sollen, in Kalifornien, vorwiegend im San Joaquin Valley, angebaut. Das Klima hier ist dem trockenen Klima der Mittelmeeres, von wo wir die Feigen zuerst importierten, sehr ähnlich.

Als ich mich mit den Erntemethoden in Kalifornien beschäftigte, stellte ich erfreut fest, dass die Feigen mehrheitlich an den Bäumen voll ausreifen dürfen. Und wenn sie von den Bäumen fallen, ist Erntezeit! Wie Sie sich vielleicht aus der Einleitung erinnern, ist es bei der Beurteilung der Qualität frischer Nahrungsmittel ein wesentlicher Faktor, wenn sie vor der Ernte voll ausreifen können und dadurch die gesamte Palette an funktionellen Komponenten ausbilden. Viele davon treten erst in Erscheinung, wenn das Obst oder Gemüse bis zur Reife wachsen darf.

Die Feigenindustrie versuchte offensichtlich mehrere Male, Erntemaschinen ähnlich denen für andere Früchte (wie Pflaumen) zu entwickeln. Automatisiertes Ernten würde bedeuten, dass die Bäume von einer Maschine geschüttelt würden und dass sowohl reife als auch unreife Früchte in den Sammelbehälter fielen. Der Frucht würde dann mit unterschiedlichen Methoden zum Ausreifen gebracht. Durch solche Methoden könnten die Bauern den Zeitplan bestimmen, und die Feigenbauern wollten einen solchen Plan.

Zum Glück für uns wurde jedoch keine passende Methode für das automatische Ernten dieser zarthäutigen Feigen gefunden, die in den Sammelbehälter plumpsen und dabei zerstört würden. Man hat auch versucht, sie vorzeitig mit der Hand zu pflücken, um die Ernte zu beschleunigen, aber das war ebenfalls ein Fehlschlag. Schließlich mussten die Bauern akzeptieren, dass es am besten war, einfach die volle Reife der Feigen abzuwarten und sie teilweise sogar an den Bäumen trocknen zu lassen. Wenn Feigen teilweise getrocknet sind, ist ihre Haut etwas fester. Wenn sie ganz natürlich vom Baum fallen, ist dies das glückliche Ende ihres Wachstumszyklus und damit ein weiterer Grund dafür, warum Feigen so einzigartig unter den Früchten sind.

Feigen verdienen einen Preis für das, was man ihnen alles *nicht* angetan hat. Feigen werden kaum mit Pestiziden besprüht! Dies ist ein deutlicher Unterschied zu den meisten anderen Trockenfrüchten; Rosinen werden zum Beispiel von Anfang bis zum Ende ihres Produktionsprozesses massiv mit Pestiziden und Konservierungsstoffen behandelt, außer sie werden biologisch angebaut. Es hat sich gezeigt, dass das heiße und trockene Klima des San Joaquin Valley, wo die amerikanischen Feigen angebaut werden, den Feigen einen natürlichen Schutz vor Insekten bietet. Offensichtlich wäre die einzige Zeit, in der man Pestizide bräuchte, die nach einem Sommerregen (zwischen Juli und Oktober). Man müsste dann notwendigerweise sprühen, wenn die feuchten, klammen Früchte auf dem Boden zu fermentieren beginnen und mit ihrem Aroma Insekten anziehen, die dann die restlichen reifenden Früchte verderben können, wenn man sich nicht darum kümmert. Ein Regen während dieser Monate ist jedoch unüblich, er kommt etwa einmal in zehn Jahren vor. Ron Klamm, Manager des *California Fig Advisory Board* seit mehr als dreißig Jahren, sagte mir, dass seines Wissens kalifornische Feigenbauern nicht einmal eine Sprühvorrichtung hätten.

Außerdem brauchen Feigen nicht mit den giftigen Wachsen und Fungiziden, die man üblicherweise bei anderen Früchten anwendet, konserviert zu werden. Was Feigen, die zur Verwertung als Trockenfeigen angebaut werden, brauchen, ist ein Mittel gegen Schimmel, da sie einen hohen Feuchtigkeitsgehalt haben und Probleme mit Schimmel bekommen würden. Deshalb werden sie mit heißem Wasser gewaschen und danach mit Kaliumsorbat besprüht. Kaliumsorbat ist ein Konservierungsmittel, dessen Unbedenklichkeit bekannt ist und für das keine giftigen Konzentrationen gefunden wurden.

Der einzige andere Prozess, dem Feigen möglicherweise noch unterzogen werden, wenn sie für den Markt vorbereitet werden, ist das Schwefeln. Schwefelhaltige Konservierungsstoffe (Sulfite) werden meist in Form von Schwefeldioxid bei vielen hellfarbigen Trockenfrüchten wie Aprikosen, Bananen, Äpfeln oder Ananas angewendet, um ihre Farbe zu bewahren. Das Nahrungsmittel mag dann auf Grund der Behandlung schön aussehen, aber ein kluger

Verbraucher möchte keine Sulfite konsumieren. Diese Konservierungsstoffe können allergische Reaktionen hervorrufen, die manchmal extrem sein können; Asthmatiker sind besonders gefährdet. Aber ob wir eine unmittelbare Sensibilität feststellen oder nicht – Sulfite sammeln sich in unserem Körper und tragen zu späteren gesundheitlichen Beschwerden bei.

Seit die Hersteller die Verwendung von Konservierungsstoffen auf den Produktetiketten deklarieren müssen, müssen wir nur nach dem Wort „ungeschwefelt" Ausschau halten.

Die wundersamen Pflanzenwirkstoffe

Feigen enthalten wirtschaftlich bedeutsame Mengen an einigen äußerst wichtigen Enzymen und Pflanzenwirkstoffen. Ficin, ein in Feigen enthaltenes proteolytisches Enzym, spaltet pflanzliche oder tierische Proteine. Feigen eignen sich daher gut als Verdauungshilfe vor oder nach dem Essen. Tatsächlich basieren verschiedene Enzymprodukte für die Verdauung auf den Wirkstoffen der Feigen. Ficin gehört auch zu einer in Feigen enthaltenen Enzymkombination, die zusammen mit einem in Feigen enthaltenen Wirkstoff, den Psoralenen, für gute Ergebnisse bei Hautverletzungen, bei der Entfernung von abgestorbenem Hautgewebe (zum Beispiel als Rubbelcremes in der Kosmetik), in Fällen von Vitiligo (Weißfleckenkrankheit, Hautkrankheit mit Depigmentierung von Hautstellen) und möglicherweise bei der Erforschung von Impfstoffen sorgt.

Ich halte das in Feigen vorkommende Benzaldehyd für einen noch spannenderen Wirkstoff. Ursprünglich ist der Knüller daran, dass japanische und norwegische Forscher bereits 1985 Benzaldehyd mit positiven Ergebnissen bei der Prävention und Behandlung von Krebsgeschwüren eingesetzt haben.

Einkaufs- und andere Tipps zu Feigen

Bemühen Sie sich beim Einkaufen getrockneter Feigen, ungeschwefelte zu bekommen; die Gründe dafür habe ich weiter oben genannt. Wenn Sie nicht sicher sein können, wählen Sie auf alle Fälle dunkelhäutige Feigen, da diese keinen Schwefel brauchen, um ihre Farbe zu bewahren. Ob frisch oder getrocknet, Sie sollten nach Möglichkeit immer biologisch angebaute Feigen kaufen. Nicht biologisch angebaute, frische Feigen (oder anderes frisches Obst) können grundsätzlich „entgiftet" werden (mit meiner im Kapitel „Zehn unverzichtbare Leitlinien" beschriebenen Methode), aber bei frischen Feigen ist das etwas heikel, da sie so extrem zart und leicht verderblich sind und durch den Entgiftungsprozess Schaden nehmen können. Bei frischen Feigen ist es wahrscheinlich das Beste, wenn man sie unmittelbar vor dem Verzehr reinigt, damit sie nicht durch Druckstellen, die auch bei noch so vorsichtiger Behandlung vorkommen können, verdorben werden. Immerhin: Da Feigen während der Reifung und nach der Ernte so wenig mit Chemikalien bearbeitet werden, muss man sich hier weniger Sorgen machen als bei anderen Früchten.

Viele Verbraucher kaufen kein biologisch angebautes Obst, obwohl nichtbiologisch angebautes meist hochgradig mit gesundheitsschädlichen Chemikalien belastet ist. Darüber gibt es in dem Buch *The Safe Shopper's Bible* von Steinmann und Epstein gut dokumentiertes Material. Darin heißt es, wenn man nichtbiologisch angebautes Obst im normalen Laden kauft, sollte man Aprikosen, Bananen, Kokosnüsse, Zitrusfrüchte, getrocknete Pfirsiche (keine frischen), Pflaumen, Datteln und Wassermelonen nehmen, da sie das geringste Risiko darstellen. (In diesem Buch gibt es eine umfangreichere Liste von Nahrungsmitteln, die nur ein geringes Kontaminationsrisiko haben, sowie gut dokumentierte Einzelheiten über Schadstoffe in anderen frischen Nahrungsmitteln.) Die am meisten gekauften nichtbiologisch angebauten Obstsorten, Äpfel und Trauben zum Beispiel, sind meist mit sieben bis zehn bedenklichen Karzinogenen kontaminiert. Viele Kunden tun so, als seien die herkömmlichen Äpfel vom Regal einfach prima. Um das Risiko, das von den Schadstoffen ausgeht, zu vermindern, sollte man sich angewöhnen, frisches Obst und Gemüse vor dem Verzehr zu waschen und/oder zu entgiften. Ich weiß, dass ich mich diesbezüglich wiederhole, aber dieses Vorgehen ist sicher hilfreich.

Getrocknete Feigen schneidet man am einfachsten mit einer Schere. Wenn sie verklebt ist, spült man sie einfach mit heißem Wasser ab. Eine geöffnete Packung Feigen sollte zum Bewahren des ausgezeichneten Geschmacks im Kühlschrank gelagert werden.

Gesunde Ergänzungen, Alternativen und Tipps für Reisende

Alternativen mit einigen ähnlichen Eigenschaften, wie Feigen sie haben, sind ungeschwefelte Papaya, Ananas oder Mango, frisch oder getrocknet. Speziell diese drei Obstsorten können unterschiedliche, doch hochwirksame Verdauungsenzyme sowie bemerkenswerte funktionelle Komponenten enthalten. Die Papaya enthält beispielsweise das Protein spaltende Enzym Papain sowie das Enzym Carpain, das für das Herz wertvoll ist und Herzschmerzen lindern helfen kann.

Jedes biologisch angebaute Obst, ob frisch oder getrocknet und ungeschwefelt, kann als wertvolle Ergänzung zu Feigen im Rahmen einer gesunden Ernährung betrachtet werden. Fällt Ihre Wahl auf nichtbiologisch angebaute Ergänzungen und Alternativen, können Sie diese etwas verbessern, indem Sie mit den in Kapitel „Zehn unverzichtbare Leitlinien" beschriebenen Entgiftungs- und Reinigungsmethoden arbeiten.

Da Feigen, insbesondere die dunkelhäutigen, sehr wenige Schadstoffe enthalten, sind sie der perfekte Reiseproviant in Ländern mit modernen landwirtschaftlichen Methoden. Das einzige Risiko, von dem ich in Bezug auf Trockenfrüchte als Reiseproviant je gehört habe, besteht darin, dass die Methode der Trocknung in den Ländern der Dritten Welt, in denen hohe Konzentrationen von tierischem Dung in der Luft oder andere sanitäre Probleme in der Umwelt herrschen, zu einer Schadstoffkonzentration auf den Trockenfrüchten führen kann. Wenn ich in einer solchen Situation bin, kann ich Trockenfrüchte kaufen und sie dann in einer Desinfektionslösung, die ich im Kapitel „Zehn unverzichtbare Leitlinien" beschreibe, einweichen.

Wenn Sie unterwegs sind (nur ins Büro oder rund um die Welt) und kein biologisch angebautes Obst bekommen oder frisches Obst nicht richtig waschen kann, sollten Sie Obst schälen. Dadurch wird die Menge der Schadstoffe, die Sie aufnehmen, verringert – wenn dafür auch einiges an Nährwert geopfert wird. Unterwegs können Sie Trockenfrüchte gut mitnehmen, und Obst ist in frischer oder getrockneter Form an den meisten Rasthäusern auf der Autobahn erhältlich. Restaurants bieten heute meist frisches Obst in ihren Salatbars an. Wenn Sie keines sehen, können Sie es vielleicht auf Anfrage bekommen.

Einer meiner Lieblingssnacks, den ich oft auf dem Schreibtisch habe, sind Papaya Johns Energieriegel (siehe Anhang, Nimm-10-Snacks). In dieser „Wundernahrung" sind Feigen enthalten, aber das ist nicht alles! Dieser Riegel ist voll von anderen Energie liefernden Früchten und Nahrungsmitteln, wie Pollen und natürlich Papaya.

Überleben mit Kompromissen in Ausnahmesituationen

Feigenriegel (Feigenpaste mit einer keksartigen Umhüllung) aus dem Keksregal im Lebensmittelladen könnten eine Alternative sein, wenn Sie keine frischen oder getrockneten Feigen bekommen können. Auch für den Fall, dass Sie oder ein Mitglied Ihrer Familie dem Motto huldigen „Ich esse nie pures Obst, aber ich mag Kekse", können Sie mit den Feigenriegeln als Zwischenlösung anfangen und dabei Geschmack an den Feigen selbst entwickeln. Wenngleich Feigenpaste ein gesundes Nahrungsmittel sein *könnte* und in vielen Konfitüren verwendet wird, können ihr doch leicht ungesunde Substanzen zusammen mit zusätzlichem Zucker beigegeben werden. Ich nehme sie daher in Ausnahmefällen, aber sie steht auf meiner „Überlebensliste" nicht an erster Stelle.

Eine andere Möglichkeit wären einfache, ungesüßte, *gefrorene* Früchte verschiedener Art. Versuchen Sie Dosenobst zu vermeiden, da es außer den üblicherweise beigefügten Süßungsmitteln meist auch noch Konservierungsmittel und durch die zusätzliche Verarbeitung nur noch wenige Nährstoffe enthält.

Eine gut gemeinte Warnung
Wenn Sie Feigen neu in Ihre Ernährung aufnehmen, sollten Sie klugerweise nur kleine Mengen nehmen. Feigen tragen dazu bei, den Darm so gründlich von Schlacken zu befreien, dass manche Durchfall bekommen. Sie werden aber im Laufe der Zeit immer mehr Feigen vertragen können.

Was Kinder gerne mögen

Außer den Feigen im natürlichen Zustand mögen Kinder auch Feigenbällchen. Mit einer Küchenmaschine verarbeiten Sie einige Feigen zu einer Paste. (Sie können sie auch fein hacken und mit Messer und Gabel zerdrücken, wenn Sie viel Kraft und Geduld haben.) Fügen Sie Ananassaft hinzu, um eine gute Konsistenz zu bekommen. Meist reicht eine sehr kleine Menge Saft aus. Reinigen Sie die Küchenmaschine. (Manche weichen die Feigen vor dem Zerkleinern eine oder zwei Stunden in Wasser oder Saft ein, damit sie sich leichter zu Paste verarbeiten lassen.)

Mahlen oder hacken Sie dann einige rohe Mandeln fein und geben Sie sie zu der Feigenpaste. Sorgfältig mischen. (Die Menge der Mandeln hängt davon ab, wie knusprig die Feigenbällchen sein oder wie viel Mandelgeschmack sie enthalten sollen. Ich mag etwa 200 Gramm Feigen auf 30 Gramm Mandeln und mahle die Letzteren zu einem groben Pulver.)

Nun haben Sie eine klebrige Paste, die Sie zu Bällchen von beliebiger Größe rollen können. Diese Feigenbällchen können ohne weitere Zutaten serviert oder in ungesüßtem Carobpulver oder ungesüßten Kokosraspeln gerollt werden, damit sie eine trockene Außenschicht haben. (Carobpulver ist eine süßes, hell- bis dunkelbraunes Pulver aus der Carobbohne. Es hat einen einzigartigen Geschmack, der an Schokolade erinnert, aber es ist eigentlich eine ganz eigene Klasse und hat für meinen Geschmack überhaupt nichts mit Schokolade zu tun.)

Grapefruit mit Zimt-Honig

Zutaten:
1 ganze, frische Grapefruit (rosafarben oder weiß)
¼ TL Zimtpulver
1½ TL Honig
3 TL Wasser

Die Grapefruit halbieren. Das Fruchtfleisch in jeder Hälfte mit einer scharfen Messerspitze um jedes Segment herum einschneiden, damit jeder „Bissen" leicht herausgeholt werden kann.
Honig und Wasser mischen, dann Honigwasser auf jede Grapefruithälfte träufeln. Etwa 1 Achtel TL Zimtpulver über jede Hälfte stäuben, je nach Geschmack mehr oder weniger. Nach Wunsch mit geraspelten Orangenschalen garnieren.

Oder: Anstatt sie zu halbieren, die Grapefruit schälen und in Segmente teilen und jedes Segment in mundgerechte Stücke schneiden. Auf Servierschalen verteilen. Das Honigwasser darauf träufeln und den Zimt darüber stäuben. Nach Belieben mit geraspelten Orangenschalen garnieren.

(Rezept aus der Küche der Autorin)

Funktionelle Komponenten

100 g rohe Grapefruit enthalten:

Kalorien	32,0
Protein	1,0 g
Fett	0,10 g
Kohlenhydrate	8,08 g
Fasern	0,20 g
Cholesterin	0
Calcium	12,0 mg
Phosphor	8,0 mg
Magnesium	8,0 mg
Kalium	139, mg
Natrium	0
Eisen	0,09 mg
Kupfer	0,047 mg
Mangan	0,012 mg
Zink	0,07 mg
Selen	Spuren
Chrom	Spuren
Vitamin A	124,0 mg
Vitamin C	37,0 mg
Vitamin B_1 (Thiamin)	0,036 mg
Vitamin B_2 (Riboflavin)	0,020 mg
Vitamin B_3 (Niacin)	0,250 mg
Vitamin B_6	0,042 mg
Folsäure	10,2 mcg
Vitamin B_{12}	0
Pantothensäure (Vitamin B_5)	0,283 mg
Vitamin E	0
Biotin	1,8 mcg

In der Grapefruit in besonderem Maße vorhandene Pflanzenwirkstoffe und Antioxidantien: Betakarotin, Lycopen (diese beiden sind in deutlich höheren Mengen in roten und rosafarbenen Grapefruits enthalten), Quercetin, Coumarine, Galacturonsäure, Zitruspektin, Vitamin C.
Portionsgröße: 100 g entsprechen der Hälfte bis zwei Drittel vom Fruchtfleisch einer frischen, rohen Grapefruit.
Quellen:
1. Santillo, *Intuitive Eating*
2. Margen, *The Wellness Encyclopedia of Food and Nutrition*

3

Grapefruit

Was die Grapefruit so wertvoll macht

Die Grapefruit ist mir sehr wichtig. Rosafarbene oder rote Grapefruits mag ich zu jeder Zeit am liebsten, wegen des Geschmacks und des Nährwertes – obwohl mein Vater im Garten seines Hauses in Phoenix die süßesten „gelben" Grapefruits der ganzen Gegend anbaut. Ich freue mich, wenn er mir einige dieser saftigen, wunderschönen Früchte mitbringt.

Die roten und die rosafarbenen Sorten sind Spitzenreiter in Bezug auf mehrere funktionelle Komponenten. Das Zusammenspiel der funktionellen Komponenten des Fruchtfleischs begründet den wohlverdienten guten Ruf der Grapefruit. Verzehr von Grapefruit führt zu:

- Senkung der Cholesterinwerte
- Stärkung der Abwehr gegen Krebs (insbesondere Magen- und Bauchspeicheldrüsenkrebs)
- Stärkung des Immunsystems
- Bildung alkalischer Mineralienreserven
- Stärkung der Abwehr gegen Viren
- Stärkung der Abwehr gegen Bakterien
- verbessertem Schutz der Arterien

- verbesserter Gesundheit des kardiovaskulären Systems
- Anregung der Verdauung

Jean Carper beschreibt in *Food Your Miracle Medicine* die Zitrusforschung des Toxikologen Herbert Pierson, eines Experten für Ernährung und Krebs. Pierson bezeichnet Zitrusfrüchte als komplette „Krebsbekämpfungspakete", denn sie beinhalten alle Kategorien derjenigen natürlichen Substanzen (Karotinoide, Flavonoide, Terpene, Limonoide und Kumarine), die bei Tierversuchen jede für sich starke chemische Carcinogene neutralisiert haben. In einer Analyse wurden in Zitrusfrüchten 58 bekannte Wirkstoffe gegen Krebs gefunden – mehr als in jedem anderen Nahrungsmittel.

Das Fruchtfleisch macht's!

Bevor ich die funktionellen Komponenten im Detail beschreibe, würde ich gerne eine Grundregel für den Verzehr dieses wichtigen Nahrungsmittels aufstellen. Wenn Sie glauben, dass Sie alle gesundheitsfördernden Wirkungen der Grapefruit allein schon dadurch nutzen können, dass Sie Grapefruit*saft* trinken, so ist das ein Irrtum, selbst wenn er noch so frisch gepresst und noch so köstlich ist. Diese feinen, weißen Membranen, die jede Sektion des Fruchtfleisches begrenzen, die schwammartige, weiße innere Auskleidung der Schale und sogar die Samen sind Träger unentbehrlicher Substanzen, die der Gesunderhaltung dienen. Sie bieten zusammen mit dem Fruchtfleisch eine unersetzliche Kombination von Pflanzenwirkstoffen, Fasern Geschmack und Nährwert.

Es ist nicht notwendig, das weiße Innere der Schale und die Samen jeder Grapefruit mitzuessen, damit man das Beste davon bekommt. Ich empfehle: Essen Sie einfach das Fruchtfleisch mit den köstlichen Membranen. Wenn Sie sich dann noch verschiedene Möglichkeiten ausdenken, womit Sie die weniger süßen Arten der Grapefruit essen können, ist dies vielleicht genug des Guten. (Ich mische übrigens am liebsten Honig mit Wasser, damit er sich gut über die Grapefruit träufeln lässt.)

Ich tue auch gerne ein wenig mehr und esse von der weißen, schwammartigen inneren Seite der Schale und einen oder zwei Kerne, weil diese so viele wertvolle Inhaltsstoffe haben. Natürlich habe ich auch Grapefruitsaft im Programm, weil ich ihn wirklich sehr mag, und Grapefruitsaft hat immer noch viele wünschenswerte Qualitäten. Ich nehme für meine Salatsauce anstatt Essig oft frisch gepressten Grapefruitsaft als Hauptbestandteil.

Ein paar Grapefruitkerne zu essen ist nicht einfach eine meiner absonderlichen Ideen. Wie Sie sich vorstellen können, beinhaltet der Same einer Pflanze die geballte Schöpferkraft. Im philosophischen Sinne mögen Sie daher mit mir darin übereinstimmen, dass dieser geheimnisvolle, kraftstrotzende Leckerbissen (Same) das Leben in äußerst wünschenswerter, wenn auch vielleicht unbekannter Art und Weise verbessern kann. Sie sind sich vielleicht noch gar nicht darüber im Klaren, wie weitreichend diese Verbesserung sein kann.

Eine wirksame Heilsubstanz aus den Kernen und dem saftfreien Fruchtfleisch der Grapefruit wird jetzt auf den Markt gebracht. Dieses Konzentrat gibt es in einer fast klaren, flüssigen Form, welche die Konsistenz von Honig hat, oder als Tabletten oder Kapseln. *Bio / Chem Research Inc.*, einer der führenden Hersteller des in vielen standardisierten Produkten aus Grapefruitextrakt verwendeten Ausgangsmaterials (Citricidal) macht Folgendes geltend:

„Grapefruitextrakt wird in einem einzigartigen biotechnischen Verfahren hergestellt, das alle natürlichen Schutzstoffe aus den Kernen und dem Fruchtfleisch isoliert. Dieser natürliche Grapefruitextrakt erwies sich als wirksam gegenüber mehr als 100 Mikroorganismen (pathogene Keime/Hefen), darunter:

- Gram-positive Bakterien wie Staphylokokken, Streptokokken und Listerien,
- Gram-negative Bakterien wie E. coli, Klebsiellen, Legionellen, Salmonellen, Shigellen, Cholera und Pseudomonas,
- Pilze und Hefen wie Candida, Aspergillus und Trichophyton,
- Viren wie Herpes simplex 1, Influenza A2 und einige tierische Viren,

- Parasiten wie Lamblien (Giardia lamblia), Entamoeba histolytica und Chlamydien."

Diese Liste ist eindrucksvoll und ich habe genügend Erfahrung, um zu beweisen, dass dies nicht übertrieben ist – ob ich nun den Extrakt oder, je nach Lage, einen Kräuterumschlag aus dem ganzen Fruchtfleisch der Grapefruit verwende. Meine Freunde und ich haben den Extrakt bei Erkältungen und Grippe verwendet, als Dusche für viele Arten von Vaginalinfektionen, einschließlich Hefepilzen, bei Reisdurchfällen, bei Infektionen im Bereich von Ohren, Nase und Mund und in vielen anderen Fällen. Am häufigsten verwende ich den Grapefruitextrakt für die Desinfektion von Nahrungsmitteln nach dem Einkauf. (Detaillierte Anleitungen dafür finden Sie im Kapitel „Zehn unverzichtbare Leitlinien".)

Warum ich nun ein paar Grapefruitkerne esse, das liegt daran, dass ich weiß, wie wichtig es ist, das *ganze* Nahrungsmittel zu essen, aus dem der Extrakt hergestellt wird. Ich weiß, dass die Pflanzenwirkstoffe stark sind und dass man nur winzige Mengen braucht, um einen positiven kumulativen Effekt zu erzielen. So esse ich regelmäßig die ganze Grapefruit, einschließlich einiger Kerne, und wenn ich zusätzlich ein wirksames Konzentrat ohne die Nebenwirkungen allopathischer Medikamente brauche, dann verwende ich den Grapefruitextrakt. Ich gehe in der Tat niemals ohne ihn auf Reisen.

Wichtige funktionelle Komponenten

Angesichts der vielen funktionellen Komponenten, die im Fruchtfleisch und den Membranen der Grapefruit vorkommen, will ich mich auf das Vitamin C und die Pflanzenwirkstoffe Betakarotin, Lycopen, Quercetin, die Coumarine und die Galacturonsäure (eine Art lösliche Faser), Zitruspektin und die ganze Kaskade von lebenswichtigen Mineralien zu konzentrieren.

Die Grapefruit gehört wie alle Zitrusfrüchte zu den bedeutenden Quellen für Vitamin C, das das Immunsystem unseres Körpers stärkt, die Wirkungen von Stress vermindert, Herzkrankheiten verhüten hilft, die Symptome von Erkältungen und Grippe vermindert oder verhütet, krebshemmende Eigenschaften und zahlreiche andere gesundheitliche Vorzüge hat. Ein großer Teil von diesem Vitamin C ist im frischen Saft der Zitrusfrucht, in diesem Fall der Grapefruit.

Die gesunden Mengen und die Vielfalt der wichtigen Mineralien in einer Portion Grapefruit (siehe Aufzählung am Anfang des Kapitels) tragen zu einem ausgeglichenen, fließenden Ablauf jeder einzelnen Funktion im Körper bei und helfen, die milden natürlichen Säuren abzupuffern, die ebenfalls in der Grapefruit vorkommen. (Das ist einer der Gründe dafür, warum ich die Grapefruit der Zitrone vorgezogen habe. Obwohl auch die Zitrone eine wirksame Heilnahrung ist, die ich oft für medizinische Zwecke einsetze, ist das Verhältnis von Säure zu Mineralien mehr nach der Säure hin verschoben, was die Zitrone für die meisten Menschen zu sauer macht, um sie regelmäßig mit Genuss zu sich nehmen. Die Grapefruit dagegen mit ihren verschiedenen Arten ist in irgendeiner Form für fast jedermann genießbar.)

Santillo erwähnt in seinem Buch *Intuitive Eating* eine interessante Tatsache bezüglich des Zusammenspiels von Säuren und Mineralien in der Grapefruit (und Zitrusfrüchten im Allgemeinen). Nachdem er die Bedeutung der Mineralien für die Pufferung von Säuren in unseren Körperflüssigkeiten abgehandelt hat, fährt er fort:

„Obwohl diese Nahrungsmittel organische Säuren enthalten, wirken diese milden Säuren reinigend auf das System, sie werden zu CO_2 und Wasser oxidiert und üben keine [ungesunde] Säurewirkung auf die Körperflüssigkeiten aus. Sie enthalten auch hohe Konzentrationen von [gesundheitsfördernden] alkalischen Mineralien, die nach der Verdauung die alkalischen Mineralreserven des Körpers aufstocken." (S. 83)

Santillo weist auch darauf hin, dass viele Zitrusfrüchte auf ausgelaugten Böden angebaut werden, wodurch das Säure- und Mineraliengleichgewicht der Frucht nachteilig beeinflusst wird. Unter Berücksichtigung dieser Fakten empfehle ich nochmals die Verwendung biologisch angebauter Nahrungsmittel.

Der Nutzen der Betakarotine wird im Kapitel über die Karotten abgehandelt, ich wiederhole das hier in aller Kürze. Betakarotin ist ein Pflanzenwirkstoff, der in der Leber zu Vitamin A verstoffwechselt und oft als „Provitamin A" bezeichnet wird. Es ist ein Antioxidans, das mit Verjüngung, einem gesunden Körpergewebe, einer krebshemmenden Wirkung, mit Hilfe beim prämenstruellen Syndrom, bei Asthma, Geschwüren und Akne sowie mit einer allgemeinen Verbesserung des Immunsystems in Verbindung gebracht wird.

Die roten und rosafarbenen Arten der Grapefruit enthalten deutlich mehr Betakarotin als die leicht gelben. Wenngleich die rosafarbene und die rote Grapefruit bezüglich des Betakarotins auch keine „Nieten" sind, enthalten Karotten und Spinat noch mehr davon. (Es wird Ihnen nicht an Gelegenheit mangeln, eine tägliche Dosis dieser regenerierenden Phytofaktoren im Rahmen des Nimm-10-System zu sich zu nehmen, denn alle enthalten eine gewisse Menge Betakarotin.)

Coumarine werden in hohen Mengen in Tomaten und Zitrusfrüchten wie der Grapefruit gefunden. Wie viele der Pflanzenwirkstoffe, die wissenschaftlich untersucht werden, zeigen auch die Coumarine eine krebshemmende Wirkung. Darüber hinaus sind sie auch hilfreich bei der Bekämpfung von Entzündungen, Pilzinfektionen und bei der Immunstimulation.

Quercetin, eines von vielen Flavonoiden in der Grapefruit, liegt in zum Teil großen Mengen vor. Ich habe Quercetin zusätzlich zur täglichen Grapefruit als Nahrungsergänzung vor allem während der Heuschnupfenzeit eingenommen, denn es hat eine bemerkenswerte histaminhemmende Wirkung. Manchmal hilft es schon für meinen Heuschnupfen, wenn ich nur ein zusätzliches Stückchen vom Weißen aus der Grapefruit esse. Laut Datenbank der US-Landwirtschaftsbehörde hat Quercetin eine lange Liste von Wirkungen gegen alles Mögliche, so gegen Histamin, gegen Viren, gegen Asthma, gegen Leukämie, gegen Malaria und gegen Oxidation (Antioxidans), um nur einige wenige zu nennen.

Quercetin kann Ihnen einfach schon dadurch erheblich helfen, dass Sie Grapefruit essen. Wenn Sie bereits unangenehme Symptome der gerade aufgezählten gesundheitlichen Probleme haben, können Sie zur Grapefruit immer noch Quercetin als zusätzliche Nahrungsergänzung einnehmen. (Nehmen Sie nicht nur die Nahrungsergänzung *statt* der Grapefruit. Alle anderen funktionellen Komponenten aus der Grapefruit verstärken die Wirkung von Quercetin. Quercetin in Tablettenform allein kann Ihnen nicht in diesem Maße helfen.)

Galacturonsäure ist eine spezielle Faserart, die in der Grapefruit vorkommt; sie hat eine cholesterinsenkende Wirkung. (Sie müssen das Fruchtfleisch zu sich nehmen und nicht nur den Grapefruitsaft trinken, da der Saft keine Galacturonsäure enthält.) Eine Studie von Dr. James Cerda von der Universität Florida ergab eine Senkung des Cholesterinspiegels um etwa 10 Prozent, wenn die Probanden täglich etwa 500 Gramm Grapefruitfleisch aßen.

Zitruspektin ist eine im Fruchtfleisch der Grapefruit und anderer Zitrusfrüchte vorkommende, wasserlösliche Faser. Julian Whitaker beschreibt seine Wirksamkeit im Kampf gegen den Krebs (*Health and Healing*, Mai 1966, S. 6):

„Wenn Sie schon einmal Marmelade oder Gelee gemacht haben, so haben Sie höchstwahrscheinlich Pektin genommen, um die Mischung zu gelieren. Das Zitruspektin wird in einem speziellen Verfahren ‚modifiziert' oder in Partikel aufgespalten, die klein genug sind, dass sie in den Blutstrom aufgenommen werden können. ... Dort bindet es die Krebszellen und stört deren Absiedelung an Sekundärorten im Körper, wodurch die Metastasenbildung verhindert wird. Man hat das Zitruspektin auch als ‚Zell-Teflon' bezeichnet, da es die Krebszellen davon abhält, sich an irgendetwas anzuheften. Studien an Tieren haben sehr positive Ergebnisse erbracht, und obwohl mir von Studien mit Pektin am Menschen nichts bekannt ist, würde ich es in mein Arsenal zur Krebsbekämpfung aufnehmen. Es ist ungiftig, hat keine Nebenwirkungen, und frühere Forschungen sind sehr viel versprechend. Die empfohlene Tagesdosis für das modifizierte Zitruspektin beträgt ein bis zwei gehäufte Teelöffel Pulver (13 Gramm)."

Wenn Sie das Zitruspektin aus der Grapefruit bekommen, ist es nicht so hochkonzentriert wie die therapeutischen Dosen, die

Whitaker empfiehlt, aber es hat sicherlich einigen gesundheitlichen Nutzen.

Lycopen ist ein Pflanzenwirkstoff aus der Karotingruppe (Karotinoide), wie das Betakarotin. Lycopen zeigt eine derart wichtige antioxidative Wirkung, dass einige Hersteller von Nahrungsergänzungen jetzt spezifische Lycopen-Nahrungsergänzungen auf den Markt bringen (wie sie das auch mit Quercetin und Betakarotin machen).

Forscher der Johns Hopkins University untersuchten das Blut von 26.000 Menschen und fanden heraus, dass „diejenigen mit dem geringsten Spiegel an Lycopen im Blut ein mehr als fünffach erhöhtes Risiko hatten, an Bauchspeicheldrüsenkrebs zu erkranken, als gesunde Menschen mit den höchsten Mengen an Lycopen im Blut" (Carper, S. 257). Außer der rosafarbenen oder roten Grapefruit sind auch Tomaten eine hervorragende Lycopenquelle.

Immer wenn ich mich mit Studien über die krebshemmenden Aktivitäten der Pflanzenwirkstoffe beschäftige, denke ich mir, wenn eine antioxidative Substanz wie das Lycopen eine so schwere Krankheit wie den Bauchspeicheldrüsenkrebs verhindern oder umkehren kann, muss sie die Immunreaktionen auch in wesentlich breiterem Rahmen positiv und wirkungsvoll beeinflussen können. Eine solche Stärkung des Immunsystems hilft sicher viele andere Krankheiten verhindern, die sich einstellen könnten, wenn dem Körper das antioxidative Potential vollwertiger Nahrung fehlte. Und weil wir schon davon sprechen: Die Grapefruit ist reich an antioxidativem Potential.

Wenn auch schon einige Pflanzenwirkstoffe isoliert und teilweise erforscht wurden, gibt es noch viele Hunderte, mit denen man sich noch nicht beschäftigt hat. Für die Wissenschaft wird immer klarer, was die Volksheilkundigen schon seit Jahrhunderten wissen: Es sind die Kombinationen der funktionellen Komponenten, die die Wirkungen aller Bestandteile verbessern. Karotine sind beispielsweise gewebespezifisch (das heißt, Lycopen schützt insbesondere das Gewebe der Bauchspeicheldrüse), und wenn mehrere Karotine gemeinsam vorliegen (wie das bei vielen vollwertigen, frischen Nahrungsmitteln der Fall ist), ist die antioxidative

Wirkung viel breiter gefächert, als wenn nur ein einziges Karotin vorhanden ist. Die rosafarbene oder die rote Grapefruit enthalten zum Beispiel Lycopen und Betakarotin aus der Karotingruppe und möglicherweise noch mehr.

Wenn Sie sich jetzt die potentiellen gesundheitlichen Vorteile dieser Karotinmischung in der Grapefruit zusammen mit den einzigartigen Wirkungen aller anderen funktionellen Komponenten, von denen ich sprach, vorstellen, und wenn Sie des Weiteren überlegen, auf welche bekannten und nicht bekannten Weisen diese Pflanzenwirkstoffe einander verstärken könnten, so werden Sie wahrscheinlich in das nächste Geschäft rennen und sich Grapefruits holen!

Einkaufs- und andere Tipps zu Grapefruit

Im Gegensatz zu anderen Früchten werden die Grapefruits ganz reif geerntet. Das heißt, dass sie ihre funktionellen Komponenten bis zur vollen Reife entwickeln konnten. Natürlich hängt vieles von der Qualität des Bodens ab und ich empfehle noch einmal, biologisch angebaute Früchte zu nehmen.

Die Grapefruit, die Sie auswählen, sollte überall fest sein und keine kranken, weichen Druckstellen haben, die daher rühren, dass sie im Laden zu hoch aufgestapelt oder nicht richtig behandelt wurden. (Viele meiner Freunde dachten, diese weichen Stellen seien ganz normal, wunderten sich allerdings darüber, warum ihre Grapefruits oft markartig, ohne Geschmack oder leicht verderblich waren.) Seien Sie wählerisch. Drücken Sie jede Grapefruit, die Sie kaufen wollen. Wenn Sie Grapefruits im Beutel kaufen, sehen Sie sie sich durch den Plastiksack ganz genau an und drücken Sie jede vorsichtig, ob sie auch fest sind.

Wenn Sie einmal ihr Herz für die Grapefruit entdeckt haben, werden Sie vielleicht ein bestimmtes Ritual entwickeln, wie mein Freund Paul. Nach einer Mahlzeit schält er eine Grapefruit sorgfältig und legt die Schalen zur Seite. Dann nimmt er sich jeden Abschnitt vor, schält die dünne Haut ab und schiebt die saftigen, inneren Teile in den Mund. Schließlich isst er alle Häute, die er aufgehoben hat, und wirft die harten äußeren Schalen weg. Ich habe ihn zwar noch nicht so genau beobachtet, aber ich vermute, dass er wie ich regelmäßig auch ein paar Kerne isst. Ein wunderbarer Nebeneffekt dieses Rituals ist, dass seine kleinen Kinder sich nun ebenfalls angewöhnen, nach einer Mahlzeit mit ihm einen Abschnitt Grapefruit zu essen. Das jüngste Kind will immer die Haut von seinem Teil abgeschält haben, aber das Fünfjährige macht es wie der Vater und isst die Häute mit.

Gesunde Ergänzungen, Alternativen und Tipps für Reisende

Alle Zitrusfrüchte haben (in unterschiedlichen Graden) ähnliche Eigenschaften wie die Grapefruit. Und alle Zitrusfrüchte sind gesund, wenn sie ganz gegessen werden. Wenn ich eine Alternative zur Grapefruit wählen müsste, würde ich wahrscheinlich die Zitrone nehmen und davon einfach weniger essen. (Wahrscheinlich würde ich etwas Honig darüber träufeln – Freunde von mir sind ganz vernarrt in Zitronen und essen sie jederzeit und überall ungesüßt.) Wenn ich auch darauf beharre, dass man Zitrusfrüchte grundsätzlich im Ganzen essen sollte, so muss ich doch einräumen, dass Zitronensaft in alternativ-medizinischen Kreisen schon lange als reinigendes und heilendes Nahrungsmittel verwendet wird. Wenn ich im Restaurant bin, bitte ich regelmäßig um Zitronenscheiben und drücke sie in reines Wasser, das ich ebenfalls bestelle, um meiner Leber sofort etwas Gutes zu tun und die Verdauung zu unterstützen. Dies ist eine der Gelegenheiten, wo der Saft allein genügt. (Siehe auch Zitronentonic, Leitlinie 9, im Kapitel „Zehn unverzichtbare Leitlinien")

Orangen kann man wunderbar zusätzlich essen, das heißt, hin und wieder eine ganze, frische. Die meisten Menschen übertreiben jedoch mit großen Mengen Orangensaft. Nach meinen langjährigen Erfahrungen mit vielen Freunden und Hunderten von Schülern führt zu viel Orangensaft leicht zu gesundheitlichen Problemen wie Kopfkongestionen (Blutwallungen, -ansammlungen;

besonders bei Kindern) und extremen Blutzuckerschwankungen, die auf lange Sicht die Energie, die Stimmung, die Verdauung und die allgemeine Gesundheit beeinträchtigen. Wahrscheinlich liegt das unter anderem an den großen Mengen an natürlichen Zuckern im Orangensaft. Außerdem trinken junge wie alte Menschen große Mengen von als „Orangengetränk" deklarierten Produkten, die in Wirklichkeit pasteurisierter, verarbeiteter, verwässerter, mit Geschmacksstoffen angereicherter, nutzloser Ersatz für den echten Saft sind. Ab und zu eine ganze, frische Orange zu essen gehört für mich zu *Nimm 10!*, ist aber kein Ersatz für die Grapefruit, nicht einmal für die Zitrone. Mandarinen sind auch noch eine kluge Möglichkeit, aber ebenfalls kein Ersatz.

Überleben mit Kompromissen in Ausnahmesituationen

Gefrorener Grapefruitsaft ist hier für mich das Mittel der Wahl. Wenn ich abgepackten Saft, egal welcher Art, trinken muss, wähle ich im Allgemeinen den gefrorenen. Wenn man Säfte für Mixgetränke, für Punsch oder Imbisse usw. verwendet, ist das hundertprozentig in Ordnung – sofern man damit nicht den Verzehr der ganzen Frucht, insbesondere in der Saison, ersetzt. Gefrorener Saft ist besser als die meisten Säfte in Dosen, Flaschen oder Tetrapacks, denn Letztere sind stärker verarbeitet und oft mit viel Zucker, Chemikalien, zusätzlichen Geschmacksstoffen, Farben und Konservierungsmitteln versetzt.

Ein Trick für Eilige: Pressen Sie eine frische Grapefruit aus und trinken Sie den Saft. Selbst wenn Sie nicht die ganze Frucht essen, ist der Nährwert immer noch größer als derjenige von einem im Geschäft gekauften Saft und wesentlich besser, als ganz auf die Grapefruit zu verzichten. (Ich nehme einen oder zwei Kerne in den Mund. Und ich kaue sie, ja, das tue ich wirklich, egal wie eilig ich es habe.) Ich bin natürlich nicht dafür, dass Sie sich in eine Lage bringen, in der Sie es so eilig haben; ich weiß aber, dass es uns allen so geht.

Wenn ich in Indien oder Mexiko bin, vor allem während der heißen Jahreszeit, gehe ich jeden Tag auf die Freiluftmärkte und kaufe an frischen Zitrusfrüchten, was ich bekommen kann. Meistens ist es eine Art Orange oder Mandarine und gelegentlich esse ich auch mal eine Zitrone. Ich schäle sie und esse sie über den Tag und das hat mich schon vor Austrocknung gerettet, wenn ich kein sauberes Wasser oder keine saubere Nahrung bekommen konnte. Zusätzlich profitierte ich auch noch vom Nährwert der Zitrusfrüchte. (Ich habe ganz gut überlebt, fühlte mich wirklich gut, selbst wenn das tagelang so weiterging und ich nur hin und wieder einen Teller Reis zu essen hatte.)

Was Kinder gerne mögen

Am liebsten mögen Kinder die rosafarbene oder die rote Grapefruit, ohne etwas dazu, da diese die süßesten Arten sind. Sie sitzen auch gerne um eine Schüssel Grapefruitstücke herum, die sie in eine andere Schüssel mit Honigdip tauchen können, bevor sie sie in den Mund stecken.

Honigdip ist einfach nicht erhitzter Honig mit genug reinem Wasser gemischt, damit eine zum Dippen passende Konsistenz erzielt wird. Purer Honig ist so dickflüssig, dass die Menge, die man auf diese Weise essen würde, ungesund wäre. Der Honigdip sollte so dünn sein, dass er nur in einer feinen, süß schmeckenden Schicht auf der Grapefruit haften bleibt.

Man kann auch andere gesunde, doch süße Siruparten aus dem Naturkostladen, wie zum Beispiel Reismalz, Melassen oder Gerstenmalz, zu kreativen Dips machen, wenn solche angesagt sind. Denken Sie jedoch daran, dass viele Kinder ihre Grapefruit ohne alles mögen, und das ist das Allerbeste, wenn man sie regelmäßig isst.

Unvergessliche Leckereien aus Grapefruit

Salat aus Zitrusfrüchten

Zutaten: Frische Zitrusfrüchte, wie
Grapefruit
Mandarine
Orange
Zitrone

Verschiedene Zitrusfrüchte (vorwiegend Grapefruits) schälen, in Spalten teilen und in mundgerechte Stücke schneiden. Mischen und in eine Schüssel füllen. (Etwa 150 Gramm ist eine gute Portion.)
Als Dressing Honig, Gerstenmalz oder Reismalz, zur Hälfte mit Wasser gemischt, oder vom Saft der Früchte, der sich in der Schüssel sammelt, statt Wasser verwenden. Man kann auch unverdünnten Ahornsirup (Grad A) verwenden.
Wahlweise: Dieser Mischung geraspelte Kokosflocken und/oder Rosinen für den Geschmack hinzufügen. Wer gerne Zitronen mag, freut sich über ein wenig klein geschnittene Zitronenstückchen.

Sommergrapefruit mit Ahornsirup

Zutaten:
1 ganze Grapefruit (beliebiger Farbe)
50 g Ahornsirup (Grad A)
50 g geraspelte, frische oder getrocknete Kokosflocken
etwa 30 Zahnstocher

Grapefruit schälen und in Spalten teilen. In jede Spalte einen Zahnstocher stecken und einfrieren.
Mit dem Zahnstocher als „Griff" die gefrorenen Spalten in Ahornsirup, dann in die Kokosraspeln tauchen. Genießen!

(Rezepte aus der Küche der Autorin)

Karottensalat

Zutaten:
800 g geriebene Karotten
100 g gehackte Walnüsse
100 g eingeweichte Korinthen oder Rosinen
200 g gewürfelte Äpfel und/oder Ananas
2 EL Kokosflocken
Nach Belieben: etwa 100 g Sonnenblumenkerne

Alle Zutaten mischen und fertigen Salat mit Petersilie dekorieren. Honigdressing darübergeben.

Honigdressing

Zutaten:
100 g Sonnenblumen- oder Sesamöl
2 EL Honig
¼ TL Zitronensaft

Zutaten mischen und gut verrühren.

Funktionelle Komponenten	
100 g rohe Karotten enthalten:	
Kalorien	43,0 g
Protein	1,03 g
Fett	0,09 g
Kohlenhydrate	10,14 g
Fasern	1,04 g
Cholesterin	0
Calcium	31,0 mg
Phosphor	30,0 mg
Magnesium	13,0 mg
Kalium	227,0 mg
Natrium	66,0 mg
Eisen	0,62 mg
Kupfer	0,134 mg
Mangan	0,752 mg
Zink	0,30 mg
Selen	1,65 mcg
Chrom	5,0 mcg
Vitamin A (aus Betakarotin)	28.129,0 I. E.
Vitamin C	2,3 mg
Vitamin B_1 (Thiamin)	0,034 mg
Vitamin B_2 (Riboflavin)	0,056 mg
Vitamin B_3 (Niacin)	0,506 mg
Vitamin B_6	0,246 mg
Folsäure	13,9 mcg
Vitamin B_{12}	0
Pantothensäure (Vitamin B_5)	0,304 mg
Vitamin E	vorhanden
Biotin	2,25 mcg

(I. E. = Internationale Einheiten)
In Karotten in besonderem Maße vorhandene Pflanzenwirkstoffe u. Antioxidantien: Betakarotin (17 mg), Calciumpektat, Vitamin C, Selen.
Quellen:
1. Santillo, *Intuitive Eating*
2. Margen, *The Wellness Encyclopedia of Food and Nutrition*

Rezepte mit freundlicher Genehmigung aus: Carol Nostrand, *Junk Food to Real Food*

4

Karotten

Was Karotten so wertvoll macht

Karotten sind erstaunlich und vielseitig einsetzbar. Als junge „Schülerin der Heilkunst" trank ich täglich Karottensaft. Eines Tages zeigte uns unsere Lehrerin, wie man den Pressrückstand (direkt aus dem Entsafter) als Breiumschlag für die Verbrennung an der Hand einer Nachbarin verwenden konnte. (Die Nachbarin war vorbeigekommen, weil sie mit ihrer Verbrennung, die sie sich beim Kochen zugezogen hatte, sofort Hilfe brauchte.) Lassen Sie mich auflisten, wie Karotten Ihnen helfen können, zusammengefasst nach Balch, *Prescription for Cooking:*

Karotten ...

... sind ein starkes Antioxidans

... sorgen für gesunde Haut und gesundes Gewebe

... sind gut bei Herzkrankheiten

... vermindern das Krebsrisiko (insbesondere von Lungenkrebs)

... wirken stopfend bei Durchfall

... regen den Appetit an

... fördern die gesunde Zahnbildung

... verbessern das Sehvermögen

... verhindern Infektionen von Auge und Schleimhaut

... unterstützen die Entwässerung

... unterstützen die Rekonvaleszenz, besonders als Saft

Wundern Sie sich nicht, wenn Sie im Laufe der weiteren Besprechung der funktionellen Komponenten, die für die gesundheitsfördernden Eigenschaften zuständig sind, plötzlich Lust auf ein Glas Karottensaft bekommen.

Betakarotin

Wenn Sie Karotten kaufen, wählen Sie nur solche in kräftigem Orange! Geben Sie sich nicht mit kläglichen blass orangefarbenen Karotten zufrieden, wenn Sie wissen, dass sie umso mehr Betakarotin enthalten, je dunkler die Farbe ist. Warum sollten Sie sich um dieses kleine Detail kümmern?

Weil Betakarotin unser Immunsystem stärkt, das dann einfache Erkältungen und Grippe, aber auch potentiell lebensbedrohliche Erkrankungen wie Krebs, Schlaganfall und Herzkrankheiten besser abwehren kann. Betakarotin kann nachweisbar zur Heilung von Schleimhautirritationen bei Patienten mit Allergien, Geschwüren, Erkältungen, Durchfall oder Halsentzündungen beitragen. Es sorgt für eine bessere Balance im Drüsensystem und der Leberfunktion, die bei vielen von uns auf Grund von Alkoholgenuss, Zigarettenrauchen sowie durch Stress und die Schadstoffe im täglichen Leben schnell schlechter wird. Jeder, der an Sehschwäche, Überanstrengung der Augen, Nervenschwäche oder Nachtblindheit leidet, sollte sich merken, dass das Betakarotin in Karotten und anderem Obst und Gemüse die dringend benötigte Hilfe für die angestrengten Augennerven und andere Augengewebe beschleunigen kann.

Haben Sie eine schuppige oder trockene Haut? Betakarotin könnte hier fehlen.

Ich betone nachdrücklich, wie wichtig es ist, dass wir die vitalen funktionellen Komponenten mit den vollwertigen Nahrungsmitteln aufnehmen, die wir essen. Viele der Komponenten, um die es hier geht, sind jedoch auch als Nahrungsergänzungen in Tablettenform erhältlich, und Betakarotin steht für viele Leute ganz oben.

Über Betakarotin ist jedoch auch schon kontrovers diskutiert worden. Im Jahre 1995 wurde das Prüfverfahren bezüglich der Wirksamkeit von Betakarotin und Retinol (die so genannte CARET-Studie) eingestellt, denn die Wissenschaftler stellten einige mögliche nachteilige Wirkungen fest. Für die Medien war das ein gefundenes Fressen. In dieser Untersuchung wurden der Hälfte einer Gruppe von 18 314 Teilnehmern mit hohem Krebsrisiko (starke Raucher oder Menschen, die lange Zeit einer Asbestbelastung ausgesetzt waren) täglich große Dosen von synthetischem Betakarotin und Vitamin A (50 000 I. E. Betakarotin und 25 000 I. E. Vitamin A) verabreicht.

Aus der CARET-Studie ging hervor, dass Nahrungsergänzungen (Vitamin A und Betakarotin) eher zu einer höheren Krebsrate bei den Testpersonen beitrugen. In vielen Widerlegungen wurden aber auch die Fehler der Studie deutlich gemacht. Julian Whitaker befasste sich in seinem Rundbrief *Health and Healing* (Mai 1996, S. 5) mit den Lücken in der CARET-Studie:

„Erstens wurden hohe Dosen von synthetischem Betakarotin und von Vitamin A isoliert gegeben. Frisches Obst und Gemüse (einschließlich Karotten) enthält Hunderte von Karotinoiden, von denen das Betakarotin nur eines ist. Außerdem wurden diese speziellen Antioxidantien ohne jegliche ergänzende Antioxidantien verabreicht. Natürliche Nahrung enthält ein breites Spektrum von Nährstoffen, die sich in einem Gleichgewicht befinden, und Sie sollten sich bemühen, dieses Gleichgewicht auch bei Ihrem Nahrungsergänzungsprogramm zu erreichen. Wir wissen, dass alle Nährstoffe zusammenwirken und dass die Einnahme großer Dosen einzelner Nährstoffe ein ernsthaftes Ungleichgewicht im Körper, ja sogar Krankheit hervorrufen kann. Daher ... lege ich Wert darauf, dass man zusätzlich zu einer ausgeglichenen Ernährung mit viel frischem Obst und Gemüse das ganze Spektrum von Nahrungsergänzungen einnimmt, um eine optimale Gesundheit zu erzielen.

Zweitens gehörten die Teilnehmer dieser Studie zu den Patienten mit dem höchsten Krebsrisiko ... Sie repräsentieren also nicht die normale Bevölkerung. Der Zweck von Nahrungsergänzungen, speziell aus der Gruppe der Antioxidantien, ist die Prävention chronischer Krankheiten in der allgemeinen Bevölkerung."

Im *Wellness Letter* der *University of California* (Berkeley, Juli 1996, S. 7) wurden Fachleute darüber befragt, wie sicher die Einnahme einer Multivitaminergänzung mit 5 000 I. E. Betakarotin – so drückte es die Fragestellung aus – sei. Die Antwort geht auf die Verwirrung ein, die über die Beziehung zwischen Vitamin A und Betakarotin herrscht, sowie auf die Sicherheit von Betakarotin in vollwertigen Nahrungsmitteln wie Karotten:

„Gegen ein solches Multivitamin bestehen keine Bedenken. Zuerst einmal, das ist nicht viel Betakarotin, das da meist in Milligramm gemessen wird. Die I. E. (Internationale Einheiten) auf den Vitaminflaschen beziehen sich auf die Menge an Vitamin A, das aus dem Betakarotin *im Körper* gebildet werden *könnte*. 5000 I. E. sind der normale Tagesbedarf an Vitamin A für Männer, für den 3 Milligramm Betakarotin gebraucht werden. Eine mittelgroße Karotte liefert etwa 12 Milligramm Betakarotin.

Zweitens ist es längst nicht eindeutig, dass Betakarotinpillen eine Gefahr darstellen, und es gibt absolut keinen Beweis dafür, dass Betakarotin in der Nahrung gefährlich ist."

Vitamin A selbst ist eine fettlösliche Substanz, die in tierischen Produkten wie Fisch und Eiern vorkommt. Da sie nicht wasserlöslich ist, wird sie nicht mit dem Urin ausgeschieden und bleibt im Körper, bis sie verbraucht oder abgebaut wird. Da Vitamin A gespeichert wird, kann es in täglichen Mengen ab 25 000 I. E., über einen längeren Zeitraum eingenommen, toxisch für die Leber sein. Betakarotin ist jedoch ein Pflanzenwirkstoff, der in Pflanzen vorkommt. Der Körper bildet aus Betakarotin „bei Bedarf" Vitamin A. Betakarotin ist nicht toxisch. Steht Betakarotin im Körper zur Verfügung und es wird gerade kein Vitamin A *gebraucht*, kann es andere Funktionen als Antioxidans ausüben.

In ihrem Buch *Food Your Miracle Medicine* zitiert Jean Carper Studien aus der ganzen Welt, welche die große Bedeutung von Betakarotin bei Heilung und Gesundung bestätigen. Ich werde hier nicht alle Forschungsdaten wiederholen, ich gebe nur ein paar interessante Highlights weiter.

Aus einer Harvard-Studie geht hervor, dass Frauen, die täglich eine große Karotte aßen, das Risiko eines Herzanfalls um 22 Prozent verringerten. Eine andere Studie an 90 000 Krankenschwestern über acht Jahre zeigte, dass der Verzehr von Karotten (fünf Mal in der Woche oder öfter) das Risiko einer Krankenschwester, einen Schlaganfall zu bekommen, um erfreuliche 68 Prozent senken konnte. J. Carper schreibt, dass in nahezu allen Studien, die sie in den letzten zehn Jahren durchgesehen hat, die besonders begeisterten Betakarotinfans (die Karotten, Spinat, Brokkoli und rosafarbene Grapefruits, lauter Quellen hohen Betakarotingehaltes, verzehrten) nur mit einer Wahrscheinlichkeit von 40 bis 70 Prozent Lungenkrebs bekämen im Vergleich zu denjenigen, deren Ernährung geringe Mengen von Betakarotin aufwies. Forscher an der Universität von Alabama haben gezeigt, dass Frauen, die mindestens einmal täglich Karotten (oder auch andere betakarotinreiche Nahrungsmittel wie Spinat oder Brokkoli) zu sich nahmen, ein um 27 Prozent geringeres Risiko haben, an Gebärmutterhals-Krebs zu erkranken, als diejenigen, die diese Nahrungsmittel seltener essen. Die Liste der Beispiele, wie Betakarotin die Tätigkeit des Immunsystems verbessern und dadurch zu besserer Gesundheit verhelfen kann, ist ziemlich lang, um es gelinde auszudrücken. (Die CARET-Studie hält mich nicht davon ab, darauf hinzuweisen.) Hier eine weitere interessante Perspektive (*Harvard Health Letter*, April 1995, S. 11):

„Regina G. Ziegler, Spezialistin für ernährungsbedingte epidemische Erkrankungen, sagte, die Wissenschaftler seien vielleicht zu voreilig mit ihrer Annahme gewesen, dass Betakarotin selbst die Ehre verdiene, für geringere Krebsraten verantwortlich zu sein. Menschen, die viel Obst und Gemüse zu sich nehmen oder hohe Betakarotinspiegel im Blut haben, zeigten ein vermindertes Krebsrisiko. Doch, so betonte sie, ‚der Betakarotinspiegel im Blut kann auch einfach nur ein guter Hinweis darauf sein, dass Obst und Gemüse gegessen wird.'"

Ich widme dem Betakarotin als wichtigstem Beispiel für die eindrucksvollen Fähigkeiten der Karotinoide besondere Aufmerksamkeit. Doch auch die anderen Vertreter dieser Gruppe, die in Karotten vorkommen (wie zum Beispiel Alpha- und Epsilonkarotin) zeigen einige oder alle Eigenschaften des Betakarotin. Sie sind zum Beispiel alle Antioxidantien, beugen Krebs vor und verbessern das Immunsystem.

Calciumpektat, Calcium in Karotten und mehr

Calciumpektat, eine Art löslicher Faser in Karotten, präsentiert sich als weitere Faser mit Cholesterin senkenden Eigenschaften. Aus einer Studie des amerikanischen Landwirtschaftsministeriums geht hervor, dass Teilnehmer, die drei Wochen lang täglich etwa 200 Gramm Karotten aßen, ihren Cholesterinspiegel um durchschnittlich 11 Prozent senken konnten (*Wellness Encyclopedia of Food and Nutrition*, S. 75).

Karotten enthalten eine ganze Reihe von B-Vitaminen sowie mehrere Mineralien und schließlich eine gesunde Dosis Calcium und Kalium. In der Tat enthalten sie genug Calcium, um als Quelle für eine Nahrungsergänzung in Frage zu kommen, das so genannte Karotten-Calcium. Karotten enthalten auch eine erhebliche Menge Folsäure, dasjenige der B-Vitamine, das für die Prävention von Geburtsschäden, für die Blutbildung und für die Vorbeugung von Atherosklerose von Bedeutung ist. Kurz und gut, die Karotten verdienen ihren Platz in *Nimm 10!*

Karottensaft fürs Leben

Da Karotten auf Grund ihres Gehaltes an natürlichen Zuckern süß schmecken, haben sie sich einen guten Ruf als Energie liefernder Imbiss erworben; einen, den man leicht mitnehmen kann und den man fast überall auf der Welt bekommt. Wenn mich meine Reisen an Orte führen, wo ich den Luxus eines frischen, biologischen Karottensaftes genießen kann, wann immer ich es möchte, dann fühle ich mich fast wie im Paradies.

Für Heilungs- und Regenerationszwecke dienen Karotten als Hauptbestandteil in frischen Gemüsesäften, die mit großen Erfolgen von einigen der erfolgreichsten, so genannten „alternativen" Krebs- und allgemeinmedizinischen Kliniken in der ganzen Welt eingesetzt werden.

Karottensaft, vorzugsweise aus kontrolliert biologischem Anbau (trinken Sie ihn aber auch, wenn er nicht biologisch ist), ist eine sehr gute zusätzliche Möglichkeit oder Alternative zum Verzehr ganzer Karotten – sei es zum persönlichen Vergnügen oder als Teil einer Heilbehandlung.

Im Unterschied zu den üblichen Karotten- oder Gemüsesäften (der Saft wird hier aus der Faser gepresst) nimmt eine Vita-Mix-Maschine die ganze frische Frucht oder das Gemüse auf und verflüssigt sie mitsamt der Faser. Das ergibt einen dickflüssigeren Saft, und es handelt sich dabei um ein vollwertiges Nahrungsmittel mit allen funktionellen Komponenten. (Mit einer Vita-Mix-Maschine können Sie aus ganzen gefrorenen Früchten gefrorene, eiskremartige Desserts herstellen, Naturreis und anderes Getreide frisch zu Frühstücksgetreide oder für Brot mahlen und im Handumdrehen frische, vollwertige Säfte mit vollem Nährstoffgehalt zaubern. Das schmeckt nicht nur alles gut und kommt der Mentalität von „Schnell, leicht und einfach" entgegen, die viele von uns in Bezug auf Nahrungsmittel schätzen; der Vita-Mix kann auch eine wichtige Rolle bei der Zubereitung vollwertiger Mahlzeiten für Rekonvaleszenten spielen.)

Karottensaft ist ein konzentriertes Nahrungsmittel, das sowohl regenerierend als auch reinigend auf den Körper wirkt. Ich muss aber Neulinge davor warnen, es zu übertreiben. 120 bis 240 ml pro Tag sind eine Menge für den Anfang, und viele Saftliebhaber verdünnen ihre Säfte zur Hälfte mit reinem Wasser. Wenn Sie nach dem Genuss von Karottensaft einen leichten Kopfschmerz verspüren, haben Sie wahrscheinlich mehr getrunken, als Ihr Körper im Augenblick verarbeiten kann. Trinken Sie weniger und verdünnen Sie ihn. Während die alten Hasen unter den Safttrinkern problemlos einen Liter oder mehr frischen Karottensaft täglich zu sich nehmen, bin ich doch eher dafür, dass Sie die Menge langsam steigern.

Zu viele Karotten?

Von begeisterten Karottenessern und Karottensafttrinkern werde ich gelegentlich gefragt, ob es eine Grenze gebe, die man nicht überschreiten solle. Ich bejahe das. Obwohl die Karotinoide, einschließlich Betakarotin, keine toxischen Stoffe und hoch wirksame Antioxidantien sind, kann der übermäßige Genuss dazu führen, dass die Haut sich gelblich oder orange verfärbt. Medizinisch heißt dieser harmlose Zustand Carotinämie, und er beschränkt sich auf die Haut. (Wenn Ihre Augäpfel gelb werden oder sich der Urin entfärbt, dann könnte es sich hier um ein gesundheitliches Problem handeln, das nichts mit den Karotten zu tun hat, und Sie sollten einen Arzt aufsuchen.)

Manche Menschen sammeln Betakarotin unter der Haut an, wodurch es zu einer Pigmentierung von Gelb bis Orange kommt. Dies kommt vor, wenn Sie täglich mehr als etwa 30 mg Betakarotin aufnehmen, was manchmal auch mit 50 000 I.E. angegeben wird. (Betakarotin ist das am stärksten färbende Karotinoid und verursacht aller Wahrscheinlichkeit nach dieses Phänomen.) Dreißig Milligramm Betakarotin pro Tag, ausschließlich aus Karotten, könnte zwei bis drei mittelgroße Karotten täglich über ein paar Wochen bedeuten; Die Absorption von Betakarotin ist bei jedem Menschen und bei den einzelnen Nahrungsquellen unterschiedlich. „Zu viel" heißt also in diesem Falle nicht etwa, dass es lebensbedrohlich wird; die Hautfarbe könnte sich aber zeitweise verändern, bis sich das nach einigen Tagen „Karottenverzicht" verliert.

Ich finde, dass „orangefarbene Haut" häufiger bei denjenigen auftritt, die wochenlang hintereinander täglich zwei Gläser Karottensaft oder mehr trinken – wenngleich ich auch viele Menschen kennen gelernt habe, die selbst nach Jahren keinen Schimmer von Gelb auf der Haut zeigten. Wie auch immer, Betakarotin aus Nahrungsquellen ist nicht etwa gefährlich, es ist vielmehr äußerst erwünscht. Wenn Sie aber einen unerwünschten orangefarbenen Schimmer auf Ihrer Haut entdecken, ist es vielleicht an der Zeit, den Karottenkonsum eine Zeit lang zu verringern oder einzustellen.

Einkaufs- und andere Tipps zu Karotten

Frische, biologisch angebaute Karotten sind immer am besten. Denken Sie daran, dass Sie die im normalen Laden gekauften Karotten entgiften können, wenn es nötig ist (siehe Kapitel „Zehn unverzichtbare Leitlinien"). Frische, knackige, nicht biologisch angebaute Karotten können besser sein, als alte, vertrocknete biologisch angebaute.

Haben Sie einmal darauf geachtet, dass auf Beuteln mit Karotten manchmal dünne, orangefarbene Linien oder ein schwarzes Band um das Beutelende aufgedruckt sind? Mit diesen Werbetricks will man Ihnen vorgaukeln, dass die Karotten frischer aussehen, oder man will die Enden verbergen, damit der Käufer sie nicht so genau überprüfen kann. Ob Sie Karotten in einem Beutel kaufen oder nicht: Versuchen Sie immer vorsichtig, sie zu biegen, oder prüfen Sie, wie fest sie sind (sie sollten nicht runzlig sein, und man sollte sie nicht biegen können.) Achten Sie auf ein tiefes Orange, nehmen Sie keine geblichen. Überprüfen Sie die Enden, so gut es geht, ob sie entfärbt oder weich sind und Verderb anzeigen.

Um den höchsten Gehalt an Betakarotin zu erhalten, sollten Sie die Karotten dämpfen oder mit ganz wenig Wasser kochen, so dass sie knackig bleiben). (Anmerkung: Ein puddingartiger Matsch ist nicht dasselbe wie „leicht gekocht".) Wenn Sie jedoch für ein Rezept pürierte Karotten brauchen, funktioniert es gut, wenn Sie sie leicht kochen und dann in einer Küchenmaschine pürieren; damit machen Sie sich die Vorteile beider Verfahren zunutze. Durch leichtes Kochen erhöhen Sie die Absorption des Betakarotins im Körper um ein Vielfaches. Durch das Kochen werden einige der Karottenfasern leicht aufgeschlossen; gewisse Komponenten, die in diesen Fasern eingeschlossen sind, werden leichter verdaulich. Das Kochen kann jedoch einige der hitzeempfindlichen Nährstoffe und Enzyme der Karotten zerstören; ich muss aber gestehen, dass ich zu den Ersten gehöre, die gebratene Karotten essen, wenn sie angeboten werden, wohl wissend, dass Braten alles andere ist als „leichtes Kochen". Sie enthalten immer noch einige Nährstoffe, und wenn mir der Sinn danach steht, kümmere ich mich um alles andere gar nicht.

Schälen Sie die Karotten vor dem Verzehr oder der Zubereitung nicht, wenn Sie wählen können. In der Schale stecken so viele Nährstoffe in einer so hohen Konzentration, dass es wahrscheinlich klüger wäre, die Schalen zu essen und den Rest der Karotte wegzuwerfen, wenn Sie schon eine solch schwierige Wahl treffen müssen (– was Sie hoffentlich niemals tun werden).

Gesunde Ergänzungen, Alternativen und Tipps für Reisende

Alle Wurzelgemüse von einem dunklen Orange bis Rot, wie zum Beispiel Rote Bete, sind eine gute Alternative zu Karotten. Sehr gut sind auch alle anderen Gemüse im Farbbereich Orange/Rot, wie Rotkohl, Rhabarber oder roter Rettich.

Für eine lange Lagerung, auf Reisen oder beim Camping sind wohl getrocknete Karotten den frischen vorzuziehen. Gefroren sind sie auch in Ordnung; sie liefern immer noch einen guten Nährwert, wenngleich sie bei mir hinter den frischen oder richtig getrockneten Karotten erst an dritter Stelle rangieren. Sie finden in einem Naturkostladen vielleicht sogar gefrorene Karotten, die noch eine intakte Schale haben.

Karotten sind als Reisenahrung gut geeignet, denn es gibt sie fast überall auf der Welt, selbst auf Freiluftmärkten in weniger zentralen Gegenden wie Nepal und in der Wildnis von Mexiko oder Südamerika. Wenn Sie sie bei solchen Gelegenheiten nicht entgiften können, sollten Sie sie schälen, da es in bestimmten Gebieten einen hohen Grad an Verschmutzung, zum Beispiel durch Parasiten, gibt. Karotten gibt es in Restaurants auf vielerlei Art. Selbst wenn sie nicht auf der Karte stehen, bekommen Sie sie in der Regel auf Anfrage gedämpft oder geröstet. Einigermaßen gut gemachte Salatbars bieten immer rohe Karotten an.

Wer die gesundheitlichen Vorteile lebendiger Nahrung haben will, durch seine Lebensweise aber oft am Einkaufen und Zubereiten gehindert wird, für den sind Ergänzungen aus „lebendiger Nahrung" das Mittel der Wahl. (Das gilt auch für Kinder, die mehr Gemüse auf ihrem Speiseplan brauchen.) Zwei der besten sind meiner Meinung nach Phyt-Aloe (zum Kauen oder als Kapseln) und Weizengras aus ganzen Blättern oder Gerstengras. (Mehr darüber im entsprechenden Abschnitt des Kapitels 1 über Brokkoli.)

Überleben mit Kompromissen in Ausnahmesituationen

Karotten aus der Dose sind vielleicht besser als überhaupt keine Karotten. Und falls Sie als „Überlebenskünstler" sich das fragen sollten: Karotten*kuchen* zählt nicht viel in Bezug auf die Nährstoffe, wenn Sie auch in Bezug auf den Geschmack sicherlich einen Punkt machen können.

Was Kinder gerne mögen

Ziehen Sie Ihr orangefarbenes T-Shirt an und servieren Sie einen frischen Karottensalat aus geriebenen Karotten mit saftigen Rosinen, die eine Zeit lang in Wasser eingeweicht wurden. Geben Sie nach dem Mischen dieses Salates ein wenig von dem Einweichwasser dazu. Süß und köstlich.

Karottenmarmelade mit Ingwer

Zutaten:
200 g geriebene Karotten
2 EL Wasser
³/₄ einer ungeschälten Biozitrone in Scheiben (Kerne entfernen)
1 ¹/₂ bis 2 TL klein geschnittener Ingwer
100 g Honig
1 EL reines Pektin (ohne Zucker oder chemische Zusätze)
2 EL Wasser

Karotten, Zitrone, Ingwer und Wasser in einen Mixer geben. Grob mischen, Mischung in eine Schüssel füllen. Honig und Pektin zugeben. Gut mischen. Für drei Stunden oder über Nacht in den Kühlschrank stellen.
Anmerkung: Wenn Sie Ingwer nicht mögen, lassen Sie ihn einfach weg. Sie erhalten dann eine köstliche Karotten-Honig-Marmelade.

Rezept mit freundlicher Genehmigung aus: Carol Nostrand, *Junk Food to Real Food*, S. 197

Leinöl-Tofu-Aufstrich

Zutaten: etwa 225 bis 280 g Tofu (Versuchen Sie eine Marke zu finden, die kein Calciumsulfat enthält, auch bekannt als „Pariser Pflaster" und bei einigen Sorten als Verdickungsmittel verwendet. „Weicher" Tofu ist eher frei davon.)
2 EL Zitronensaft oder unpasteurisierter Apfelessig
1/4 TL trockener Senf
1 mittelgroße, eingelegte, gehackte Dillgurke
2 EL unverarbeiteter Honig
1 Achtel TL gehackter Knoblauch oder Menge nach Geschmack
2 EL Leinöl
Nach Belieben: je 1/2 bis 1 TL eines oder mehrerer frischer oder getrockneter Kräuter wie Schnittlauch, Dill, Zwiebel, Basilikum, Petersilie oder Curry nach Geschmack. (Insgesamt bis zu 3 TL zusätzliche Kräuter)

Die gehackte Dillgurke, den Knoblauch und das Leinöl mischen und beiseite stellen. Die anderen Zutaten in einen Mixer oder eine Küchenmaschine geben oder mit der Hand mischen. Die Konsistenz soll cremig sein. Dann die gehackte Gurke, den Knoblauch und das Leinöl hinzugeben.
Dieser Aufstrich kann zu Folienkartoffeln, Gemüse- oder Getreidegerichten serviert werden. Eignet sich gut als Gemüsedip, besonders mit zusätzlichen Kräutern. Durch das Hinzufügen von mehr oder weniger Tofu wird die Konsistenz dicker oder dünner.

(Rezept aus der Küche der Autorin)

Funktionelle Komponenten

1 Esslöffel (= Portionsgröße) frisches, unraffiniertes, biologisches, kalt gepresstes, lignanreiches Leinöl enthält:

Gesamtfettgehalt	14,0 g
gesättigtes Fett	1,0 g
Cholesterin	0
Natrium	0
Kalorien	115,0
Alpha-Linolensäure	5600 - 8500 mg (Omega 3)
Linolensäure	1280 - 1600 mg (Omega 6)
Betakarotin	132 I. E. (Provitamin A)
Vitamin E	0,29 I. E. (minimale Menge)
Kohlenhydrate	2,6 % (weniger als 1 g)
Protein	1,5 % (weniger als 1 g)
Fasern	1 %

Zu den anderen Fettsäuren in 1 Portion gehören:

Palmitinsäure	5,6 %
Stearinsäure	2,4 %
Oleinsäure	16 %

Mineralien: Geringe Mengen von mindestens 23 für die Gesundheit wichtigen Mineralien.
(I. E. = Internationale Einheiten)

Hervorstechende Wirkstoffe und Antioxidantien in Leinöl: Vitamin E, Lignane, essenzielle Fettsäuren, Betakarotin

Quellen:
1. *Barlean's Organic Oils, Inc.*, Ferndale, Washington
2. Erdman und Jones, *Fats That Can Save Your Life*
3. Jade Beutler, Autor (s. Lit.verz.) und unabhängiger Forscher und Berater für Fette und Öle

5

Leinöl

Was Leinöl so wertvoll macht

Flachs wird seit jeher in der ganzen Welt angebaut. Erst in den letzten Jahren erregt Leinsamen als gesundheitsunterstützende und regenerierende Nahrungsquelle große Aufmerksamkeit. Und zum Glück für uns schmeckt frisches, unraffiniertes Leinöl verführerisch gut. Weltweit anerkannte Autoritäten im Gesundheitsbereich wie Michael T. Murray, Johanna Budwig und Robert Erdmann (s. Lit.verz.) berichten über den erstaunlichen gesundheitlichen Nutzen von korrekt verarbeitetem Leinöl in der Ernährung. Positive Wirkungen hat es zum Beispiel bei hohem Blutdruck, Arthritis, Multipler Sklerose, bei Immunsuppression, Psoriasis und bei Ekzemen. Leinöl ist außerdem hilfreich zur Vorbeugung von Schlaganfällen, Herzanfällen und Krebs und wird auch in der Krebsbehandlung eingesetzt.

Dr. Budwigs alltägliche Wunder

Wie wichtig gesunde Fette in der Ernährung sind (Leinöl ist ganz hoch angesehen), wird durch die Arbeit von Johanna Budwig bei der Behandlung und oft sogar Heilung (Sie haben richtig gelesen, Heilung!) vieler Krebsarten dramatisch vor Augen geführt. Ihre schwer kranken Patienten, auch die Krebskranken, hatten ausnahmslos einen Mangel an einer der essenziellen Fettsäuren, wohingegen das Blut von Gesunden immer genügend Proteine und alle essenziellen Fettsäuren enthielt. Ihre Forschungen zeigten, dass Proteine und essenzielle Fettsäuren zum gegenseitigen Schutz zusammenarbeiten. Ein unentbehrlicher und zentraler Teil von Budwigs Therapie beinhaltet den Einsatz von Leinöl (vermischt mit Hüttenkäse oder Quark) in der Ernährung des Patienten.

Ich präsentiere Ihnen hier meine Kurzform der sehr detaillierten Informationen über die Wirkungsweise von J. Budwigs Behandlung. Durch die therapeutische Kombination des Leinöls mit dem Hüttenkäse oder Quark werden die (in großen Mengen im Leinöl vorkommenden) elektronenreichen Fette infolge der Aktivität der im Hüttenkäse oder Quark reichlich vorhandenen schwefelhaltigen Aminosäuren (Bestandteile der Proteine, wie Cystein) wasserlöslich. Diese jetzt wasserlöslichen, oberflächenaktiven, elektronenreichen Fette können nun wesentlich besser von den Zellen aufgenommen werden. Das erhöht die Fähigkeit des Körpers, lebenswichtige Funktionen zu aktivieren, in dramatischer Weise und führt zu außergewöhnlicher Heilung und Regeneration. Von primärem Interesse für mich ist darüber hinaus, dass J. Budwig (wie ich schon im Kapitel über die Feigen erwähnt habe) als Quelle dieser stark aufgeladenen, außergewöhnlich reichlich vorhandenen Elektronen im Leinöl die Sonne „entdeckt" hat.

Es ist mir schon klar, dass ich Ihre Vorstellungskraft hier vielleicht ein wenig überstrapaziere, aber da ich mein ganzes Leben lang mit dem Abenteuer „alternatives Heilen" zu tun hatte, bin ich auf meine eigene, sehr subjektive Weise immer wieder zu der Schlussfolgerung gelangt, dass die Sonne für das Wohlbefinden der Menschheit eine ganz entscheidende Rolle spielt. Dr. Budwig als Physikerin schlüsselt natürlich ihre Ergebnisse auf gar nicht subjektive Weise auf. Sie demonstriert mit Gewissheit, dass die funktionellen Komponenten im Leinöl dieses zu einem der am höchsten geladenen Nahrungsmittel machen. Das ist der hauptsächliche Grund dafür, dass ich Leinöl in die Gruppe der zehn unverzichtbaren Nahrungsmittel aufgenommen habe.

Sie müssen nicht krank sein, um aus den Forschungen von J. Budwig und anderen Wissenschaftlern großen Nutzen zu ziehen. Nehmen Sie Leinöl einfach in Ihre tägliche Ernährung auf, wie auch immer es Ihnen attraktiv erscheint. Eine gute Quelle für viele Rezepte zum täglichen Gebrauch ist *Flax For Life* (zu Deutsch etwa: „Flachs fürs Leben") von Jade Beutler.

Das „gute" Fett

Über die Nachteile von Fetten und Ölen in unserer Ernährung sind wir fast alle mit Informationen überhäuft worden. In meinem Bekanntenkreis gibt es Menschen, die eine derartige Angst vor Fetten und Ölen entwickelt haben, dass sie versuchen, so weit wie möglich darauf zu verzichten. Nachdem Sie dieses Kapitel gelesen haben, werden Sie jedoch wissen, warum eine fettfreie Ernährung genauso krank macht wie eine auf übermäßigem Fettkonsum basierende. Für mich gilt: Fettfrei ist „out" und die Idee der Ernährung mit dem „richtigen" Fett ist „in". Dr. Robert Erdmann (*Fats That Can Save Your Life,* auf Deutsch: „Fette, die Ihr Leben retten können"), beschreibt das so:

„Gesunde Fette und Öle spielen in jedem Stadium des Lebensprozesses eine aktive Rolle. Sie sind Schmiermittel, Puffer und Isolatoren, die vor Stress, Erschütterungen und den körperlichen Extremen, denen wir täglich ausgesetzt sind, schützen. Sie wandeln Energie um, indem sie solche Energieformen wie Klang und Licht in elektrische Nervenimpulse umsetzen; sie verleihen den Zellmembranen strukturelle Festigkeit und sie arbeiten als ‚Taxis', die schädliche Substanzen sicher aus empfindlichen Geweben abtransportieren. Aus diesen Gründen ist (gesundes) Fett ganz genauso wichtig wie Aminosäuren, Proteine, Mineralien und Vitamine."

Es gibt zwei mehrfach ungesättigte Fette, die Linolensäure (LS) und die Alpha-Linolensäure (ALS), die der menschliche Körper zur Vermeidung regelmäßiger Zusammenbrüche und Fehlfunktionen dringend braucht. Diese beiden Fette sind Grundbausteine für die normale Zellstruktur und Körperfunktion, und sie sind so wichtig, dass sie essenzielle Fettsäuren genannt werden (EFS). Wie ich im Kapitel über die Mandeln ausgeführt habe, können die EFS nicht wie andere Nährstoffe im Körper selbst hergestellt werden, sondern müssen ihm mit der Ernährung zugeführt werden. Eine Ernährungsweise mit vielen pflanzlichen Anteilen ist da schon ein guter Anfang, wenn Sie diese essenziellen Fettsäuren in entsprechender Menge aufnehmen und für ein Gleichgewicht zwischen ihnen sorgen wollen, wohingegen eine an tierischen Produkten reiche Ernährung diesbezüglich eher in eine unerwünschte Richtung führt. Leinöl ist ein hervorragender Lieferant dieser essenziellen Fettsäuren.

Diese beiden essenziellen Fettsäuren werden oft auch mit Hilfe der allgemeinen Kategorien benannt, denen sie angehören: Linolensäure ist eine Omega-6-Fettsäure. Daher werden Öle mit einem hohen Gehalt an Linolensäure oft als Omega-6-Öle bezeichnet. Alpha-Linolensäure ist eine Omega-3-Fettsäure, und so werden Öle mit einem hohen Gehalt an Alpha-Linolensäure oft Omega-3-Öle genannt. Beide Kategorien sind für eine gute Gesundheit ganz wesentlich und müssen im Körper in einem ausgewogenen Verhältnis und in entsprechenden Mengen vorliegen. Von den meisten Forschern wird ein gesundes Gleichgewicht mit einem Mengenverhältnis von Omega-6- zu Omega-3-Ölen zwischen 1:1 bis 4:1 angegeben. Es wird Sie wahrscheinlich nicht überraschen, dass das Gleichgewicht dieser beiden Stoffe im Körper eines durchschnittlichen Amerikaners etwa 20:1 beträgt. Dieses grundlegende Nährstoff-Ungleichgewicht (wesentlich mehr Omega-6, als gesund ist, im Verhältnis zu Omega-3) wird durch eine Ernährungsweise verursacht, die in hohem Maße aus verarbeiteten und verfeinerten Nahrungsmitteln, vegetabilen, mit toxischen Chemikalien verfeinerten Ölen und Fleisch von Haustieren besteht. Keines dieser Nahrungsmittel ist für eine gute Gesundheit essenziell. Omega-6-Öle sind absolut essenzielle, heilende und therapeutische Substanzen, das stimmt. Bedenken Sie aber, sie müssen im richtigen Verhältnis zu den Omega-3-Ölen vorliegen.

Der normale Mensch muss sich um seine Versorgung mit Omega-6-Ölen (man spricht hier im Deutschen eigentlich immer von den jeweiligen Omega-Fettsäuren, Anm. d. Übers.) keine Sorgen machen, wenn er kein spezielles gesundheitliches Problem hat. Aber fast jeder sollte sich um die Aufnahme der Omega-3-Öle kümmern. Wenn man seinem Essen mindestens einen Esslöffel richtig verarbeitetes Leinöl täglich zugibt, kann man das Gleichgewicht deutlich verbessern, denn Leinöl hat ein Verhältnis Omega-

6 zu Omega-3 von 1:3. (Ich nehme täglich drei Esslöffel Leinöl zu mir, die ich über verschiedene Nahrungsmittel träufle.) Natürlich ist es mein Anliegen, dass wir nicht nur Leinöl verwenden, sondern auch noch weiter gehen, unsere ungesunden Fette und Öle sowie die anderen verarbeiteten Nahrungsmittel aus unserem Speiseplan verbannen und zu ernsthaften Anhängern von *Nimm 10!* werden. Die ausgleichenden, regenerierenden Auswirkungen auf die Gesundheit aller derer, die diesem Rat gefolgt sind, waren dramatisch. Freunde haben aufgeregt berichtet, dass sie nach Weglassen der ungesunden Fette und Öle und seit der Bevorzugung der Nahrungsmittel aus *Nimm 10!* chronische Krankheitssymptome wie Gelenksteifigkeit, Allergien, häufige grippale Infekte und andere Infektionen, Hautprobleme oder allgemeine Müdigkeit einfach nicht mehr haben.

Bildung von Prostaglandinen

Einer meiner „Helden" in Bezug auf das Leinöl und eine „Fundgrube", aus der ich viele meiner Daten beziehe, ist Jade Beutler, Gesundheitsfachmann, Forscher und Autor (vgl. Literaturverzeichnis). Die Fettsäurenforschung gehört zu seinen Lieblingsthemen, und er verfügt über eine der umfangreichsten Datenbanken auf diesem Gebiet. Beutler schreibt Eindeutiges über die Verbindung zwischen den essenziellen Fettsäuren und den Prostaglandinen (hochwirksame hormonähnliche Substanzen, die fast jede biologische Funktion im Körper steuern) sowie über Lignane (ein Pflanzenwirkstoff im Leinsamen). Nach Beutler ist es wichtig, die Omega-6- und Omega-3-Öle in einem gesunden, ausgeglichenen Verhältnis zu sich zu nehmen (er schlägt 1:1 vor), da dann die Prostaglandine ebenfalls in einem gesunden und ausgeglichenen Verhältnis gebildet werden. Bei dieser Sache kann es jedoch einen Haken geben. Obwohl Omega-6- und Omega-3-Fettsäuren beide Vorläufer für die Bildung von Prostaglandinen sind, konkurrieren sie miteinander bei der Umwandlung in Prostaglandine. Und während bestimmte Prostaglandine wichtige Verbündete bei der Erhaltung und Regeneration der Gesundheit sein können, können andere, wenn sie mit den Übrigen nicht im Gleichgewicht sind, „die Arbeiten ernsthaft hemmen" und zu einem gesundheitszerstörenden chemischen Chaos beitragen. Es lohnt sich, diesen Fettsäuren einige Beachtung zu schenken und dafür zu sorgen, dass sie in einem gesunden Verhältnis aufgenommen werden; der gesundheitliche Nutzen ist enorm.

In seinem Artikel *Fats for Health* legt Beutler die folgende Liste von Körpersystemen und -funktionen vor, die von der richtigen Menge und dem richtigen Verhältnis der essenziellen Fettsäuren abhängen:

- Steroidproduktion und Hormonsynthese
- Regulation des Drucks im Auge, in den Gelenken und Blutgefäßen
- Regulation und Reaktion auf Schmerz, auf Entzündung und Schwellungen
- Vermittlung der Immunreaktion
- Regulation der Körpersekretionen und ihrer Viskosität
- Erweiterung oder Verengung von Blutgefäßen
- Regulation von Kollateralkreisläufen
- Lenkung der endokrinen Hormone auf ihre Zielzellen
- Regulation von Reflexen des Muskel- und vegetativen Systems
- Essenzielle Fettsäuren sind wichtige Bausteine von Zellmembranen
- Regulation der Zellteilungsrate (Mitose)
- Essenzielle Fettsäuren erhalten die Flüssigkeit und Stabilität von Zellmembranen
- Essenzielle Fettsäuren regulieren das Ein- und Ausströmen von Substanzen in den Zellen
- Essenzielle Fettsäuren sind wichtig für den Transport von Sauerstoff aus den roten Blutkörperchen in die Körpergewebe
- Regulation der Nierenfunktion und Flüssigkeitsbalance
- Essenzielle Fettsäuren sind wichtig, damit sich gesättigte Fette nicht ablagern können, sondern im Blutstrom mobil bleiben

- Essenzielle Fettsäuren verhindern das Verklumpen von Blutzellen (Ursache von atherosklerotischen Plaques und Blutklumpen, eine Ursache von Schlaganfällen)
- Vermittlung der Freisetzung von Entzündungssubstanzen aus Zellen, die allergische Zustände in Gang setzen können
- Essenzielle Fettsäuren dienen als primäre Energiequelle für den Herzmuskel
- Regulation von Nervenübertragungen/Nervenimpulsen

Lignane

Leinöl enthält eine minimale Menge Vitamin E und Betakarotin (Provitamin A), mindestens 23 Spurenelemente und Pflanzenwirkstoffe, die Lignane. Lignane kommen auch in anderen pflanzlichen Quellen vor, aber in geringeren Mengen. Vitamin E und Betakarotin wirken selbst in geringen Mengen als Antioxidantien, die die Funktion des Immunsystems verbessern und Schäden an unseren Zellen durch Toxine und Schadstoffe aller Art vermindern. Lignane sind für die Prävention ernstlicher Erkrankungen wie Herzkrankheiten und Krebs von Bedeutung.

Die pflanzlichen Lignane des Leinöls werden von Bakterien im menschlichen Darm (eigentlich im Darm aller Säugetiere) zu für Säugetiere geeigneten Lignanen umgewandelt. Diese verbinden sich dann mit den Östrogenrezeptoren, und infolgedessen verringert sich, wie man annimmt, das Erkrankungsrisiko für verschiedene Krebsarten, insbesondere Brust- und Dickdarmkrebs.

Bei der Pressung des Leinsamens werden die Lignane weitgehend entfernt, so dass hohe Konzentrationen davon im Pressgut zurückbleiben. Einige fortschrittliche Firmen stellen jetzt Leinöle her, in denen etwas vom Pressgut zurückgehalten wird. Dieses gibt dem „lignanreichen", leicht butterartigen Öl einen feinen, nussigen Geschmack. Das verwende ich immer.

Die Informationen über das Leinöl lassen sich folgendermaßen zusammenfassen: Die essenziellen Fettsäuren sind für die Gesundheit und für ein langes Leben absolut notwendig. Man braucht sie in der richtigen Menge und dem richtigen Verhältnis. Wenn Sie sich vorwiegend mit den zehn unverzichtbaren Nahrungsmitteln ernähren, die Aufnahme von erhitzten oder ungesunden verarbeiteten Fetten und Ölen (übliche vegetabile Öle aus dem Laden, Margarinen aller Art, streichfähige „Als-ob-Butter" usw.) und verarbeiteten Nahrungsmitteln einschränken sowie täglich einen bis drei Esslöffel korrekt hergestelltes Leinöl zu sich nehmen, werden Sie dieses notwendige Gleichgewicht erreichen.

Einkaufs- und andere Tipps zu Leinöl

Nicht alle Leinölprodukte sind gleich. Kaufen Sie immer nur Leinöl aus biologischer Produktion. Überprüfen Sie als Nächstes den Geschmack, denn er ist ein zuverlässiger Indikator für richtige Verarbeitung, Verpackung und nachfolgende Lagerung. (Den großen Unterschied werden Sie feststellen, wenn Sie einmal das Pech haben und an nicht richtig verarbeitetes oder behandeltes Leinöl geraten.)

Leinöl ist sehr empfindlich und kann, wie andere Speiseöle, Schaden nehmen, wenn es zu lange dem Sauerstoff (der Luft), der Hitze oder dem Licht ausgesetzt wird. Nicht korrekt hergestelltes Leinöl hat meist einen bitteren Geschmack und ein unangenehmes Aroma und beides kann so streng sein, dass man sich an Firnis erinnert fühlt. Ein gutes Leinöl hat einen sehr leichten Geschmack, der an Butter erinnert, mit einem zarten Aroma (wenn überhaupt), und ist nicht im Geringsten ranzig oder bitter. Sollten Sie jemals an Leinöl geraten, das zu der negativen Beschreibung passt, so sollten Sie es lieber nicht zu sich nehmen, denn verdorbenes Leinöl kann für die Gesundheit schlechter sein als überhaupt kein Leinöl.

Leinöl gibt es auch als Nahrungsergänzung – in Form von Gelatineperlen verschiedener Größen. Dieser Verpackung wird nachgesagt, dass sie die Öle konserviert und schützt, aber ich meine, Sie sollten diese „Perlen" genauso sorgfältig handhaben, kühlen und lagern, wie Sie das mit einem Behälter flüssigen Leinöls tun würden. Obwohl ich zugeben muss, dass in manchen Fällen aus Bequemlichkeit oder wegen des Geschmacks (denn es gibt die seltenen Menschen, die selbst den noch so milden Geschmack des qualitativ hochwertigsten Leinöls nicht mögen) eine Leinöl-Nahrungsergänzung in Gelatineperlen angesagt sein kann, bin ich gegenüber der Qualität des Öls in diesen Ergänzungen sehr skeptisch. Es ist nichts dabei, wenn man eine der Perlen aufschneidet und das Öl probiert. Wenn es in Ordnung ist, sollten Sie die Perlen ungeachtet des Hinweises auf dem Etikett im Kühlschrank lagern.

Alle Speiseöle sollten in einem luftdichten Gefäß an einem kühlen, dunklen Ort gelagert werden, wie zum Beispiel im Kühlschrank. So extrem empfindliche Öle wie das Leinöl sollten *immer* im Kühl- oder Gefrierschank aufbewahrt werden. Bevorraten Sie mehr Leinöl, als Sie innerhalb weniger Monate verbrauchen, so lagern Sie das restliche im Gefrierschrank und tauen es bei Bedarf auf. (Durch das Einfrieren kann sich die Haltbarkeit von vier Monaten auf ein Jahr erhöhen.) Und kaufen Sie niemals Leinöl in einem Geschäft, in dem es nicht die ganze Zeit gekühlt wurde.

Da Leinöl hitzeempfindlich ist, dürfen Sie es niemals erhitzen, da das schlimmer wäre, als wenn sie überhaupt keines zu sich nehmen würden. Fügen Sie es dem Essen nach der Zubereitung zu. Es ist in Ordnung, wenn sie es über *warmes* Essen geben, aber ich würde nicht empfehlen, es über kochend *heißes* Essen zu träufeln. (In Bezug auf Kochen mit Öl gibt es noch Informationen im Abschnitt „Gesunde Ergänzungen" weiter unten.)

Ich empfehle sehr, ein Stück Brot in Leinöl zu tauchen, das mit Kräutern versetzt wurde, oder das Öl über Pasta zu träufeln (nachdem sie auf dem Tisch ist), oder es mit Hüttenkäse oder einfachem Yoghurt zu mischen (ausgezeichnet für den Körper) oder es zusammen mit Olivenöl in das Salatdressing zu geben.

Ich selbst kaufe immer lignanreiches, biologisches Leinöl. Die Lignane befinden sich als feine, schokoladebraune Reste des gepressten Leinsamens im Öl und müssen jedes Mal vor dem Servieren aufgeschüttelt werden. Wie sehr Sie jedoch jedes Mal schütteln, wenn das Öl zu Ende ist, befindet sich am Boden immer noch ein Rest der nahrhaften Lignane. (Sie merken es am Gewicht, obwohl sie sie durch den Plastikbehälter nicht sehen können). Stellt sich die Frage, was man mit diesem gesunden Rest anfangen soll.

Hier ist mein „Geheimrezept" für diesen Rest. Ich nehme meine Küchenschere und schneide die obere Hälfte der Flasche ab. Aus dem kostbaren Rest mache ich einen speziellen Aufstrich. Ich mische ihn sorgfältig mit der gleichen Menge dunkelbraunem Miso und bestreiche Brotscheiben, die für Sandwiches gedacht sind, mit diesem schmackhaften Aufstrich oder ich verwende ihn als Würze (1 EL pro Teller) für Gemüse- oder Getreidegerichte.

Miso kommt aus Japan und ist eine etwas salzige, fermentierte Paste aus Sojabohnen, auch gemischt mit Getreidepaste (wie Reis- oder Gerstenmiso). Ein unpasteurisiertes Miso, wie ich es kaufe, bietet Ihnen neben dem wunderbaren Nährwert auch noch seine lebenden Enzyme. Man kann auch pasteurisiertes Miso nehmen. Wie auch immer, es sollte auf alle Fälle aus Vollgetreide sein und nicht aus weißem Reis (und auch nicht gesüßt wie die so genannten „süßen" oder „weichen" Misos).

Gesunde Ergänzungen, Alternativen und Tipps für Reisende

Obwohl Leinöl sehr nahrhaft ist, gehört es zu den – wie ich sage – „ergänzenden Ölen", das heißt, die meisten Menschen werden zusätzliche gesunde Öle haben wollen, zum Beispiel zum Kochen. Es ist tatsächlich eine gute Idee, täglich einen bis drei Esslöffel verschiedener gesunder Öle zusätzlich zum oder einschließlich des Leinöls zu sich zu nehmen.

Die folgende Aufzählung nennt schmackhafte und gesunde Abwechslungen; es gibt aber keine wirkliche Alternative bezüglich Quelle, Verfügbarkeit, Preis und Verarbeitung zum Gehalt an Omega-3-Fettsäuren im Leinöl selbst. Meiner Meinung nach sollten Sie versuchen:

- Olivenöl
- Sesamöl
- Mandelöl
- Sonnenblumenöl
- Kürbiskernöl
- Avocadoöl
- Distelöl

Wenn Sie ausprobieren wollen, ob ein Öl eine gute Ergänzung in Ihrem Ernährungsplan wäre, achten Sie auf die folgenden Kriterien und versuchen Sie, so viele wie möglich in den Ölen wieder zu finden, die Sie auswählen. Qualitativ hochwertige Speiseöle sollten ...

... kalt gepresst sein (am besten mechanisch),

... in lichtgeschützten Behältern abgefüllt sein,

... unraffiniert oder mit den bestmöglichen Agentien raffiniert sein, wenn das nötig ist, und

... aus kontrolliert biologischem Anbau stammen.

Solche Marken erhalten Sie am ehesten in Naturkostläden. Der Unterschied zwischen einem Öl, das sehr schlecht für die Gesundheit ist, und einem, das eine tief greifende Regeneration bewirken kann, liegt an der Art der Verarbeitung. Sie können zum Beispiel hoch raffiniertes, nichtbiologisches Distelöl kaufen, das voller Schadstoffe und toxischer Verfeinerungen ist, die Ihre Gesundheit empfindlich stören. Oder Sie können Distelöl kalt gepresst, unraffiniert und in biologischer Qualität kaufen und großen gesundheitlichen Nutzen davon haben.

Ich verwende fast ausschließlich Leinöl und Olivenöl *extra virgine*. Olivenöl *extra virgine* ist selbst ein nahrhaftes und für die Gesundung wichtiges Nahrungsmittel. Obwohl auf dem Weg vom Samen zum Öl einiges schief gehen kann, gibt es im Vergleich mit anderen Ölen bei Olivenöl kaum Gründe für eine Raffinierung. Ob Sie nun Olivenöl kaufen, das als biologisch und unraffiniert gekennzeichnet ist, oder ob Sie kalt gepresstes Olivenöl *extra virgine* oder *virgine* (im Gegensatz zu „reinem" oder „leichtem" als beschönigende Etiketten für Extraktionsmethoden mit Lösungsmitteln) kaufen, Sie haben mit der Wahl von Olivenöl auf jeden Fall schon einmal einen großen Schritte getan, um den „Genuss" von Chemikalien zu vermeiden. Olivenöl *extra virgine* oder *virgine* wird nur relativ geringer Verarbeitung unterzogen.

Olivenöl enthält auch essenzielle Fettsäuren, hauptsächlich einfach ungesättigte (sehr gesunde). Ich komme immer mehr mit Forschungen in Kontakt, die beweisen, dass Olivenöl zu den „Nahrungsmitteln für ein langes Leben" gehört und Herzerkrankungen verhindern hilft. Jean Carpers Buch *Food Your Miracle Medicine* berichtet von einer berühmten Studie, die besagt, dass die Menschen im Mittelmeerraum, die für ihren ausgiebigen Konsum von Olivenöl bekannt sind, deutlich weniger an Herzerkrankungen leiden. Natürlich gibt es in den Mittelmeerländern das qualitativ hochwertigste Olivenöl; wir können das aber auch bekommen, wenn wir lernen, worauf wir beim Einkauf achten müssen.

Olivenöl kann erhitzt werden, ohne dass seine Bestandteile in ungesunde Komponenten aufgespalten werden, und man sollte es zum Braten bevorzugen (ohne zu vergessen, dass das Braten generell stark eingeschränkt werden sollte). In keinem Fall sollte man Öl so hoch erhitzen, dass es raucht, denn das bedeutet die Aufspaltung der Komponenten.

Die anderen oben erwähnten Öle sind stärkende und köstliche Nahrungsmittel, aber sie werden unter Hitzeeinwirkung schneller aufgespalten und damit ungesünder, ja sogar schädlich. Ich verwende sie daher nicht zum Kochen. (Es sollte mich nicht wundern, wenn mir einige „Ölexperten" widersprechen, denn einige der Öle werden als hitzetolerant gekennzeichnet – Distelöl oder Canolaöl zum Beispiel. Damit sie die Hitze aushalten können, müssen sie jedoch stark raffiniert werden.)

Ein guter Trick für das Kochen mit Öl
Ob Sie nun Kartoffeln braten, Zwiebeln sautieren oder ein Steak brutzeln wollen, beginnen Sie damit, dass Sie ein wenig Wasser

mit Kräutern in der Bratpfanne erhitzen. Geben Sie dann die Nahrungsmittel hinzu, die Sie normalerweise in Öl oder Butter braten würden, und lassen Sie sie leicht kochen. Geben Sie dann unter Kochen einen oder zwei Esslöffel Olivenöl hinzu, während das überschüssige Wasser verdampft. Damit wird die Temperatur gesenkt, der das Öl ausgesetzt wird, und oft wird die benötigte Ölmenge damit verringert.

Überleben mit Kompromissen in Ausnahmesituationen

In Situationen, wenn Sie froh sein müssen, überhaupt Öl für Ihre Ernährung zu finden, versuchen Sie zumindest, kalt gepresstes zu bekommen. Versuchen Sie es mit Sojaöl, Distelöl oder Canolaöl. Viele Menschen betrachten sie als gesunde Öle, die man großzügig verwenden kann, und sie sind im Allgemeinen in Supermärkten erhältlich. Sie gehören nicht zu meinen Favoriten, denn sie sind mit unakzeptablen Mengen giftiger Chemikalien wie Pestizide, Konservierungsstoffe oder Lösungsmittel kontaminiert. Die Distel wird, wie viele Ölsamenpflanzen, während der Vegetationsperiode zum Beispiel meist mit großen Mengen Chemikalien besprüht. Diese Schadstoffe konzentrieren sich im Öl. Die gute Nachricht ist jedoch, dass die hier genannten Öle qualitativ denjenigen Kombinationen von Pflanzenölen, die man meist in den Regalen der Läden findet, um Lichtjahre voraus sein können. Wenn Sie auf dem Etikett „Pflanzenöl" oder „Kochöl" lesen, verschwenden Sie keinen Gedanken daran, es zu kaufen.

Zeitweise werden Sie den Konsum von erhitzten und ungesunden Ölen nicht vermeiden können – sie werden eventuell in verschiedenen Lokalen oder bei einem Ihrer Gastgeber verwendet. Oder, ob die Fette und Öle gesund sind oder nicht, Sie werden sie vielleicht schwer verdaulich finden. Wie auch immer, Sie können die Verdauungsarbeit verbessern und die negativen gesundheitlichen Auswirkungen verringern, wenn Sie ein Verdauungsenzym, vor allem eines für die Verdauung von Fetten und Ölen, einnehmen. Ihr Naturkostladen am Ort kann Ihnen verschiedene anbieten.

Wichtige Nachrichten für Verwender von Margarine

Wer statt Butter einfach etwas Sämiges, Streichbares haben muss und auf die irreführende Behauptung der Werbung hereingefallen ist, dass Margarine gut sei, für den habe ich schlechte und gute Nachrichten. (Ich erwähne das hier, obwohl ich der Meinung bin, dass Sie die Margarine vergessen und stattdessen das köstliche Lein- oder Olivenöl mit Kräutern über das Essen träufeln sollten.)

Die schlechten Nachrichten

Gehärtete Fette und Öle gibt es reichlich in Margarine, Backwaren, fertigen Zuckergüssen und Cremes, gefrorenen Fischstäbchen, Pommes frites, den meisten Tiefkühl-Fertiggerichten, Käsenachahmungen, Süßigkeiten usw. Solche Dinge sind nicht auf meiner Notfallliste, denn wir würden mit ihnen nicht sehr lange oder gut überleben.

Die gehärteten oder teilgehärteten Öle in Margarinen können das „schlechte" Cholesterin genauso oder vielleicht sogar in schlimmerem Maße erhöhen wie tierische Fette, wie Butter. Margarinen enthalten erschreckend viele ungesunde Trans-Fettsäuren (das Ergebnis von Molekülverbiegungen der gesunden Fettsäuren während der Härtung). Wenn Sie versuchen, ein flüssiges Öl dickflüssiger zu machen, erhalten Sie gehärtete oder teilgehärtete Öle, zum Beispiel Margarine. Mit jedem Produkt – und davon gibt es wahrscheinlich Tausende –, das gehärtete oder teilgehärtete Öle enthält, nehmen Sie diese Trans-Fettsäuren zu sich.

Man weiß, dass die Trans-Fettsäuren dem Körper denselben Schaden zufügen wie die ungesunden Arten von natürlich gesättigten Fetten. (Gesättigte Fette erkennt man unter anderem daran, dass sie bei Zimmertemperatur nicht flüssig werden, wie Butter oder das Fett an einem Steak). Und wie ich gleich ausführen werde, ist jedes Gramm Butter mindestens genauso schlecht wie Margarine oder sogar noch schlechter.

Die bekanntesten schädlichen Wirkungen der Trans-Fettsäuren sind ernsthafte gesundheitliche Probleme wie Herzkrankheiten, der Anstieg des schädlichen LDL-Cholesterins und das erhöhte

Risiko von Immunkrankheiten, da die Trans-Fettsäuren auch das Immunsystem schädigen (Verminderung der Reaktion der B-Zellen und Proliferation der T-Zellen).

Nachfolgend zwei beispielhafte Zeitungsberichte zur Härtung von Trans-Fettsäuren:

San Francisco Chronicle, 7. Oktober 1992

„Wissenschaftler finden Gesundheitsrisiko in Margarine.

Eine Studie holländischer Wissenschaftler, über die 1990 im *New England Journal of Medicine* berichtet wurde, verursachte erstmals in großem Maße Bedenken. Sie zeigte, dass die Trans-Fettsäuren den Spiegel der schädlichen Bestandteile von Cholesterin erhöhen und gleichzeitig den der Schutzfaktoren senken. Die Landwirtschaftsbehörde ... hat nun die holländische Studie bestätigt."

San Francisco Chronicle, 16. Mai 1994

„Forschungsbericht nennt Margarine „tödlich".

Der heute veröffentlichte Bericht stellt die Möglichkeit zur Debatte, dass Margarine und andere verarbeitete Nahrungsmittel die Ursache für 30.000 Fälle von Herztod im Lande sein könnten ... Vor einem Jahr haben Forscher an der *Harvard School* für das öffentliche Gesundheitswesen Ergebnisse angekündigt, die besagen, dass Margarine das Risiko für Herzkrankheiten bei Frauen um ganze 70 Prozent erhöhe ... Der ... Bericht wurde von dem weltweit als einer der führenden Forscher auf dem Gebiet von Ernährung und Herzkrankheit anerkannten Ernährungsfachmann von Harvard, Walter Willett, verfasst. Willett legte die Gefahren der von den Wissenschaftlern als Trans-Fette bezeichneten, durch den Härtungsprozess entstehenden Stoffe dar. ‚Werden die Menschen schockiert sein? Ich vermute schon', sagte Willett der *Associated Press*."

Wenn Sie zu den vielen Millionen gehören, die der Werbung für Margarine aufgesessen sind, befinden Sie sich in großer Gesellschaft. Doch jetzt, da wir alle besser informiert sind, ist es Zeit für eine Veränderung.

Die guten Nachrichten

Die guten Nachrichten bestehen darin, dass die öffentliche Sorge wegen gehärteter und teilgehärteter Fette und Öle genug Aufmerksamkeit erregte, um die Nahrungsmittelindustrie zu einem besseren Angebot an die hartnäckigen Margarineesser zu bewegen. So wird zum Beispiel neuerdings ein Produkt angeboten, das die Konsistenz der meisten aufgeschlagenen Aufstriche hat, über Buttergeschmack verfügt, überhaupt nicht gehärtet ist und aus gepresstem Canolaöl hergestellt wird. Laut Reklame hat es keine Trans-Fette, sollte aber nicht zum Kochen verwendet werden (dadurch würden die Fette Schaden nehmen und in einen ungesunden Stoff umgewandelt). Dieser Aufstrich ist jedoch immer noch ein stark verarbeitetes Produkt und man sollte nach meinem Dafürhalten nicht viel davon essen. Wenn Sie eine Alternative brauchen, während Sie meine „Vorschläge der ersten Wahl" durcharbeiten, wollen Sie diesen Aufstrich vielleicht einmal versuchen.

Was Kinder gerne mögen

Bestreichen Sie eine Naturreiswaffel (ein runder Cracker, etwa einen Zentimeter dick, nur aus gepufftem Naturreis) dünn mit rohem, ungefiltertem Honig. Träufeln Sie dann Leinöl darauf. Der Cracker schmeckt, als sei er mit Butter und Honig bestrichen worden. Das können Sie mit allen Crackern so machen, aber die Kinder, mit denen ich zu tun habe, mögen Reiscracker damit am liebsten. Ich auch.

Salatsauce mit Leinöl

Von jedem beliebigen Rezept für Salatsauce ein Drittel bis die Hälfte des vorgeschlagenen Öls durch Leinöl ersetzen. Das Leinöl lässt sich gut mit anderen Ölen mischen und steuert gleichzeitig eine größere Vielfalt und Menge an essenziellen Fettsäuren bei.

Sesam-Honig-Bällchen

Zutaten:
200 g rohe, ungeschälte Sesamsamen
2 EL Leinöl
2 EL Honig
1 EL Wasser

In einer trockenen Pfanne Sesamsamen erhitzen/rösten, bis sie beginnen aufzuspringen; gelegentlich umrühren, damit sie nicht zusammenkleben. Unter gelegentlichem Umrühren Samen für 30 Sekunden bis eine Minute aufspringen (rösten) lassen, dann die Hitze wegnehmen. Sie sollten ganz hell geröstet sein, nicht dunkel. In einer Mühle oder einem Mischer Sesamsamen zu einem feinen Pulver vermahlen. Alle anderen Zutaten hinzugeben und zu einer streichfähigen Paste vermischen. Um die Konsistenz und Süße dem unterschiedlichen Geschmack anzupassen, kann man *mehr* oder *weniger* Wasser, Öl oder Honig hinzufügen. Als pflanzlichen Dip, als Aufstrich für Cracker verwenden oder einfach auslöffeln.

(Rezept aus der Küche der Autorin)

Mandeltorte ohne Mehl

Zutaten für zwei Schichten von etwa 22 cm Durchmesser: 6 Eier (getrennt), 100 g Honig, 2 TL Vanilleextrakt, $^1/_4$ TL Mandelextrakt, $1^1/_2$ EL Zitronensaft und $1^1/_2$ EL Zitronenschale (1 Zitrone), 50 - 100 g Backkartoffeln (geschält, gewürfelt, gekocht und in kaltem Wasser auf Zimmertemperatur abgekühlt), 300 g ungeschälte Mandeln (Mahlen Sie immer nur etwa 100 g auf einmal.), Backofen vorheizen auf ca. 180°.

Zwei Kuchenformen von etwa 22 cm Durchmesser vorbereiten: Den Boden, aber nicht die Seiten, buttern und mit Back- oder Pergamentpapier auslegen. Papier nicht buttern. In einer großen Schüssel die Eigelbe mit einem elektrischen Rührgerät aufschlagen, bis sie sämig und hellgelb sind (etwa sechs Minuten). Nach und nach den Honig zugeben, dabei etwa 15 Minuten weiterschlagen. Zitronenschale, Saft und Extrakte zugeben, dann die Kartoffeln und wieder vermischen.

Nach und nach die gemahlenen Mandeln zugeben und sehr gut untermischen. Das Eiweiß in einer gesonderten Schüssel mit dem elektrischen Rührgerät schlagen, bis es Spitzen zieht, aber nicht zu fest ist. Das geschlagene Eiweiß vorsichtig unter die Masse heben. 40 bis 50 Minuten bei etwa 180 backen. Vor dem Herausnehmen aus der Form den Kuchen erst auf einem Gitter auskühlen lassen (fällt leicht zusammen). Dann die Seiten vorsichtig mit einem Messer ablösen und Kuchen herausnehmen. Erst nach Abkühlung servieren oder mit einem Zuckerguss versehen.

Rezept mit freundlicher Genehmigung aus: Carol Nostrand, *Junk Food to Real Food*, S. 260. Ein weiteres leckeres Rezept mit Mandeln finden Sie am Ende dieses Kapitels: Mandelbällchen.

Funktionelle Komponenten

100 g Mandeln, ohne die äußere, harte Schale, aber mit dem inneren, braunen Häutchen, enthalten:

Kalorien	589,0
Protein	19,95 g
Fett	52,21 g
Kohlenhydrate	20,4 g
Fasern	2,71 g
Cholesterin	0
Calcium	226,0 mg
Phosphor	520,0 mg
Magnesium	296,0 mg
Kalium	732,0 mg
Natrium	11,0 mg
Eisen	3,66 mg
Kupfer	0,942 mg
Mangan	2,273 mg
Zink	3,0 mg
Selen	2,8 mcg
Chrom	vorhanden
Bor	2,2 mg
Vitamin A	0
Vitamin C	0,6 mg
Vitamin B_1 (Thiamin)	0,211 mg
Vitamin B_2 (Riboflavin)	0,779 mg
Vitamin B_3 (Niacin)	3,361 mg
Vitamin B_6	0,113 mg
Folsäure	64,0 mcg
Vitamin B_{12}	0
Pantothensäure (Vitamin B_5)	0,471 mg
Vitamin E	21,0 mg
Biotin	19,0 mcg

In Mandeln in besonderem Maße vorhandene pflanzliche Wirkstoffe und Antioxidantien: Vitamin E, Selen, essentielle Fettsäuren, essentielle Aminosäuren.

Quellen:
1. Santillo, *Intuitive Eating*
2. *Nutrition Almanac*
3. Margen, *The Wellness Encyclopedia of Food and Nutrition*
4. Blonz, *The Really Simple No Nonsense Nutrition Guide*

6

Mandeln

Was Mandeln so wertvoll macht

Protein

Im Königreich der Proteine ist die Mandel die Königin! Der Begriff Proteine ist die Bezeichnung für eine Ansammlung von Eiweißbestandteilen, die man Aminosäuren nennt. Im menschlichen Körper wird das Nahrungsprotein (das wir mit der Nahrung aufnehmen) verdaut, das heißt in seine Aminosäuren aufgespalten. Diese Aminosäuren werden dann in zahlreichen chemischen Prozessen im Körper zu für den Menschen verwertbaren Proteinen zusammengebaut. Aminosäuren und für den Menschen verwertbare Proteine sind die hauptsächlichen Bausteine für alle Körpergewebe und ein wesentlicher Teil komplexer chemischer Prozesse, wie zum Beispiel der Hormonproduktion.

Etwa 22 Aminosäurenbilden die wichtigsten Bestandteile der menschlichen Proteine. Acht davon (manche Ernährungsfachleute und Forscher sprechen jetzt von neun) nennt man „essentielle Aminosäuren" (EAS). Sie sind deswegen essentiell, weil der Körper sie zum Aufbau des Gesamtproteins des Menschen braucht, sie aber nicht selbst herstellen kann. Sie müssen daher regelmäßig mit der Nahrung aufgenommen werden.

Zum Glück müssen Sie sich keine Gedanken darüber machen, wie Sie alle EAS gleichzeitig aufnehmen, denn der Körper speichert verschiedene Bestandteile, um sie mit den passenden Gegenstücken, sobald diese verfügbar sind, zu verbinden und daraus alle benötigten Proteine aufzubauen. Wenn Sie Nahrungsmittel zu sich nehmen, die alle EAS enthalten, so hat das natürlich den großen Vorteil, dass Ihr Körper dann mehr „Bausteine" für das vollständige Protein vorrätig hat.

Enthält ein Nahrungsmittel alle EAS, nennt man es ein vollständiges Protein. Hier kommt die Mandel als Königin der Proteine ins Spiel. Mandeln enthalten erhebliche Mengen aller essentiellen Aminosäuren in einer köstlichen Verpackung!

Unser Denken ist normalerweise darauf trainiert, dass Fleisch oder Milchprodukte als Quellen tierischer Proteine optimal seien, da sie Nahrungsmittel mit vollständigen Proteinen sind, wohingegen die meisten Gemüse- und Obstsorten unvollständige Proteine darstellen. Bemerkenswerte Ausnahmen im Pflanzenreich sind Samen wie Mandeln und Sonnenblumenkerne sowie einige Bohnensorten wie Sojabohnen.

Damit aus Quellen unvollständiger Proteine Bausteine für vollständige Proteine werden können, sollte Ihr Speiseplan eine große Vielfalt an klug ausgewählten Nahrungsmitteln enthalten. Sie sollten aber bedenken, dass sowohl tierisches als auch pflanzliches Protein, das Sie mit der Nahrung aufnehmen, erst in seine Aminosäuren aufgespalten werden muss. Erst dann werden die Aminosäuren nach den Bedürfnissen Ihres Körpers neu zusammengesetzt.

In den meisten Fällen ist tierisches Protein schwerer aufzuspalten als pflanzliches. Der Körper muss zusätzliche Energie in diesen Prozess investieren, die dann für andere, oft wichtigere, vom Körper gebrauchte und gewünschte Regenerationsprozesse wie die Beruhigung eines überforderten Verdauungssystems, die Bekämpfung einer Krankheit oder die fortwährende Reparatur und den Ersatz geschädigter oder verbrauchter Körpergewebe nicht zur Verfügung steht. Außerdem tragen die Nebenprodukte der Verdauung (oder des nicht Verdauten) von tierischen Nahrungsmitteln, wie die Harnsäure als Nebenprodukt der Fleischverdauung, in hohem Maße zu Krankheiten wie Arthritis bei. (Mir ist nicht bekannt, dass jemand Symptome von Arthritis durch zu viel Gemüse bekommen hätte!)

Wissenschaftler haben bewiesen, dass der übermäßige Konsum tierischer Produkte, das heißt tierischen Proteins, schwer wiegende Auswirkungen auf unsere Gesundheit hat. Wie in der Einführung dargelegt, zeigt dies die vom amerikanischen Landwirtschaftsministerium entwickelte Nahrungsmittelpyramide für eine gesunde Ernährung deutlich, wenn auch indirekt dadurch, dass nur Mengen von maximal etwa 100 bis 170 g Fleisch oder zwei Eier pro Tag empfohlen werden. Viele kluge Fachleute in der Gesundheitsvorsorge halten selbst diese geringen Mengen für zu hoch. Vergleichen Sie diese gemäßigte Empfehlung für Milch und Milchprodukte mit den enormen sechs bis elf Portionen bei Getreide und drei bis fünf bei Gemüse, wie sie in der Nahrungspyramide vorgeschlagen werden, und es wird Ihnen klar, dass unser Pflanzenreich zweifellos die wichtigste Quelle für die Versorgung mit den für eine optimale Gesundheit erforderlichen funktionellen Komponenten ist.

Zum Thema tierisches kontra pflanzliches Protein schreibt der Ernährungswissenschaftler H. Santillo:

„Viele von Ihnen mögen noch der Meinung sein, tierisches Protein sei das hochwertigste. Es wurde jedoch experimentell nachgewiesen, dass man das notwendige Protein aus Gemüse und Obst sicherstellen kann und der Konsum von Fleisch unnötig und schädlich ist. Mit dem Fleisch kommen außer übermäßigen Proteinmengen auch unreine Substanzen in den Körper. Ein Übermaß an Protein stresst den Verdauungstrakt, die Nieren und die Leber und vermindert die Lebensenergien des Körpers.

Übermäßiger Genuss hauptsächlich tierischen Proteins (Eier, Fleisch, Käse usw.) versetzt den Körper in eine 'üppige Stoffwechsellage', wodurch die katabolen (degenerativen) Körperprozesse in Gang gesetzt werden. 'Üppige Stoffwechsellage' heißt, der Körper wird zu einer schnellen Verbrennung des überschüssigen Proteins angeregt. Dieser Prozess vermittelt uns das Gefühl unechter Kraft. Harnsäure, ein Nebenprodukt von Fleisch, wird gebildet und wirkt als Stimulans (unechte Kraft) – was das Nervensystem sehr irritiert. Um sich vor der übermäßigen Harnsäure zu schützen, löst der Körper Calcium als Puffer aus Zähnen und Knochen und bindet es an die Harnsäure zu Calciumurat-Kristallen. Diese Substanz irritiert weniger, kann jedoch auch zu Nierensteinen und rheumatischen Beschwerden führen." (S. 76)

Santillo beschreibt hier zwei gesundheitliche Probleme: Der zwar gut gemeinte, aber letztlich schlechte Rat, tierisches Eiweiß im Übermaß zu konsumieren, regt unser System zu sehr an und gibt uns ein falsches Gefühl von Kraft. Und zweitens ist dasselbe Eiweiß für die Entleerung der Calciumspeicher aus anderen Körpergeweben, wie unseren Knochen, verantwortlich. Zu guter Letzt stellt Santillo noch die Behauptung auf, dass diese beiden Faktoren zu den Hauptverantwortlichen für vorzeitiges Altern gehören. Er und andere Gesundheitsfachleute stimmen darin überein, dass etwa 25 bis 35 g Einweiß pro Tag für einen durchschnittlichen Erwachsenen viel sind (Kinder brauchen vielleicht mehr); vorzugsweise sollte dieses Eiweiß aus Gemüse stammen. (Siehe auch letztes Kapitel)

Etwa 30 g Eiweiß an einem einzigen Tag bekommt man leicht, wenn man etwa 30 g Mandeln und/oder andere Samen wie Sonnenblumenkerne oder Sesam isst (hat etwa 5 g Eiweiß zusätzlich) und fünf Portionen Vollgetreide, wie Naturreis, oder Hülsenfrüchte, wie Sojabohnen (etwa 25 g Eiweiß zusätzlich) Diese vernünftige Menge ist wesentlich geringer als die vor Jahren als Standard empfohlenen 60 g oder mehr an Protein aus vorzugsweise tierischen Produkten. Primäre Quellen für pflanzliches Protein sind Mandeln, Naturreis (und andere Getreidesorten oder Hülsenfrüchte/getrocknete Bohnen), Sprossen wie Alfalfa und Bohnensprossen sowie die gesunden Ergänzungen, die in allen Kapiteln aufgelistet sind.

Wenn Sie Nichtvegetarier sind, fassen Sie Mut. Ich selbst bin auch keine strenge Vegetarierin, denn ich esse regelmäßig etwa 60 bis 100 g Fisch, vielleicht zweimal in der Woche. Wenn Sie dies als Beschreibung eines „Nichtvegetariers" gelten lassen, sollten Sie bedenken, dass Sie mit rund 90 g Thunfisch in Wasser allein volle 30 g Eiweiß aufnehmen, bevor Sie noch irgendetwas anderes an diesem Tag gegessen haben. Daher sollte man klugerweise über Mengen Bescheid wissen und vorsichtig damit sein. (Mehr über langfristige gesundheitliche Auswirkungen einer Ernährungsweise mit viel tierischem Eiweiß im letzten Kapitel.)

Pflanzliches Protein nehme ich liebend gerne mit meinen Mandeln auf, die ich einige Stunden oder über Nacht in Wasser oder Ananassaft einweiche. Für die Mandeln ist es so, als würden sie gewässert, um neu auszutreiben, also schwellen sie an. Dadurch werden ihre Enzyme aktiviert und im Inneren beginnt der Keimungsprozess. Das heißt, dass die aktivierten Enzyme alle Komponenten einschließlich des pflanzlichen Proteins im Samen (Mandel) vorzuverdauen beginnen, damit sie für das Wachstum einer neuen Pflanze zur Verfügung stehen. Wenn Sie sie in den Mund stecken, ist alles einschließlich des Proteins bereits vorverdaut und „gebrauchsfertig" in die Aminosäuren aufgespalten. Dieser Trick ist so wunderbar, dass man nicht nur Mandeln, sondern auch andere Samen wie Sonnenblumenkerne oder Sesamsamen ebenfalls einweichen sollte. So bekommen Sie wesentlich mehr Nährwert. Insbesondere, wenn man eine schwache Verdauung hat und auf rohe Samen mit Gasbildung und Blähungen reagiert, ist dieses Einweichen oder Vorverdauen die Methode der Wahl. Wenn jemand von meinen Freunden, der mehr pflanzliches Eiweiß braucht, sich über eine „zickige" Verdauung beschwert, vielleicht aufgrund einer Schwangerschaft, Krankheit oder wegen schlechter Ernährungsgewohnheiten, so empfehle ich immer eingeweichte Mandeln. (Mehr über das *Keimen* im Kapitel über Sprossen.)

Männer, aufgepasst!
Männer, die Mandeln essen, dürfen mit einer positiven Nebenwirkung rechnen – durch Mandeln können Sie die Gesundheit Ihrer Prostata verbessern. Denn sie enthalten besonders viel von den Aminosäuren Alanin, Glycin und Glutaminsäure. In der Volksheilkunde gilt der Verzehr von Samen mit einem hohen Gehalt an diesen Aminosäuren seit langem als Mittel gegen die Vergrößerung der Prostata und die damit verbundenen Symptome. Am bekanntesten dafür sind Kürbiskerne, wenngleich Mandeln einen ähnlichen Gehalt an Aminosäuren haben. Sesamsamen und Leinsamen haben eine ähnliche Wirkung auf die Prostata.

Für die Gesundheit Ihrer Prostata sollten Sie täglich etwa 30 bis 60 g ungesalzene, rohe oder trocken geröstete Kürbiskerne oder eine Mischung von Kürbiskernen und Mandeln oder eine selbst gemachte „Butter" aus verschiedenen gemahlenen Samen verzehren. (Das Rezept finden Sie unter „Was Kinder gerne mögen" am Ende dieses Kapitels.) Der weltberühmte Forscher auf dem Gebiet der pflanzlichen Wirkstoffe, Dr. James Duke vom amerikanischen Landwirtschaftsministerium, hat diese Mischung „Prostata-Butter" genannt.

Und was hat es mit dem Fett in den Mandeln auf sich?

Ja, Mandeln enthalten Fett. Es handelt sich dabei aber um eine Kombination aus mehreren gesunden Arten von Fett, die, wenn sie im richtigen Verhältnis zu allem anderen vorhanden sind, die Gesundheit fördern.

Ich betone „im richtigen Verhältnis" für diejenigen unter Ihnen, die vielleicht dazu neigen, eine gute Sache zu übertreiben. Es ist nicht so, dass ich dazu rate, täglich große Mengen Mandeln zu sich zu nehmen. Etwa 30 bis 60 g im Laufe eines Tages sind viel, je nachdem, wie hoch Ihr Kalorienbedarf ist und ob Sie diese Menge Mandeln auch verdauen können. Im Allgemeinen stellen Mandeln nicht die einzige Quelle für Proteine und gesunde Fette dar. Proteine sind in vielen anderen Nahrungsmitteln des Nimm-10-Systems enthalten, wobei gekeimte Bohnen ein hervorragendes Beispiel sind. Als Fett bietet sich das Leinöl an.

Um auf das Fett in den Mandeln zurückzukommen: Ohne „gesundes Fett" wäre es um unsere Gesundheit ziemlich schlecht bestellt (mehr darüber im Kapitel über Leinöl). 30 g Mandeln enthalten zum Beispiel etwa 15 g Fett, aber nur etwa 1,4 g gesättigte Fettsäuren, vor denen wir immer gewarnt werden. Die anderen 13,6 g sind hochwertige, ungesättigte Fettsäuren.

Jean Carper berichtet in *Food Your Miracle Medicine* (S. 52):

„Dr. Gene Spiller ließ Männer und Frauen mit einem ziemlich hohen Cholesterinspiegel, im Durchschnitt 240, neun Wochen lang täglich etwa 140 g Mandeln essen. Andere verzehrten gleiche Mengen Fett aus Käse oder Olivenöl. Im Vergleich zu den Probanden, die Käse gegessen hatten, sank der Cholesterinwert derjenigen, die Mandeln gegessen hatten, durchschnittlich um 10 bis 15 %. (In Bezug auf die Senkung des Cholesterins) ... trugen die Mandeln ebenso viel bei wie das Olivenöl. Das ergibt einen Sinn, sagt Dr. Spiller, denn das meiste Fett in Mandeln und Olivenöl ist chemisch identisch (viele einfach ungesättigte Fettsäuren als Antioxidantien)."

In seinem Rundbrief *Health und Healing* vom März 1995 schrieb Dr. Julian Whitaker, Direktor des *Whitaker Wellness Institute*, über die Aufnahme von Nahrungsfetten und ihre fraglose Beteiligung an vielen degenerativen Erkrankungen. Whitaker erklärt (S. 7):

„Seitdem (er bezieht sich auf seine Zusammenarbeit mit Dr. Nathan Pritikin an der weltberühmten Pritikin-Klinik) weiß ich, dass der Schuldige nicht das Fett an sich ist, sondern in erster Linie die erhebliche Aufnahme von tierischem Fett, Cholesterin, erhitzten tierischen Fetten, erhitzten Pflanzenölen und den übermäßigen Kalorien aus Fett. Gewisse Nahrungsmittel mit einem hohen Fettgehalt wie Avocados, Nüsse und Samen sind einfach kein Problem. Wir sind nicht ein Volk von Herzkranken und Krebsgepeinigten, weil wir zu viele Avocados und Walnüsse essen; im Gegenteil, diese Nahrungsmittel sind für eine gute Gesundheit wichtig."

Bor

Mandeln sind (wie Obst und Nüsse generell) eine besonders gute Quelle für Bor, genauso wie Feigen, Brokkoli, Speise-Rotalge und Spinat, die auch zu meinem Nimm-10-System gehören. (Mehr über Bor erfahren Sie im Kapitel über die Speise-Rotalge.)

Vielen Menschen war Bor völlig unbekannt, und sie wussten auch nichts über seine Bedeutung für die Gesundheit, bis es vor kurzem wegen seiner Beteiligung an der Behandlung der Osteoporose Schlagzeilen machte.

Bor ist ein Spurenelement, was bedeutet, dass es im Körper nur in „Spuren" oder winzigen Mengen vorkommt. Lange Zeit war Bor einer der vielen Nährstoffe, die man als für die Gesundheit unwichtig betrachtete. Wie konnte auch eine Substanz, die nur in winzigen Mengen vorlag, überhaupt von Bedeutung sein, oder? Aber man ist dabei, seine „Geheimnisse" zu enthüllen, wie ich noch beschreiben werde.

Bei der Recherche über den Stand der Wissenschaft in Bezug auf Bor hatte ich Schwierigkeiten, Daten zum Borgehalt in Mandeln zu finden, obwohl diese oft ganz speziell unter der Kategorie „hoher Borgehalt" gehandelt wurden. Ich hatte schon die Hoffnung aufgegeben, dieses Detail mit aufnehmen zu können, als ich mit Dr. Forrest Nielson sprach, Ernährungswissenschaftler beim Forschungsdienst des amerikanischen Ministeriums für Landwirtschaft. Er gehört zu den besten Experten der Welt in der Borforschung. Im Gespräch sagte er, dass er zufällig in einem Artikel speziell den Gehalt an Bor in Mandeln erwähnt habe. Mandeln standen fast an der Spitze mit 23 mcg Bor pro Gramm. Mit 15 Mandeln (circa 28 g) nehmen Sie etwa 0,64 mg Bor auf, eine beträchtliche Menge in Bezug auf ein Spurenelement.

Ich weiß jedoch, dass ein Nahrungsmittel nur dann einen hohen Gehalt an Bor (oder vielen anderen Spurenelementen) haben kann, wenn der Boden, auf dem es wächst, das Bor zur Verfügung stellen kann. (Dies ist ein sehr wichtiger Punkt. Der Mineralgehalt von Böden wird genauer im Kapitel über die Speise-Rotalge erörtert.) Als ich Dr. Nielson darüber befragte, räumte er dies zu einem gewissen Grade ein, gab aber zu bedenken, dass Bor beispielsweise ein essentieller Nährstoff für das Pflanzenwachstum sei und dass keine Pflanze ohne eine Mindestmenge an Bor überleben könne. Er erklärte, Mandeln seien ein Beispiel für eine Pflanze, deren Bedarf an Bor für die Reifung höher sei (wie durch die hohe Konzentration in den Mandeln bestätigt wird), und es scheine logisch, dass sie in borarmen Böden nicht einmal richtig wachsen würden. Böden mit einem reichlichen Gehalt an Bor wiederum würden wahrscheinlich auch Mandeln mit dem höchsten Gehalt an diesem Mineral hervorbringen.

Im Laufe der letzten Jahre zeigen Dr. Nielsons Forschungen, dass Bor nicht nur für die Aufnahme von Calcium und Magnesium wichtig ist, sondern auch für Frauen nach der Menopause.

Hier kann Bor die Östrogen- und Testosteronspiegel hoch halten, indem es den Verlust dieser Hormone über den Urin vermindert. Diese Aktivitäten und andere bedeuten, dass Bor mindestens ein wirksamer wichtiger Ernährungsfaktor bei der Verhütung und Behandlung von Osteoporose ist.

Die einfache Einnahme eines Calciumsupplements oder der Verzehr von „tonnenweise" Milchprodukten für den Ersatz von fehlendem Calcium ist ohne Bor nicht genug. Wie eben erwähnt, weiß man jetzt, dass Bor (zusammen mit Magnesium, das ebenfalls reichlich in Mandeln enthalten ist) für die zur Calciumaufnahme im Körper verantwortlichen Prozesse wichtig ist. Es ist in der Tat so: Wenn Sie einen niedrigen Borspiegel haben, verlieren Sie eher Calcium, gleichgültig wie viel Milch, Milchprodukte und Calciumsupplemente Sie zu sich nehmen. Daher enthalten die meisten der neueren Calciumsupplemente heute (neben anderen synergistischen Bestandteilen wie Magnesium) auch Bor.

Bor wird nur in geringen Mengen gebraucht (3 mg pro Tag) und wird leicht durch die tägliche Aufnahme von Kombinationen der Nahrungsmittel mit einem hohen Borgehalt, einschließlich der Mandeln, gewährleistet.

Symptome eines Bormangels, wie spröde Knochen, geistige Trägheit und Wechseljahrsbeschwerden, können durch diese Ernährungsmaßnahmen oft beseitigt werden. (Wer schwere Symptome hat, kann zusätzlich Bor im Calciumsupplement oder einzeln in einer Dosierung bis zu 6 mg pro Tag aufnehmen.)

Bor hilft bei geistiger Trägheit, weil es auf die elektrische Aktivität des Gehirns wirkt. Wenngleich dies auch für andere Spurenelemente gilt, ist Bor insbesondere in dieser Hinsicht erforscht worden. Der Psychologe Dr. James Penland vom amerikanischen Landwirtschaftsministerium fand beispielsweise heraus, dass Testpersonen, die borarm ernährt wurden, eine deutlich trägere Gehirntätigkeit aufwiesen, als wenn man ihre Speisepläne wieder durch Nahrungsmittel mit einem hohen Borgehalt bereicherte. Über diese Forschungen schreibt Jean Carper (S. 278):

„Wenn ihren Speiseplänen viel Bor entzogen wurde, verlangsamte sich ihre Leistung bei den einfachsten Aufgaben. Sie konnten nicht so schnell mit den Fingern klopfen, ein Ziel nicht so genau mit dem Joystick des Computers ansteuern oder so schnell einzelne Buchstaben aus dem Alphabet herauspicken ... Wenn sie aber wieder ihre hohen Bordosen (3 mg pro Tag) erhielten, nahm die Aktivität ihrer Gehirnwellen zu, was durch die Elektroencephalogramme bewiesen wurde."

Leider gehen die Praktiken in der Landwirtschaft im Allgemeinen dahin, dem Boden und damit der Nahrung Bor zu entziehen. So müssen wir uns in Bezug auf die pflanzliche Ernährung doppelt Gedanken machen, damit wir Bor und die anderen Nährstoffe auch wirklich aufnehmen. Im Laufe meiner Forschungen bin ich oft auf Informationen gestoßen, die einen höheren Nährwert bei kontrolliert biologisch angebauten Nahrungsmitteln belegten. Daher hege ich die Hoffnung, dass dies auch für Bor gilt. Der Gedankengang ist nicht abwegig, zumal es zu den Grundprinzipien des biologischen Landbaus gehört, dass Biobauern mehr darauf achten, ihren Böden die entzogenen Nährstoffe in ausgewogener Form wieder zurückzugeben, als das herkömmliche Bauern tun. (Nicht nur der Mangel an Bor, auch eine Ernährungsweise mit wenig Frischkost und viel tierischen Produkten und gekochten oder verarbeiteten Nahrungsmitteln führt typischerweise zu vorzeitiger Alterung und einem schlechten Gesundheitszustand, deren Ursachen in einem lebenslangen Mangel an Nährstoffen aller Art liegen.)

Es dürfte sehr schwierig sein, *zu viel* Bor aufzunehmen. Sie müssten dazu täglich mehr als 50 mg zu sich nehmen, um nur annähernd in einen Überschuss zu kommen, der vielleicht zu einem Ungleichgewicht bei den anderen Nährstoffen führen würde; doch selbst dann wird Bor als nichttoxisch betrachtet.

Alles in allem setzen sich Mandeln aus einer konzentrierten und synergistischen Ladung an funktionellen Komponenten zusammen und enthalten bedeutende Mengen an vollständigem Eiweiß, Calcium, Magnesium, Bor, Vitamin E und Zink. Alle zusammen unterstützen sich gegenseitig in ihren gesundheitsfördernden Aktivitäten.

Mandeln, der perfekte Imbiss

Da man Mandeln leicht bei sich tragen kann, sind sie ein wichtiger Imbiss. Ich meine jedoch nicht die gerösteten und gesalzenen! Erhitzt man Mandeln, werden die natürlichen Öle zerstört, das heißt, sie werden schnell ranzig. Und das Salz ist der Gesundheit ebenfalls nicht dienlich. Wenn Sie unbedingt geröstete Mandeln haben müssen, machen Sie sie im eigenen Herd selbst. Rösten Sie sie trocken, ohne Ölzusatz, mit wenig Salz, wenn überhaupt, und essen Sie sie sofort. Eine Freundin röstet Mandeln im Herd für besondere Gelegenheiten und mischt sie mit ein wenig leicht salziger, sojaartiger Würze und ein paar von ihren Lieblingsgewürzen. Sie lässt sie etwa zehn Minuten bei 300 Grad im Ofen. Dabei rührt sie sie zwei- oder dreimal um und serviert sie sofort als köstliches „Schmankerl". Isst man Mandeln jedoch regelmäßig, sind die rohen, lebendigen, noch keimfähigen die besten.

Die Vitamin-E-Clique

Die Antioxidantien Vitamin E und Selen sind in Mandeln, Naturreis und anderem Vollgetreide, Speise-Rotalge und anderen Meeresgemüsen sowie in Leinöl und allen gesunden Alternativen reichlich vorhanden. Mandeln sind eine gute Quelle für Selen, aber Naturreis und Speise-Rotalge enthalten wesentlich mehr davon. (Mehr über Selen im Kapitel über Naturreis.) Sie können Ihren Tagesbedarf an diesen Nährstoffen nicht decken, wenn Sie besagte Gruppen nicht in Ihren täglichen Ernährungsplan aufnehmen. Selbst wenn Sie sich Vitamin-E-reich ernähren, empfehlen viele Ernährungsfachleute die zusätzliche tägliche Einnahme von mindestens 100 I. E., weil sie das Vitamin E für so wichtig halten. Vitamin E und Selen sorgen gemeinsam für die Elastizität der Gewebe, einschließlich der Arterien. In ihrer Eigenschaft als Antioxidantien verlangsamen sie den Verschleiß von Körpergeweben sowie Alterungs- und Krankheitsprozesse. Vitamin E spielt eine zentrale Rolle bei der Zellatmung aller Muskeln, insbesondere von Herz und Skelett, während Selen eine wichtige Rolle bei der Fruchtbarkeit und der Assimilation von Protein spielt. Beide sind für den Fettstoffwechsel wichtig. Dadurch sind Vitamin E und

Selen zwei der „Antioxidantien der Wahl" in Bezug auf die Herzgesundheit, und viele bedeutende Untersuchungen stützen diese These.

Dr. Julian Whitaker zitiert in seinem Rundbrief *Health und Healing* vom Juli 1993 eine spektakuläre Studie an 87.245 Krankenschwestern, die zwei Jahre lang täglich 100 I.E. zusätzliches Vitamin E einnahmen und schließlich ein um 41 Prozent vermindertes Risiko für Herzkrankheiten aufwiesen gegenüber denjenigen, die kein Vitamin E zu sich nahmen. Die Autorin Jean Carper berichtet über Dr. Gary Fraser von der *Loma Linda University*, dessen Studie mit 31.208 Teilnehmern ihn zu der schlichten Aussage veranlasste, dass man Herzkrankheiten vorbeugen kann, wenn man ein- bis fünfmal pro Woche jeweils etwa 30 g Nüsse kaut (wobei auch Mandeln eigens erwähnt wurden), weil sie einen hohen Gehalt an Vitamin E, Selen und einfach ungesättigten Fettsäuren aufweisen.

Vitamin E und Selen sind auf Grund ihrer Eigenschaften wichtig für die Stärkung unseres Immunsystems; Zellschäden durch Gifte und Schadstoffe aller Art, innerer wie äußerer, werden vermindert.

Es liegt alles am Zink – und am Biotin

Wollen Sie Ihre Geschlechtsdrüsen gesund und die Hormonproduktion auf der Höhe halten, soll Ihr Immunsystem in Topform sein und Ihr Gehirn wie geschmiert funktionieren? Dann sollten Sie dafür sorgen, dass Sie mit Ihrer Ernährung genügend Zink aufnehmen, insbesondere wenn Sie Vegetarier sind. Zu den guten pflanzlichen Zinkquellen gehören Samen, insbesondere Kürbiskerne und Mandeln und Vollgetreide wie Naturreis und Vollweizen. Meeresfrüchte wie Schellfisch sind wertvolle Zinklieferanten aus tierischer Quelle.

Ein letztes Lob für die Mandeln und ihren Gehalt an Biotin. (Auch Naturreis ist eine gute Quelle.) Biotin gehört zu den B-Vitaminen. Da alle B-Vitamine wasserlöslich sind und mit dem Urin ausgeschieden werden, müssen sie regelmäßig ersetzt werden. Wir müssen dem Körper entweder die Rohstoffe für die Synthese zur

Verfügung stellen (wie bei Biotin) oder wir müssen sie mit der Ernährung aufnehmen. Wenngleich beim Menschen Biotin durch Bakterien der Darmflora synthetisiert wird, ist es wichtig, dass es auch in der Nahrung vorkommt. Biotin wird für den Stoffwechsel und die Synthese von Fetten, Aminosäuren und Kohlenhydraten benötigt, die alle zu den wichtigen chemischen Prozessen des Körpers gehören.

Einkaufs- und andere Tipps zu Mandeln

Sobald Samen oder Nüsse von der Schale befreit sind, werden ihre natürlichen Öle dem Licht, der Luft und vielleicht Temperaturschwankungen ausgesetzt. Dadurch wird in den Ölen ein Verschleißprozess in Gang gesetzt, und im schlimmsten Fall werden die Samen ranzig. Bis zu einem gewissen Grad sind Mandeln davor durch ihre hübsche, braune Haut geschützt, die sie auch nach dem Entfernen der Schale noch umgibt. Geschälte Sonnenblumenkerne und andere Nüsse und Samen haben dieses Glück jedoch nicht. Vielleicht haben Sie das gleiche Glück wie ich, dass Sie ein Geschäft mit einem kühlen Raum finden, wo sich der Kunde bei Schüttgut wie Mandeln und Sonnenblumenkernen aus den dort aufgestellten Behältern selbst bedienen kann. Aber rechnen Sie nicht damit.

Obwohl diese rohen Samen üblicherweise in Tüten ungekühlt angeboten werden und schädlichen Einflüssen ausgesetzt sind, kann man immer noch das Beste daraus machen, indem man sie zu Hause sofort in den Kühlschrank legt. Ein anderer Kundentrick ist es, in einem Laden einzukaufen, der einen hohen Umsatz an solchem Schüttgut hat. Kaufen Sie weniger und regelmäßiger, so dass Sie die unter den gegebenen Umständen frischesten Waren bekommen können.

Fügen Sie Ihren Gerichten oder Salaten und Salatsaucen ganze, frische, rohe Nüsse und Samen wie Mandeln, Sesam und Sonnenblumenkerne hinzu. Sie steigern den Nährwert des Gerichtes erheblich. Mein Mann mag seine Nudeln nur mit einer Hand voll

Mandeln darüber gestreut. Bei mir und meinen Freunden zu Hause ist eine kleine Schale mit gemahlenen, gerösteten Sesamsamen oder gehackten Mandeln als wunderbare Würze zum Überstreuen von Getreidemahlzeiten, gebackenen Kartoffeln, gedämpftem Gemüse und Salaten nichts Ungewöhnliches.

Gesunde Ergänzungen, Alternativen und Tipps für Reisende

Viele andere frische Nüsse und Samen lassen sich fantastisch mit Mandeln kombinieren. Die Wahl eines Nahrungsmittels, das dem Kapitel den Namen geben sollte, war in der Tat eine ganz schwierige Angelegenheit. Schließlich wählte ich die Mandeln, weil sie ein vollständiges Protein sind und ich das Aroma von eingeweichten Mandeln ganz besonders mag.

Vieles, was ich über die Mandeln gesagt habe, können Sie auf andere Nahrungsmittel übertragen, insbesondere auf Sonnenblumenkerne (sie enthalten mehr Vitamin E als andere Nüsse und Samen), Kürbiskerne (enthalten mehr Zink als andere Nüsse und Samen) und Sesam. Paranüsse enthalten so viel Selen, dass Sie mit etwa 200 g davon Ihren ganzen Tagesbedarf von 144 mcg decken können.

Obwohl Erdnüsse auf den Nährstofflisten gut wegkommen, empfehle ich sie nicht (und befinde mich damit im Gegensatz zur Meinung einiger Experten). Ich habe nämlich beobachtet, dass ihre Öle besonders schnell ranzig werden, sobald man sie schält. Nach meiner Erfahrung ist Erdnussöl eine Belastung für die Leber und in jedem Fall schwer verdaulich. Da Erdnüsse unter der Erde wachsen, sind sie besonders anfällig für Parasiteneier, insbesondere von Würmern (Oxyuren). Ich habe bemerkt, dass in Tagesstätten der Wurmbefall bei Kindern, die mit Erdnussbutter gefüttert werden, besonders hoch ist.

Frischer, schadstofffreier Fisch kann wegen des Eiweißgehalts und der Spurenelemente eine gute Wahl als zusätzliches Nahrungsmittel sein. Die Schlüsselbegriffe sind hier „frisch" und

„schadstofffrei". Stellen Sie Fischgeruch an einem so genannten „frischen" Fisch fest, den Sie eigentlich kaufen wollten, können Sie davon ausgehen, dass er nicht frisch, sondern dabei ist zu verwesen. Wenn Sie nicht wirklich sicher sind, dass der Fisch aus einem sauberen Gewässer kommt, ist es sehr wahrscheinlich, dass er voller gesundheitsschädlicher Schadstoffe steckt. Wegen der hohen Belastung von Fisch bei der Vermarktung, durch die Umwelt und den Transport müssen Sie sehr umsichtig beim gelegentlichen Verzehr dieser einst wunderbaren, nunmehr aber oft stark belasteten Proteinnahrung sein, es sei denn, Sie können ihn aus Ihren eigenen, sauberen Gewässern nehmen.

Thunfischkonserven in Wasser, besonders wenn sie aus den USA stammen, sind eine gute Wahl. Proteinquellen für Nichtvegetarier sind auch Fleisch, Geflügel und Eier aus biologischer Tierhaltung. (Mehr darüber im letzten Kapitel.)

Auf Reisen oder in einer Arbeitspause können Sie ungeschälte Samen (wie Walnüsse, Mandeln, Paranüsse oder Sonnenblumenkerne) meist in der Lebensmittelabteilung des Supermarkts kaufen. Diese sind die frischesten und besten. Alles, was Sie brauchen, ist ein Nussknacker im Handschuhfach! In vielen Geschäften können Sie geschälte Nüsse und Samen gemischt mit Trockenfrüchten aus Schüttbehältern kaufen. Hüten Sie sich aber davor, überall auf der Welt geschälte Nüsse und Samen auf Freiluftmärkten an abgelegenen Plätzen zu erwerben. (Luftschadstoffe, die sich oft auf staubigen Nahrungsmitteln befinden, sind etwas, worauf man achten muss.)

„Papaya Johns Energieriegel" (lesen Sie darüber bei den Nimm-10-Snacks im Anhang) enthalten gemahlene Mandeln mit verschiedenen anderen Energie liefernden Zutaten. Damit kommen Sie überall an Ihre Mandeln.

Wenn ich das Gefühl habe, dass ich Eiweiß brauche, suche ich im Restaurant nach einfachen, ungebratenen Fischgerichten. Meistens werde ich mich nach einem guten mexikanischen Lokal umsehen und mir etwas mit Bohnen bestellen. An Salatbars habe ich gelegentlich geschälte Nüsse oder Samen gesehen.

Überleben mit Kompromissen in Ausnahmesituationen

In vielen Geschäften, Kiosks, Tankstellen und Automaten findet man kleine Packungen mit geschälten, rohen oder gerösteten, gesalzenen oder ungesalzenen Nüssen oder Samen. Sie sind zur Not alle für einen Imbiss geeignet, obwohl diese abgepackten Nüsse und Samen oft so lange im Regal oder unterwegs gewesen sind, dass die in ihnen enthaltenen Öle häufig in unterschiedlichen Graden ranzig geworden sind. Mit geringen Mengen kann Ihre Leber wahrscheinlich fertig werden, aber übertreiben Sie es nicht.

Was Kinder gerne mögen

Mahlen Sie in einem Mixer, einer Küchenmaschine oder Kaffeemühle so viele frische, rohe Mandeln zu Pulver, dass Sie etwa 200 g Mahlgut bekommen. (Alternativ können Sie verschiedene Samen wie Mandeln, Sonnenblumenkerne und Sesam miteinander mischen.) Fügen Sie einen Esslöffel gesundes Öl, etwa kalt gepresstes Leinöl, Sesamöl, Sonnenblumenöl oder Mandelöl, und zwei Esslöffel reines Wasser hinzu. Geben Sie weiterhin Öl und Wasser im Verhältnis 1:2 hinzu, bis Sie eine Konsistenz erhalten, die klebrigem Lehm ähnlich ist. Sie können auch Honig zugeben, wenn Sie das wollen.

Formen Sie nun aus dieser klebrigen Masse Bällchen beliebiger Größe. Wälzen Sie sie in einer Mischung aus Kokosraspeln und geröstetem Carobpulver (einem hellbraunen, süßen und schmackhaften Pulver aus der Carobbohne, das Sie in Naturkostläden bekommen). Im Kühlschrank aufbewahren. Servieren Sie diese Mandel-(Nuss-Samen-)Bällchen als eiweiß-, kalorien- und energiereichen Imbiss für aktive Menschen, besonders für Kinder. Sollen noch mehr Kalorien enthalten sein, nehmen Sie mehr Öl und vielleicht weniger Wasser.

Pilaw-Kasserolle

Zutaten für 3 bis 4 Portionen:
1 EL Olivenöl,
3 EL geschnittene Zwiebeln
(= etwa 1 mittelgroße Zwiebel)
100 g geschnittene Pilze
(= etwa 2 bis 3 große Pilze)
200 g ungekochtes Getreide – Naturreis, Bulgur (eine Weizenart), Buchweizen, Hirse oder eine Mischung davon
2 EL gehackte grüne Paprika
1 EL gehackte Petersilie
100 g geschnittene Sellerie
1 kleine geschnittene Karotte
2 Tassen Gemüsebrühe und 1 EL Sojasauce oder Misobrühe
Nach Belieben: 1 TL Salbei oder Kümmel zugeben
Herd auf 180° vorheizen

Öl in einer Kasserolle erhitzen, die 1 Liter fasst. Zwiebeln, Pilze und das Getreide leicht sautieren, dann Brühe und Gewürze zugeben. Die Menge der Brühe hängt von der Getreidemenge ab. (Beispiel: auf 1 Tasse Naturreis 2 Tassen Wasser oder Brühe. Das gilt in etwa für alle Getreidekombinationen.) Flüssigkeit zum Kochen bringen, umrühren, zudecken und auf die niedrigste Temperatur zurückschalten. 15 Minuten leicht köcheln lassen. Gemüse hinzufügen, die Kasserolle in den Ofen schieben und zugedeckt bei 180° etwa 30 bis 40 Minuten backen (oder bis die Flüssigkeit aufgenommen wurde und das Getreide „trocken", aber weich ist). Beachten Sie die Konsistenz; das Kochgut soll nicht besonders gut zusammenhalten, es handelt sich eher um eine luftige Mischung von Getreide und Gemüse.

Rezept mit freundlicher Genehmigung aus: Carol Nostrand, *Junk Food To Real Food* (S. 231)

Funktionelle Komponenten

200 g gekochter Naturreis enthalten:

Kalorien	222,0
Protein	6,0 g
Fett	1,8 g
Kohlenhydrate	46,0 g
Fasern	0,68 g
Cholesterin	0
Calcium	20,0 mg
Phosphor	166,0 mg
Magnesium	86,0 mg
Kalium	86,0 mg
Natrium	2,3 mg
Eisen	0,84 mg
Kupfer	0,2 mg
Mangan	2,0 mg
Zink	1,26 mg
Selen	25,73 mcg
Chrom	4,5 mcg
Vitamin A	0
Vitamin C	0
Vitamin B_1 (Thiamin)	0,19 mg
Vitamin B_2 (Riboflavin)	0,05 mg
Vitamin B_3 (Niacin)	4,0 mg
Vitamin B_6	0,29 mg
Folsäure	8,0 mcg
Vitamin B_{12}	0
Pantothensäure (Vitamin B_5)	0,57 mg
Vitamin E	1,0 I. E.
Biotin	6,0 mcg

(I. E. = Internationale Einheiten)

In Naturreis in besonderem Maße vorhandene Pflanzenwirkstoffe und Antioxidantien: Vitamin E, Zink, Selen, Phytosterole, Folsäure, Lignane.

Quellen:
1. Santillo, *Intuitive Eating*
2. Margen, *The Wellness Encyclopedia of Food and Nutrition*

7

Naturreis

Was ist Naturreis?

Früher dachte ich, es gebe nur eine Art von Naturreis – gesund, aber im Allgemeinen uninteressant. Naturreis war Naturreis und fertig. Als ich so dachte, das weiß ich jetzt, muss ich wohl fast hirntot gewesen sein. Im Laufe der Jahre wurde ich dann zu einem wahren Naturreisfan – und die kreativen Möglichkeiten nehmen kein Ende.

Ein Reiskorn besteht aus vier Hauptteilen: der rauen, ungenießbaren äußeren Hülle, die für den menschlichen Genuss immer entfernt wird; der Kleie, dem Keimling und schließlich dem inneren Stärkekern. Die drei letzteren Teile machen den Hauptanteil des Korns aus und enthalten seine hervorragenden, nahrhaften Eigenschaften. Wie diese Teile behandelt werden, sollte uns als Verbraucher interessieren. Je nach Bearbeitung wird Reis als „Naturreis", „parboiled", „vorgekocht" oder „geschälter weißer Reis" bezeichnet.

Nicht jeder Reis ist gleich. Naturreis ist am wenigsten verarbeitet, und in unserem Zusammenhang des Nimm-10-Systems steht er für jede Reissorte, die noch über die Kleie und den Keimling verfügt. Naturreis ist weder vorverarbeitet noch stark vermahlen, wie das bei den Arten „arboiled", „vorgekocht" (Verarbeitungsarten) oder bei weißem Reis (der stark vermahlen wurde) der Fall ist. Mit Kleie und Keimling, die das innere Korn bedecken, enthält der Naturreis noch die meisten seiner funktionellen Komponenten und damit einen optimalen Nährwert (das heißt Vitamine, Mineralien, Pflanzenwirkstoffe, Fasern usw.). Er ist außerdem reich an Geschmack, Strukturen, Aromen und Farben. Das gilt vor allem dann, wenn der Naturreis vor der Ernte vollständig ausreifen und seine funktionellen Komponenten voll entwickeln durfte.

Was Naturreis so wertvoll macht

Phytosterole und so weiter ...

Naturreis enthält etwa 9 bis 13 Prozent Eiweiß und viele Nährstoffe, einschließlich Spurenelemente, B-Vitamine, Eisen, Zink, Thiamin, Niacin, Calcium, Phosphor, Kalium, Magnesium und Folsäure. Die Kleieschichten von Naturreis und anderen Vollgetreiden enthalten ein mehrfach ungesättigtes Öl, das reich an Vitamin E und Phytosterolen ist (Pflanzensterolen, ein Pflanzenwirkstoff) und zusammen mit dem erheblichen Fasergehalt deutlich zur Senkung des „schlechten" Cholesterins und zur Besserung und/oder Verhütung von Verstopfung und Darmkrankheiten beitragen kann.

Phytosterole konkurrieren mit dem Nahrungscholesterin um die Aufnahme in den Darm. Sie haben gezeigt, dass sie die Aufnahme von Cholesterin (mit dem sie von der chemischen Struktur her verwandt sind) blockieren und seine Ausscheidung erleichtern können. Cholesterin wird seit langem als bedeutender Risikofaktor für Herzkrankheiten betrachtet ... Andere Forschungen ergaben, dass Phytosterole die Entwicklung von Tumoren im Darm, der Brust und der Prostata hemmen. Wir wissen noch nicht genau, warum, aber wir wissen, dass Phytosterole die Übertragung von Zellmembranen beim Tumorwachstum verändern und Entzündungen vermindern.

In den Randschichten von Vollgetreiden wie dem Naturreis sind Pflanzenlignane, die für ihre immunfördernde und krankheitsverhindernde Wirkung bekannt sind (siehe Kapitel 5). Vollgetreide enthält außerdem auch große Mengen an Folsäure (ein B-Vitamin). Spinat hat von allen Gemüsen den höchsten Gehalt an Folsäure, aber auch in Naturreis und Vollgetreide kommt sie in beachtlichen Mengen vor. Aus der wissenschaftlichen Literatur geht hervor, dass Folsäure Geburtsschäden verhüten hilft (insbesondere, wenn sie als Nahrungsergänzung gegeben wird), für eine gesunde Blutbildung sorgt und wichtig für die Bildung gesunder Zellen ist. Sie ist ebenfalls wichtig für die Verwertung von Eiweiß, notwendig für eine optimale Funktion der Leber und ein wertvoller Schutz gegen Gebärmutterhals-, Lungen- und Bauchspeicheldrüsenkrebs.

Selen führt das Regiment

Naturreis und andere Vollgetreide eignen sich in hervorragender Weise als Quelle für das Antioxidans Selen. (Die Speise-Rotalge nimmt den Spitzenplatz beim Selengehalt ein, aber auch Mandeln enthalten es reichlich.) Da dieses wichtige Mineral bereits im Kapitel 6 abgehandelt wurde, möchte ich hier nur einige der grundlegenden Fakten wiederholen, um die Wichtigkeit von Selen zu unterstreichen.

Die hier erwähnten Vorteile von Selen werden bei einer täglichen, aus der Nahrung selbst oder durch Nahrungsergänzungen zugeführten Mindestmenge von 100 bis 200 Mikrogramm (mcg) wirksam. Namhafte Ernährungsfachleute empfehlen die doppelte Menge. Im Augenblick gibt es Daten, die möglicherweise darauf hinweisen, dass Selen toxisch wirken kann, wenn es in täglichen Mengen von 750 bis 1000 mcg über einen langen Zeitraum zugeführt wird. Nimmt man Selen nur über die Nahrung auf, dürfte dieser Wert schwer zu überschreiten sein, es sei denn, man isst zum Beispiel über einen längeren Zeitraum täglich 1000 bis 1500 g Paranüsse. Wenn Sie Selen eher aus der Nahrung als aus Tabletten aufnehmen, bekommen Sie gleichzeitig andere, synergistisch wirkende Mineralien und Nährstoffe, die das Selen ausgleichen und es meiner Meinung nach weniger zu einem Problem werden lassen. Bevor weitere definitive Forschungsergebnisse vorliegen, bleibt es von Seiten der Experten bei der empfohlenen Menge von 100 bis 200 mcg.

Mit einer Portion Naturreis (200 g) können Sie 25 mcg Selen aufnehmen. Essen sie außerdem Mandeln und verschiedene andere Vollgetreide, so kommen Sie problemlos auf die empfohlene Menge.

Selen ist ein großer Stimmungsaufheller. Selenmangel kann mit Symptomen von Angst, Depression, geistiger Trägheit und Müdigkeit einhergehen. Als hochwirksames Antioxidans schützt Selen die Körpergewebe vor Schäden durch Stress, Schadstoffe aller Art, Entzündungen und vor einem hohen Cholesterinspiegel. Selen gehört zu den vier Antioxidantien (Vitamin E, C und Betakarotin sind die anderen drei), die als Kombination der Wahl für die Stärkung des Immunsystems angesehen werden, bei gleichzeitiger Verringerung des Risikos, überhaupt zu erkranken, auch an solchen Krankheiten wie Krebs und anderen Tumoren. Selen ist wichtig für die Gesundheit des Herzens, da es die Elastizität der Gefäße verbessert.

Ein fantastischer Energielieferant

Die komplexen Kohlenhydrate (Stärke) und der natürlich vorkommende Zuckergehalt im Naturreis sind erfreulich leicht verdaulich und eine Hauptquelle für Energie. Sie wird gleichmäßig über einen langen Zeitraum aus diesen komplexen Kohlenhydraten freigesetzt. Daher unterliegt der Blutzucker keinen größeren Schwankungen, und man fühlt sich nach dem Verzehr von Naturreis oder anderen Vollgetreiden nicht so schnell wieder hungrig. Dieses Gefühl der Zufriedenheit (genügend „Brennstoff" und einen ausgeglichenen Blutzucker zu haben) nach einer schmackhaften Mahlzeit mit Naturreis kann dazu führen, dass Heißhungerzustände weniger werden und wir weniger oft essen müssen.

Die Nahrungsmittelpyramide des amerikanischen Landwirtschaftsministerium (siehe Seite 17) bestätigt, was die meisten Kulturen der Welt bereits wissen: nämlich, dass Getreide wie Naturreis die Grundlage einer gesunden Ernährung bilden. (Außer Sie leben unter Bedingungen wie die Eskimos, deren Ernährung einen hohen Anteil an Fleisch aufweist und deren Klima den Anbau von

Getreide oft nicht zulässt.) In Japan ist das Wort für Mahlzeit sogar dasselbe wie das für Reis: *gohan*.

Einkaufstipps zu Naturreis

Jeden Tag gehen mir in Bezug auf einfache Nahrungsmittel die Augen mehr auf. Meine neueste Entdeckung: Selbst bei einem Produkt mit dem auffälligen Etikett „Naturreis" muss der Kunde vorsichtig sein. Als ich kürzlich mit einer Freundin verreist war, brachte diese eine Packung Naturreis nach Hause. Als sie ihn in den Topf füllte, wurde ich ein wenig misstrauisch. Als erfahrene Naturreiskennerin fiel mir auf, dass er anders aussah. Der Blick meiner Freundin sprach Bände: „Lalitha, sei nicht so fanatisch! Da steht Naturreis, und das ist ganz normaler Naturreis!"

Das konnte mich aber nicht daran hindern, ein wenig genauer hinzusehen. Die Körner waren etwas rau, mit einem leicht beigefarbenen Ton, und sahen aus wie gedämpfte Reiskörner, die ein bisschen aufgeplatzt und dann getrocknet worden waren. (Man muss natürlich wissen, wohin man schauen muss, um das zu sehen). Ich wusste, dass unverarbeiteter Naturreis aus dem vollen Korn viele Farben haben kann, von Cremeweiß (nicht das Stärkeweiß von gemahlenem weißen Reis) bis Schwarz. Aber unverarbeiteter Reis ist glatt, nicht rau; und die Körner sind nicht aufgeplatzt, wie jene es waren. Dann sah ich mir die Packung genauer an. Ganz winzig stand da „Naturreis, parboiled" (halb gekocht). Aha, ich hatte Recht!

„Parboiled" heißt, der Reis ist vor dem Mahlen mit Dampf behandelt worden. (Das ist etwas anderes als der vorgekochte Reis, der manchmal auch als „umgewandelter Reis" bezeichnet wird.) Der Ehrlichkeit halber muss man sagen, dass das Verfahren des Halbkochens (parboiling) nicht das Schlimmste ist, was dem Naturreis widerfahren kann, da im Laufe des Verfahrens eine kleine Menge wasserlöslicher Nährstoffe in das innere Korn gepresst werden und dadurch erhalten bleiben; dieser Reis steht deshalb auf meiner „Überlebensliste" am Ende dieses Kapitels für den

Fall, dass Sie nichts Besseres bekommen können. Schließlich ist auch noch Reisfaser vorhanden.

Weitaus häufiger wird der mit Dampf behandelte Reis allerdings dann zu weißem Reis vermahlen. Die Dampfbehandlung soll hauptsächlich die Garzeit verringern und sicherstellen, dass die Körner nach dem Kochen nicht zusammenkleben. Wie Sie nun sicher wissen, ist er jedenfalls nicht meine erste Wahl. Ich möchte, dass alle Nährstoffe und das Aroma der verschiedenen Sorten von Naturreis erst bei der Zubereitung freigesetzt werden.

Vorgekochter Reis wurde, wie der Name sagt, gekocht, dann wurde ihm das Wasser wieder entzogen und er wurde verpackt. Der Kochvorgang erfordert meist eine große Menge Wasser, das später weggeschüttet wird. Da viele Nährstoffe im Reis wasserlöslich sind, verschwindet ein großer Teil der Nährstoffe buchstäblich im Ausguss. Wenn dieser Reis dann auch noch weißer Reis ist, was der Regel entspricht, dann ... nun, diesmal enthalte ich mich jeglichen Kommentars. Der Hauptvorteil des Vorkochens besteht darin, dass die Zubereitungszeit sehr verkürzt wird.

Der für die Herstellung von weißem Reis vorgesehene Reis wurde meist geerntet, bevor er voll ausgereift war, da sich das günstig auf den Mahlprozess auswirkt. Er ist bis zur vollständigen Entfernung der Schale, der Randschichten und des Keimlings gemahlen (poliert) worden, wobei die Hauptlieferanten der funktionellen Komponenten (einschließlich der Fasern und der Nährstoffe) sowie ein Großteil des Aromas, der Farbe und der Struktur verloren gingen. Der Verbraucher erhält ein ziemlich mildes, nährstoffarmes und meiner Meinung nach wertloses Produkt, das viele Hersteller mit ein paar künstlichen Nährstoffen „anreichern", um uns dafür zu entschädigen, dass sie die guten Bestandteile entfernt haben.

Das Mahlen ist der wesentliche Unterschied zwischen Naturreis und weißem Reis. Das heißt, dass jeder Verbraucher wählen kann zwischen beispielsweise braunem Basmati und weißem Basmati (verschiedene Mahlverfahren für eine bei vielen Reiskennern beliebte Reissorte) oder Naturreis und weißem Reis (verschiedene Mahlverfahren der gängigsten und meist billigeren Sorte). Als

Nächstes müssen Sie sich darüber klar werden (durch sorgfältiges Nachfragen und/oder Lesen des Packungsaufdrucks), ob der Reis als „parboiled", „vorgekocht" oder „angereichert" gilt und ob das ihren Vorstellungen entspricht.

Die Würze des Lebens

Zu den zahlreichen Reisarten auf der ganzen Welt, die alle einzigartig in Geschmack und Aroma sind, gehören auch viele verschiedene Arten von Naturreis. Ich esse regelmäßig den traditionellen Naturreis als Langkorn- und Kurzkornsorte, süßen Naturreis, Wehani, Black Japonica, California Basmati, Indian Basmati, Texmati und Wildreis. (Wildreis ist übrigens kein Getreide, sondern eine Gräserart. Wildreis enthält mehr Eiweiß, B-Vitamine und andere Nährstoffe als Naturreis. Er ist teurer und wird in der kreativen Küche oft mit Naturreis gemischt.)

Der preiswerteste Naturreis ist der traditionelle Lang- oder Kurzkornreis. Ich kaufe diesen als Grundlage. Dann mische ich ein Achtel bis ein Viertel (nicht zubereitet gemessen) von einer der anderen Sorten dazu und koche sie zusammen. So habe ich schließlich eine große Vielfalt an Geschmack und Farben, ohne mein Budget überzustrapazieren. Bedenken Sie, dass die Farbe eines Nahrungsmittels von den darin enthaltenen Pflanzenwirkstoffen abhängt. So enthalten meine Mischungen nicht nur verschiedene Nährstoffe, sondern auch verschiedene Pflanzenwirkstoffe (deren Namen ich meist nicht kenne).

Wussten Sie, dass Naturreis zu Reiswaffeln (rund, sehen aus wie Cracker und werden meist mit irgendeinem Aufstrich serviert), Reismilch (eine gute Alternative zu „normaler" Milch), gefrorenem Reismilchdessert (aus süßem Naturreis und ganz köstlich) und Amazake, um nur ein paar Produkte zu nennen, verarbeitet wird? (Amazake ist ein dickflüssiges, cremiges, leicht süßes, an Nährstoffen und Proteinen reiches Getränk aus Reis, dem zum Beispiel Mandeln oder Früchte als Aromastoffe beigegeben werden können. Seine Konsistenz erinnert an dickflüssige Sahne.) Alle diese Reisprodukte bekommt man in Naturkostläden, einige davon, wie Naturreiswaffeln, gibt es auch in Supermärkten.

Reis ist so vielseitig verwendbar, dass er bei fast jedem Essen als Hauptgang serviert werden kann. Reisflocken mit Zimt und Honig um Frühstück, beispielsweise! Eine duftende Mischung aus Reis und Gemüse zum Mittagessen oder als Hauptmahlzeit. Oder wie wäre es mit einem Imbiss aus Reiswaffeln mit Mandelbutter oder eingemachtem Obst? Hmm ... Da läuft mir schon beim Schreiben das Wasser im Mund zusammen.

Mit Reis ist gut reisen
Naturreis eignet sich gut als Reiseproviant. Ich habe einen zusammenlegbaren, einflammigen Propangasbrenner, der so kompakt ist, dass er in das Handschuhfach meines Wagens oder in eine Reisetasche passt. Außerdem habe ich einen zweistöckigen Kochtopf aus rostfreiem Stahl mit einem Deckel, der mir als Teller dient. Wenn ich weiß, dass ich viel unterwegs sein werde und häufig im Restaurant essen muss, koche ich mir gerne eine halbe Tasse Reis in meinem Hotelzimmer, wenn ich einen Energieschub brauche. Habe ich Gäste auf dem Zimmer, können sie dem köstlichen Aroma nicht widerstehen und möchten probieren. Danach wollen sie meistens mehr. Ich plane jetzt schon immer voraus und koche eine Tasse oder mehr, wenn ich weiß, dass um die „Imbisszeit" wahrscheinlich jemand auftauchen wird. Zum Reis dazu habe (oder kaufe ich unterwegs) immer eine kleine Flasche Olivenöl und eine salzige Sojasauce, und damit bin ich gerüstet. Zu Naturreis passt auch Speise-Rotalge sehr gut. Die Speise-Rotalge passt nicht nur geschmacklich und vom Aroma sowie von der Nahrungsgruppe her gut, sie liefert zusätzlich noch Spurenelemente und Vitamin B_{12}, die im Naturreis fehlen.

Zubereitungs- und andere Tipps zu Reis

Für das Kochen von Naturreis empfehle ich die im Folgenden abgedruckte Anleitung. Beachten Sie, dass eine halbe Tasse ungekochter Naturreis etwa eineinhalb Tassen gekochten ergibt.

Allgemeine Kochanleitung für Reis

1. Sie brauchen einen guten Topf, der die Menge, die Sie kochen wollen, aufnehmen kann. (Beim Kochen quillt der Reis auf die dreifache Menge.) Außerdem geben Sie doppelt so viel Wasser hinzu, wie Sie an ungekochtem Reis haben. Für mich ist ein guter Topf möglichst aus rostfreiem Stahl. Ich verwende keinen Aluminiumtopf, denn es gibt Beweise dafür, dass Gifte aus dem Aluminium, die beim Kochen leicht ins Essen gelangen, an schwer wiegenden gesundheitlichen Problemen beteiligt sind. (Mehr darüber im Kapitel „Zehn unverzichtbare Leitlinien", Nr. 6.)

2. Geben Sie die abgemessenen Mengen Reis und Wasser in den Topf (für jede Tasse ungekochten Reis zwei Tassen Wasser). Meist reicht eine halbe Tasse Reis pro Person aus; wenn Sie große Mengen kochen müssen (mehr als zwei Tassen), dann verringern Sie den Wasseranteil auf eineinhalb Tassen pro Tasse Reis. Übrigens, da die ungenießbare äußere Hülle entfernt wurde, ist Reis sehr sauber und braucht vor dem Kochen nicht gewaschen zu werden. Waschen kann sogar die feinen Öle auf der Oberfläche der Reiskörner zerstören, und bei „angereichertem" Reis würden Sie die Anreicherungen wieder herauswaschen.

3. Bringen Sie die Reis-Wasser-Mischung bei geschlossenem Topf zum Kochen. Sobald sie zu kochen beginnt, schalten Sie die Hitze auf eine kleine Stufe zurück und lassen den Reis 45 bis 60 Minuten so kochen. (Bei meinem Elektroherd beginne ich mit hoher Temperatur, um den Reis zum Kochen zu bringen, und dann schalte ich sofort auf eine Stellung zwischen "warm" und "niedrig" zurück.) Wurde er zum Kochen gebracht, gart der Reis selbständig weiter, bis er fertig ist. Dafür genügt eine niedrige Temperatur. Den Deckel sollte man während der Garzeit geschlossen halten! Nach einigen Versuchen werden Sie die benötigte Garzeit (abhängig von der Menge an Reis, von der Art des Kochtopfes, vom Herdtyp) genau kennen und dann brauchen Sie den Deckel nicht mehr zur Kontrolle abzunehmen. Reis sollte sorgfältig gekocht werden. Ob er „gut" ist, das können Sie testen, indem Sie ein gegartes Reiskorn zwischen

Daumen und Ringfinger zerdrücken; das Korn sollte sich leicht ganz flach drücken lassen, ohne dass es sich hart oder "sandig" anfühlt.

4. Ist der fertige Reis zu feucht, haben Sie zu viel Wasser genommen. Fühlt er sich krümelig oder sandig an, hat er nicht lange genug gekocht oder es war zu wenig Wasser im Topf. Achten Sie darauf, dass er sorgfältig gekocht, aber immer noch leicht und locker ist.

Viele Reisliebhaber arbeiten mit anderen Töpfen, Zeiten und Maßangaben. Versuchen Sie es mit meiner Methode und wenn es für Sie nicht passt, experimentieren Sie selbst. Man muss Reis nicht unbedingt in Wasser kochen; Gemüsebrühe oder verdünnter Tomatensaft (halb Wasser, halb Saft) eignen sich zum Beispiel auch gut. Es gibt jetzt auch schon elektrische Reiskocher, aber ich habe immer wieder festgestellt, dass ihre Aluminiumteile mit dem Kochwasser oder dem Reis selbst in Berührung kommen. Hüten Sie sich davor!

Gesunde Ergänzungen, Alternativen und Tipps für Reisende

Jedes andere (unverarbeitete) Vollgetreide ist eine gute Alternative zum Naturreis: Hirse, Buchweizen, Quinoa, Amaranth, Gerste, Roggen, Weizen, Mais und andere.

Einige haben wie Reis harte, ungenießbare äußere Samenhüllen, die teilweise entfernt werden müssen. Im Allgemeinen wird das Getreide jedoch nicht bis auf den Kern poliert, wie das bei weißem Reis der Fall ist. Gerste und Buchweizen gehören zu den teilweise gemahlenen Getreiden. Daher passt die leicht „geperlte" Gerste (Perlgraupen) auch in das Nimm-10-System, ebenso wie der Buchweizen, dessen ungenießbare, äußere Schale entfernt wurde. (Man nennt ihn dann Buchweizen-Vollkorngrütze.) Es gibt natürlich hinsichtlich der Verarbeitung von Getreiden wie Buchweizen und Gerste noch Unterschiede. Ein aufmerksamer Kunde bekommt einen Blick dafür. Wenn ich zum Beispiel Perlgraupen möchte, halte ich nach Gerste mit einer bräunlich beigefarbenen Färbung Ausschau, die noch etwas von den Randschichten hat. Das Getreide ist nicht bis auf seinen weißen, glänzenden Kern bearbeitet. Dasselbe gilt für Buchweizen. Selbst wenn die harte, äußere Samenhülle des Buchweizens entfernt ist, hat er immer noch eine hübsche, braune innere Haut (Rand- und Keimschicht), die zu seinem außergewöhnlichen Proteingehalt und seinem großartigen Geschmack beiträgt.

Als schmackhaft und nahrhaft empfehle ich zusätzlich alle Sorten von getrockneten Bohnen und anderen Hülsenfrüchten, wie zum Beispiel Linsen (grüne, braune und rote), Erbsen, Mais, Sojabohnen. (Sicherlich kann man einwenden, dass Bohnen nach der Nahrungspyramide (Seite 17) nicht zur Kategorie der Getreide gehören. Das stimmt, aber die Pyramide sollte uns nicht am Weiterdenken hindern, und ich finde, dass sich Bohnen und Reis vom „Charakter" her sehr ähneln und nahe sind, zumindest im philosophischen Sinne.)

Bohnen enthalten mehr Eiweiß als viele Getreidesorten (bemerkenswerte Ausnahmen bei den Getreiden sind Quinoa, Buchweizen und Amaranth, die mehr Eiweiß enthalten als die meisten Bohnen.) Und obwohl Bohnen gemeinsame funktionelle Komponenten mit den Getreiden haben (wie auch den „Charakter", von dem ich sprach), sind sie wahrscheinlich auf Grund ihres Eiweißgehaltes zusammen mit anderen proteinhaltigen Nahrungsmitteln mehr an der Spitze der Nahrungspyramide angesiedelt (mit Empfehlungen von zwei bis drei Portionen pro Tag gegenüber den sechs bis sieben täglichen Portionen für die Getreide). Diese zwei bis drei täglichen Portionen sind eine ganze Menge, wenn proteinhaltige Nahrungsmittel wie Milch, „rotes" Fleisch, Fisch, Nüsse usw. gemeint sind. Was die getrockneten Bohnen betrifft, so bin ich damit ganz und gar nicht einverstanden. Ich nehme sie als ausgezeichnete Beilage zu meinem Naturreis bzw. der Gruppe der Vollgetreide und erkläre hiermit, dass Sie so viel davon essen können, wie Sie wollen. (Außer Sie werden dadurch zu einem Pausbäckchen oder zu einem Gasballon mit allerlei Ausdünstungen – Sie wissen schon, was ich meine.)

In einem Land, in dem Reis Hauptnahrungsmittel ist, kann einfacher Reis oder "Reis aus dem Topf" ein schmackhaftes Essen sein. Die Wahrscheinlichkeit, dass dieser Reis mehrmals in ranzigen Fetten oder Ölen gebraten wurde, ist geringer.) Dort, wo eher Bohnen das Hauptnahrungsmittel sind, zum Beispiel in Mexiko, sollten Sie „Bohnen aus dem Topf" (*frijoles de la olla*) versuchen. Ich habe sie in vielen kleinen Cafés oder Restaurants bestellt und es hat immer hervorragend geschmeckt. Es ist wie beim Reis: Diese Bohnen, die direkt aus dem Kochtopf eines Lebensmittelverkäufers kommen, wurden mit geringerer Wahrscheinlichkeit in Schweineschmalz oder anderen ranzigen Fetten oder Ölen zubereitet und auch nicht mehrmals aufgewärmt.

Überleben mit Kompromissen in Ausnahmesituationen

Versuchen Sie unter den Getreiden und Bohnen diejenigen zu finden, die am wenigsten verarbeitet wurden und auf die Ihre Geschmacksknospen noch reagieren. Dazu können gehören: mit Dampf behandelte Vollgetreide, Tiefkühlkost auf der Basis von Vollgetreiden oder Bohnen, Fertigmahlzeiten aus Reismischungen, einfache Bohnen in Dosen ohne Schweineschmalz oder (im Restaurant) gedämpfter weißer Reis. (Vermeiden Sie gebratenen Reis!)

Was Kinder gerne mögen

Verwenden Sie Reste von gekochtem Naturreis als Frühstück. Mixen Sie ihn in ein wenig Wasser bis zur gewünschten Konsistenz. Erwärmen Sie ihn und servieren Sie ihn in einer Schüssel mit einem Stückchen Butter oder einem Löffel Leinöl; nach Geschmack können Sie Honig oder Zimt hinzugeben.

Manche mögen etwas Milch dazu, aber das ist nicht notwendig. Alternativen zur Kuhmilch sind Sojamilch oder Reismilch, die es (in Naturkostläden) in mehreren Geschmacksrichtungen gibt. (Kinder mögen sie oft mit Vanille.)

Wenn morgens Zeit ist, können Sie ein Getreidefrühstück frisch zubereiten: Geben Sie gemahlenen Reis in eine Kasserolle und gießen Sie die dreifache Menge Wasser dazu. Etwa 20 Minuten oder kürzer leicht kochen, bis das Getreide nicht mehr sandig ist.

Wildreis und Nudeln

Zutaten:
50 g gekochter Wildreis
50 g gekochte Artischocken-Spaghetti (Jerusalem)
6 gehackte Mandeln
50 g weicher Tofu
1 – 2 EL Sellerie in Scheiben
2 EL gehackte Petersilie
2 EL grüner Lauch in Scheiben
1 EL Butter / Olivenöl-Mischung
2 TL Sojasauce

Mandeln und Lauch mit Butter in einer Bratpfanne leicht sautieren. Alle anderen Zutaten hinzufügen und unter Rühren erwärmen. Zuletzt die Sojasauce zugeben.
Diese Portion ist für *eine* Person mit gutem Appetit.

Rezept mit freundlicher Genehmigung aus: Carol Nostrand, Junk Food to Real Food, S. 232

Salat aus Speise-Rotalge und Sprossen

Zutaten:
100 g Speise-Rotalge, kurz abgespült und abgetropft
400 g Sprossen nach Wahl (350 g Alfalfa und 50 g Linsen sind eine gute Mischung)
50 g geschnittene Schalotten
50 g geschnittene, rote, süße Paprika
50 g geschnittener Sellerie
50 g Avocado

Alle Zutaten mit Ihrem Lieblingsdressing mischen oder 1 TL Zitronensaft und 1 TL Sojasauce hinzugeben.

Rezept aus: Maine Coast Sea Vegetable Recipes (Franklin, ME, USA: Maine Coast Sea Vegetable Company, 1996)

Funktionelle Komponenten

Da die Speise-Rotalge so extrem wenig wiegt, gebe ich die funktionellen Komponenten für 7 g, entsprechend 1 Portion, anstelle der sonst üblichen 100 g an. Das verleiht den Angaben eine größere Gewichtung. Die Zahlenangaben mögen sehr gering erscheinen, doch sollten Sie bedenken, dass die Komponenten in ihrer am besten verfügbaren Form vorliegen. 7 g getrocknete Speise-Rotalge enthalten:

Kalorien	19,0
Protein	2,0 g
Fett	0,12 g
Kohlenhydrate	3,12 g
Fasern	2,3 g
Cholesterin	0
Calcium	15,0 mg
Phosphor	29,0 mg
Magnesium	19,0 mg
Kalium	547,0 mg
Natrium	122,0 mg
Eisen	2,32 mg
Jod	0,36 mg
Kupfer	0,03 mg
Mangan	0,08 mg
Zink	0,20 mg
Selen	vorhanden
Fluor	0,37 mg
Chrom	0,01 mg
Vitamin A	46,40 mg
Vitamin C	0,41 mg
Vitamin B_1 (Thiamin)	0,01 mg
Vitamin B_2 (Riboflavin)	0,13 mg
Vitamin B_3 (Niacin)	0,13 mg
Vitamin B_6	0,63 mg
Vitamin B_{12}	0,50 mg
Vitamin E	0,12 I. E.

(I. E. = Internationale Einheiten)

In der Speise-Rotalge in besonderem Maße vorhandene Pflanzenwirkstoffe und Antioxidantien: Vitamin C, Vitamin E, Betakarotin, Algin.

Quelle: Unabhängige Laboranalyse für die Maine Coast Sea Vegetable Company in Franklin, Maine.

8

Speise-Rotalge und andere Meeresgemüse

Was die Speise-Rotalge so wertvoll macht

In Bezug auf den Gehalt an Mineralien und Spurenelementen haben die Speise-Rotalge und alle Meeresgemüse im Pflanzenreich nicht ihresgleichen. Sie sind so reich an Nährstoffen, dass ein kleines Stück weit reicht. Meeresgemüse enthalten auch einige Pflanzenwirkstoffe, die für Pflanzen aus dem Ozean einzigartig sind. (Im gesamten Kapitel verwende ich die Begriffe „Ozean" und „Meer" abwechselnd und synonym.) Außerdem gehören Meeresgemüse zu den wenigen belegten nichttierischen Quellen für Vitamin B_{12}.

Einige Nährstoffe, die in Meeresgemüsen enthalten sind

Die folgenden, sorgfältig analysierten Informationen stammen von verschiedenen Fachleuten, einschließlich der *Maine Coast Sea Vegetable Company* (MCSV), eines seit 1971 an der nordöstlichen Küste der Vereinigten Staaten beheimateten, zertifizierten Ernte- und Lieferbetriebs für biologisches Meeresgemüse. Seine Speise-Rotalge wird zusammen mit drei anderen Arten von essbaren, natürlich wachsenden Meeresgemüsen (Alaria, Kelp und Purpurtang-Rotalge/Nori) überall in den Naturkostläden und selbst in einigen Lebensmittelgeschäften der USA vertrieben. Meeresgemüse enthalten:

- Vitamin B_{12} – besonders wichtig für Vegetarier. (Die verwandte Purpurtang-Rotalge enthält sogar das Zweieinhalbfache.)
- viel Eisen – Eine Portion von 7 g Speise-Rotalge oder Kelp liefert bis zu 30 Prozent der Tagesbedarfs, das Vierfache des im Spinat enthaltenen Eisens.
- erhebliche Mengen von Calcium, das nicht aus Milchprodukten stammt – Eine Portion Alaria liefert dieselbe Menge Calcium wie 100 g Hüttenkäse, Joghurt oder drei Portionen Rahmkäse. Dieselbe Portion enthält mehr Calcium als 100 g Grünkohl.
- große Mengen Kalium – Eine Portion Kelp enthält fast doppelt so viel Kalium wie eine Banane und etwa genauso viel wie eine Kartoffel.
- eine bedeutende Chromquelle, die zur Regulierung des Blutzuckers beiträgt; insbesondere wichtig für Diabetiker und Hypoglykämiker (Menschen mit Unterzucker). Kelp und Alaria enthalten besonders viel Chrom. Entsprechende Mengen Chrom in der Ernährung können den Ausbruch von Diabetes bei Erwachsenen vielleicht verhindern.
- Glutamat – Diese Aminosäure macht Erbsen und Hülsenfrüchte zart und leichter verdaulich. (Ich koche immer ein Stück Kelp oder Alaria in einem Topf Bohnen mit, wodurch Geschmack, Nährwert und Verdaulichkeit überraschend verbessert werden.)
- Pflanzenwirkstoffe, wie das nur in Meeresgemüsen vorkommende Alginat (Algin), sind Bestandteile, die vielleicht dafür verantwortlich sind, dass Meeresgemüse traditionell in der orientalischen Medizin eingesetzt werden: aufgrund ihrer antibakteriellen, antiviralen, antitoxischen und Cholesterin senkenden sowie gegen Tumore wirkenden Eigenschaften. Algin ist ein natürliches Gel in Meeresgemüsen, insbesondere in Kelp, das auch kommerziell für alltägliche Produkte wie Eiskrem, Pudding, Medikamente und Salatsaucen und Ähnliches verwendet wird.

- lebendige Enzyme – Liebhaber von Rohkost und andere Menschen, die „lebendige Nahrung" bevorzugen, sagen, dass Meeresgemüse „enzymaktiv" sei.
- eine breite Palette von wichtigen Mineralien und Spurenelementen – in einer für den Menschen leicht assimilierbaren Form.
- eine ausgezeichnete Jodquelle – insbesondere Kelp. Meeresgemüse ersetzen Meeresfrüchte (die viel Jod enthalten) oder jodiertes Tafelsalz. Schilddrüsenmedikamente sollten entsprechend eingestellt werden.
- Vitamin K – wichtig für die Blutgerinnung. Die Speise-Rotalge gehört mit 120 mcg pro Portion von etwa 7 g zu den besten Vitamin-K-Quellen von allen Nahrungsmittelgruppen.
- geringe Mengen hochwertiges Protein – mit einem ausgezeichneten Protein-Kalorien-Quotienten. Die Speise- und die Purpurtang-Rotalge liefern etwa 2 g pro Portion von etwa 7 g.
- Vitamin E – Alaria und die Purpurtang-Rotalge haben den höchsten Vitamin-E-Gehalt der hier betrachteten vier Meeresgemüse. Diese beiden enthalten etwa doppelt so viel Vitamin E wie die Speise-Rotalge.
- Betakarotin – Alaria und die Purpurtang-Rotalge enthalten genauso viel oder mehr Betakarotin pro Gramm wie frischer Brokkoli, Spinat und viele andere Grüngemüse, die in Bezug auf den Betakarotingehalt an der Spitze stehen.

Eine Reise auf den Meeresgrund

Wenn Sie dieses Kapitel durcharbeiten, fühlen Sie sich vielleicht wie in eine Sciencefictiongeschichte versetzt – so groß ist der Unterschied zwischen den Gemüsen des Ozeans und den Gemüsen auf dem Land. Meerespflanzen gibt es schon seit Tausenden von Jahren, sie gehören zu den ältesten Pflanzenarten der Erde. Botanisch gesehen sind sie Algenarten. Meeresgemüse nehmen die Nährstoffe direkt aus dem Wasser in ihre Blätter usw. auf und nicht durch ein Wurzelsystem aus dem Boden, wie das Landpflanzen tun.

Die meisten Meeresgemüse haften mit wurzelähnlichen Organen, die sich an das Gestein heften, am Meeresboden. Durch diese beziehen sie jedoch keine Nährstoffe. Sie sind einfache Haltevorrichtungen, die die Pflanzen an Ort und Stelle halten, damit sie während Ebbe und Flut und bei Stürmen nicht weggerissen werden. Einige Arten schwimmen frei auf dem Wasser. Eine Meerespflanze kann sich in etwa 12 m Tiefe am Meeresboden festhalten, während ein großer Teil der Pflanze auf der Wasseroberfläche schwimmt und Sonnenlicht für die Photosynthese einfängt.

Bei Pflanzen, die im mineralreichen Meer wachsen, gibt es keine Missernten und auch kein Minderwachstum wegen Nährstoffmangels oder Dürre. Mineralien aus Erosion an Land werden in das Meer gespült und reichern dort die Nahrung ständig an. Kalte Meeresströmungen enthalten meist die höchsten Mengen und beherbergen die größte Fauna und die üppigste Flora, wohingegen die tropischen Gewässer etwas weniger ergiebig sind.

Meeresgemüse wachsen sehr schnell. Kelp kann im Sommer bis zu etwa 60 cm täglich wachsen, und viele Arten von Meeresgemüsen erneuern sich mehrmals im Jahr. Diese Produktivität konkurriert und übertrifft oft sogar die produktivsten der Landgewächse.

Wer im Küstengebiet lebt, dem sind „Meeresalgen" vielleicht nicht fremd; sie zu essen, kann aber wieder eine ganz andere Geschichte sein. Für die meisten Amerikaner erscheinen regelmäßige Gerichte mit Meeresgemüsen zur Förderung der Gesundheit anscheinend vergleichbar abwegig wie Ameisen mit Schokoladenglasur. Dennoch, die Informationen in diesem Kapitel haben so viel Einfluss auf die Informationen in allen anderen Kapiteln und stehen in so deutlicher Beziehung zum Aufbau oder der Erhaltung einer guten Gesundheit, dass ich sie für die grundlegenden und wichtigsten in diesem Bereich halte. Ich werde Sie immer wieder dazu anhalten, alle früher eingeübten Widerstände gegenüber diesem wahrscheinlich „neuen" Nahrungsmittel abzulegen. Bringen Sie sich und Ihren Kindern bei, dass Meeresgemüse als regelmäßiger und genussreicher Teil der Ernährung definitiv „in" sind.

Das Vitamin B_{12}-Dilemma

Unter Ernährungsfachleuten verursacht die Frage, ob ein Mensch aus nichttierischen Quellen genügend Vitamin B_{12} bekommen oder aus tierischen oder pflanzlichen Quellen in jedem Falle genügend absorbieren kann, oft eine Menge Verwirrung, und das nicht ohne guten Grund. (Viele Menschen haben einen Mangel, ob sie nun tierische Nahrung zu sich nehmen oder nicht.) Vitamin B_{12} ist lebenswichtig für die Gesunderhaltung des Nervensystems, das die für jede Körperäußerung notwendigen elektrischen Signale erzeugt. Vitamin B_{12} wird für die Gedächtnisleistung, für den Stoffwechsel der Kohlenhydrate, Fette und Proteine gebraucht und ist wesentlich an der Bildung von Blutzellen beteiligt. Ohne Vitamin B_{12} werden wir vergesslich, nervös, müde, anämisch und müssen im schlimmsten Fall mit Gehirnschäden rechnen.

H. Santillo sagt in seinem Buch *Intuitive Eating*, dass Vitamin B_{12} „... nicht von Pflanzen und Tieren, sondern von einem in Pflanzen und Tieren ansässigen Bakterium produziert wird. Menschen haben B_{12} im ganzen Körper, zwischen den Zähnen, im Zahnfleisch, in den Mandeln und im Speichel. B_{12} wird (auch) im Dünndarm produziert (von 'guten' Bakterien)." (S. 192)

Teil des B_{12}-Dilemmas ist Folgendes: Wenngleich tierische Produkte große Mengen Vitamin B_{12} liefern, sagen viele Gesundheitsexperten, dass die Aufnahme dieser tierischen Produkte zugleich die Aufnahme einer deutlich gesundheitsschädlichen Menge an konzentriertem Eiweiß und Fett mit sich bringe, von den Schadstoffen in diesen Nahrungsmitteln ganz zu schweigen. Santillo kommt auch zu der Schlussfolgerung, dass Nichtvegetarier zusätzliche Mengen von Nährstoffen wie B_{12} brauchen, um die Wirkungen der tierischen Produkte auszugleichen. Dies hat wiederum zu einer fehlerhaften Berechnung des tatsächlichen Vitamin-B_{12}-Bedarfs eines Vegetariers geführt.

Wie viel von diesem lebenswichtigen Vitamin B_{12} soll nun die Ernährung eines Vegetariers und eines Nichtvegetariers tatsächlich enthalten? Medizin- und Ernährungswissenschaftler sind sich darin einig, dass es sehr wenig ist. Wie wenig genau, das wird von Michael Colgan, in seinem Buch *The New Nutrition: Medicine for the Millenium* (zu Deutsch etwa: „Die neue Ernährung: Medizin für das neue Jahrtausend"; S. 32) graphisch dargestellt. Colgan schreibt:

„Sie brauchen nur wenige Mikrogramm (Millionstel eines Gramms) B_{12} täglich: Die (von der amerikanischen Regierung) empfohlene Tagesdosis beträgt nur 2 Mikrogramm. Ihr Blut enthält etwa 5 Nanogramm (Billionstel eines Gramms) pro Liter, weniger als ein Staubkorn."

Im Weiteren weist Colgan darauf hin, dass man ohne diese winzigen, aber entscheidenden Mengen B_{12} schnell Symptome von Anämie bis Geisteskrankheit entwickelt. Laut Santillo, der mit mehreren seiner Kollegen übereinstimmt, brauchen Vegetarier nur 0,5 Mikrogramm zusätzliches B_{12} in der täglichen Ernährung, um optimal gesund zu bleiben. Die Kriterien für die Mengen von B_{12}, die Vegetarier und Nichtvegetarier brauchen, seien zum Teil wegen der Unterschiede in ihrer Eiweißaufnahme verschieden (wie ich weiter oben erwähnt habe). Vegetarier neigen dazu, B_{12} besser aufzunehmen als Nichtvegetarier, und es scheint auch so, als produziere der Darm bei Vegetariern mehr Vitamin B_{12}, vielleicht weil sie dort größere Kolonien „freundlicher" Bakterien beherbergen.

Im Laufe unserer Recherche finden wir heraus, dass Ph. und J. Balch in ihrem Nährstoffbestseller *Prescription for Nutritional Healing* die *optimale* Tagesdosis für B_{12} mit 300 Mikrogramm angeben! Diese Menge ist eher eine intelligente Schätzung, die angibt, wie viel zu einer optimalen Gesundheit führen würde, wohingegen die *empfohlene* Tagesdosis einfach nur die Symptome einer schlechten Gesundheit verhindert. Weder die eine noch die andere Methode berücksichtigt jedoch, ob jemand Vegetarier ist oder nicht.

Es gibt offensichtlich keine Übereinstimmung über die Vitamin-B_{12}-Aufnahme, außer dass B_{12} überhaupt für die Gesundheit sehr wichtig ist. Für optimale Gesundheit kann es keine Garantie geben, ob Sie nun Vegetarier sind oder nicht oder ob Sie mehr oder weniger Vitamin B_{12} aufnehmen. Der gesunde Menschenverstand sagt uns, dass es unendlich schwierig ist, das chemische Gleichgewicht zwischen allen für eine optimale Gesundheit wichtigen funktionellen Komponenten aufrechtzuerhalten.

Die Speise-Rotalge und andere Meeresgemüse stehen an der Spitze der pflanzlichen Vitamin B_{12}-Lieferanten. Andere vegetarische B_{12}-Quellen sind Hefe und fermentierte vegetarische Nahrungsmittel wie Sauerkraut, Miso und Tempeh. (Die beiden letzteren sind köstliche fermentierte Nahrungsmittel aus Sojabohnen, die Sie im Naturkostladen bekommen.) Diese Nahrungsmittel sind mit Bakterien fermentiert, die im Zuge ihrer „Arbeit" B_{12} produzieren. Dies gilt auch für Joghurt aus „lebenden Kulturen". Ich versuche nach Möglichkeit nichtpasteurisierte fermentierte Produkte zu bekommen, denn durch die Pasteurisierung werden die „guten" Bakterien in diesen „lebenden" Fermentationskulturen abgetötet, was gleichzeitig den Gehalt an B_{12}, anderen Nährstoffen und aktiven Enzymen vermindert.

Zusätzlich zu den oben erwähnten Nahrungsmitteln ergänze ich persönlich noch mit Tabletten aus einer Süßwasseralge (*Klamath Blue-Green Algae*) von hohem Nährwert. Diese Alge stammt aus dem Süßwassersee Klamath und ist ein vollwertiges Nahrungsmittel, das sowohl Vitamin B_{12} als auch viele andere Aminosäuren, Antioxidantien, Chlorophyll und Nährstoffe enthält, die mich in Schwung halten, egal, was los ist. Sie hat manches mit den Meeresgemüsen gemein und ist für jemanden wie mich, der seine Nährstoffe am liebsten aus vollwertigen Nahrungsmitteln bezieht, perfekt geeignet.

Mineralien und Spurenelemente

Auf Grund der Art, der Vielfalt und der Mengen von wichtigen Mineralien und Spurenelementen, die in der Speise-Rotalge und in anderen Meeresgemüsen enthalten sind, sollte man diese als äußerst wichtige Nahrungsmittel betrachten. Man findet mindestens 70 verschiedene wichtige Mineralien und Spurenelemente in Speise-Rotalge und Meeresgemüsen – Mineralien, die zu einer hervorragenden Gesundheit beitragen. Wie beim Vitamin B_{12} sind Spurenelemente im menschlichen Körper nur in winzigen Mengen oder „Spuren" vorhanden, und dennoch schwindet unsere Lebensqualität *ohne* sie, und Körper und Geist degenerieren. Die Bedeutung der Mineralien für Gesundheit und Vitalität kann man gar nicht hoch genug einschätzen, und ich will auf den folgenden Seiten mein Bestes versuchen, um das zu erklären. Wenn Sie wirklich verstehen, was ich Ihnen über die Mineralien berichte, wird Ihnen angesichts der ans Wunderbare grenzenden und schockierenden Möglichkeiten die Luft wegbleiben.

Ionenförmige Mineralien bedeuten Leben
Ein Ion ist ein elektrisch geladenes Teilchen. Ein mineralisches Ion, das entweder positiv oder negativ geladen ist, ist die kleinste selbständige Einheit eines Minerals. Mineralien können nur in Form von Ionen von unseren Zellen aufgenommen und für die Lebensprozesse im Körper verwertet werden.

Die Mineralien in unserem Körper – vorwiegend in (flüssiger) Ionenform benötigt (auch Elektrolyte genannt) – sind lebenswichtige Katalysatoren und Energieträger, das heißt Träger chemischer, mechanischer, elektromagnetischer oder elektrischer Energie. Macht man sich die Sichtweise eines Elektrikers zu Eigen, so kann man tatsächlich sagen, dass der Körper durch Elektrizität funktioniert. Buchstäblich. Tod wird rechtlich als Ende der elektrischen Gehirnstromaktivität definiert. Wenn wir sagen „Hätte ich doch mehr Energie!" oder „Ich fühle mich so energielos", so heißt dies, dass wir elektrische Impulse und Botschaften (Energie) nicht mehr richtig durch den Körper leiten können.

Die Funktionsweise des menschlichen Energiesystems kann man stark vereinfacht so darstellen, dass die Ionen wichtiger Mineralien und Spurenelemente (mit positiver oder negativer Ladung) durch positive bzw. negative Anziehungs- bzw. Abstoßungsprozesse Elektrizität im Körper erzeugen, während sie sich in den Körperflüssigkeiten durch die Zellmembranen bewegen. Betrachten Sie zum Beispiel Neuronen, die leitenden Zellen des Nervensystems. Neuronen kommunizieren miteinander, ohne dass sie einander berühren, über den Strom geladener Ionenteilchen durch die Zellen in den Körperflüssigkeiten. Mit der Geschwindigkeit von Gedanken wandern diese durch (mineralische) Ionen geförderten Impulse von Zelle zu Zelle und wiederholen oder verbreiten elektrische „Botschaften" über den ganzen Körper, um alle seine Funktionen zu steuern und zu erleichtern, einschließlich der Muskelbewegung, des Herzschlages, der hormonellen Aktivität und des kreativen Denkens.

Damit Sie diesen Prozess nicht unterschätzen, sollten Sie sich klar machen, dass selbst das Stochern in den Zähnen sowie die Absicht, an einem olympischen Marathonlauf teilzunehmen oder einen großen Roman zu schreiben, von der elektrischen Funktionsfähigkeit des Körpers abhängt und diese wiederum von den Mineralien. Und, nicht zu vergessen, wenn wir den *Geschmack* der Nahrungsmittel aus dem Nimm-10-System genießen wollen, muss der Körper die elektrische Leitfähigkeit haben, die von den Mineralien und Spurenelementen in ihrer Ionenform abhängt.

Wo sich ionenförmige Mineralien in unserer Ernährung finden
Hervorragende Quellen für ionenförmige Mineralien sind Obst und Gemüse (Meeresgemüse stehen ganz oben). Obst und Gemüse enthalten auch leicht verfügbare, an Nahrungsmittel gebundene Formen von Mineralien, die sich durch die Verdauungsprozesse schnell ionisieren. Zwar sind in fast allen unseren Nahrungsmitteln Mineralien enthalten, aber das Pflanzenreich liefert diejenigen mit hoher Verfügbarkeit in leicht verdaulicher Form.

Außer den Nahrungsmitteln kann auch Wasser eine bedeutende Quelle vieler ionenförmiger oder nichtionenförmiger Spurenelemente sein. Es kann Probleme bereiten, reines Wasser zu bekommen, das zwar die Chemikalien und anderen Schadstoffe, die sich in den meisten Einrichtungen der öffentlichen Wasserversorgung verbreiten, nicht enthält, dessen Mineraliengehalt aber dennoch nicht beeinträchtigt ist.

Der kluge Verbraucher wird auf reinem Wasser bestehen, das die Spurenelemente noch enthält, und er wird zusätzliche Mühen auf sich nehmen, um es zu bekommen, selbst wenn das bedeutet, dass er sich einen Haushaltsfilter zulegen muss, der die Schadstoffe, aber nicht die Mineralien entfernt, oder dass er reines Wasser in Flaschen kauft.

Da das Thema Wasser, seine Reinheit, seine Herkunft, sein Mineraliengehalt, Filtersysteme usw., ein weites Feld ist, möchte ich an dieser Stelle nicht weiter darauf eingehen. (Vielleicht wird es das Thema eines weiteren Buches.)

Da ich weiß, dass die meisten Nahrungsmittel und auch Wasser Spurenelemente in *veränderlichen* Mengen enthalten, baue ich zusätzlich zu den Meeresgemüsen und einer vielseitigen Ernährung auf eine entsprechende Nahrungsergänzung aus ionenförmigen Spurenelementen, damit ich ganz sicher mit allem versorgt bin, um voll leistungsfähig zu sein.

Selbst wenn ich auf Reisen das beste Wasser kaufe, das es in Flaschen gibt, weiß ich, dass die Analysen meist einen Mangel an wichtigen Spurenelementen aufweisen. Ich füge jedem gekauften Wasser einige Tropfen meiner mineralischen Nahrungsergänzung hinzu.

Wohin mit allen diesen Mineralien?

Mineralien bilden Tausende von Enzymen, und Enzyme erleichtern die Funktion, die Resorption und die Nutzung von Vitaminen und anderen funktionellen Komponenten. Ohne Mineralien sind Vitamine nutzlos. Vitamine und andere funktionelle Komponenten sind jedoch unverzichtbar bei der Bildung von Hormonen, Verdauungssäften, chemischen Stoffen für das Gehirn, in Bezug auf die Fruchtbarkeit, die Emotionen, die Stimmung ... – die Aufzählung ließe sich fortsetzen. Fehlen Mineralien oder sind sie nicht in entsprechenden Mengen und im Gleichgewicht miteinander vorhanden (Spurenelemente existieren nicht für sich allein, sondern nur in Beziehung zueinander), so kann der Gehirntod (s.o.) sich langsam, aber sicher, Schritt für Schritt einschleichen. Wir können das als Essstörung bezeichnen, als Arthritis, Übellaunigkeit, Depression, Krebs, Geschwür, Diabetes oder Altern, aber man sollte besser „das Kind beim Namen nennen": Letztlich ist und bleibt es ein Mineralmangel, der dahinter steckt! Viele Beweise stützen den Gedanken, dass die Mineralien das Fundament der Gesundheit bilden.

Dr. Alexander Schauss, Autor von *Minerals, Trace Elements and Human Health,* berichtet von seiner umfangreichen Arbeit mit

Patienten, die an Bulimie (Ess-Brech-Sucht), Anorexia nervosa (eigeninduziertes Hungern) oder krankhafter Fettleibigkeit litten. In nahezu allen Fällen steht ein Mangel an Zink damit in Beziehung. Schauss fand zum Beispiel heraus, dass die Menschen umso fettleibiger wurden, je niedriger der Zinkspiegel war. Bei Osteoporosepatienten, so erklärt Schauss, kann man noch so viel Calcium und Magnesium verabreichen, sie bleiben wirkungslos, wenn das Spurenelement Bor nicht dazugegeben wird. Durch Bor wird Calcium leichter im Knochen gehalten, die Ausscheidung von Calcium, Magnesium und Phosphor vermindert und Östrogen und Testosteron im Serum deutlich erhöht. Beide sind für die Resorption von Calcium wichtig.

Ältere Menschen mit verminderter geistiger Leistungsfähigkeit erfahren eine Verbesserung durch das Spurenelement Selen, berichtet Schauss. Selen schützt das Herz und kurbelt das Immunsystem an. (Meeresgemüse enthält viel Selen.) Lithium trägt zu einer stabilen Stimmungslage bei, wenn es ausreichend vorhanden ist – sein Fehlen aber (indirekt) zur manischen Depression. Bei Menschen, die ein gewaltbereites Verhalten zeigen, ist der Manganspiegel höher als normal, außerdem haben sie zusätzlich große Mengen toxischer Metalle in sich. Schauss verfügt über eindeutige klinische und experimentelle Erfahrungen, die die kausale bzw. heilende Rolle eines ausgeglichenen Mineralhaushaltes bei kriminellem Verhalten belegen.

Liegt die Zukunft in den Mineralien?
Da Pflanzen die Mineralien aus dem Boden aufnehmen, ist der Zustand unseres Bodens von lebenswichtiger Bedeutung für die Gesundheit zukünftiger Generationen. Schon 1936 warnte der US-Senat vor der extremen Ausbeutung unserer Böden.

Auszug aus dem Dokument Nr. 264 des US-Senats, veröffentlicht anlässlich der zweiten Sitzung des 74. Kongresses im Jahre 1936:

„Ist Ihnen bekannt, dass die meisten von uns heute an gefährlichen Ernährungsmängeln leiden, die nicht behoben werden können, solange der Mineralhaushalt unserer Böden, die unsere Nahrung liefern, nicht in ein Gleichgewicht gebracht wird?

Labortests beweisen, dass das Obst, das Gemüse, das Getreide, die Eier, ja selbst die Milch und das Fleisch heute nicht mehr das sind, was sie noch vor wenigen Generationen waren. (Das erklärt zweifelsfrei, warum unsere Vorfahren gut von einer Auswahl an Nahrungsmitteln leben konnten, mit der wir verhungern würden.)

Niemand kann heute so viel Obst und Gemüse essen, um seinen Magen mit den Mineralsalzen zu versorgen, die er für eine optimale Gesundheit *braucht*, weil der Magen nicht groß genug dafür ist.

Die schlechte Nachricht unserer führenden Behörden lautet, dass 99 Prozent der Amerikaner einen Mangel an diesen Mineralien haben und dass ein deutlicher Mangel an einem der wichtigeren Mineralien tatsächlich zu Krankheit führt. Ist das Gleichgewicht gestört und fehlt es an diesem oder jenem Element (wie gering der Bedarf des Körpers auch sein mag), so erkranken wir, leiden und verkürzen unser Leben.

Wenn Vitamine fehlen, kann der Körper bis zu einem gewissen Grade Mineralien nutzen; fehlen aber Mineralien, sind Vitamine nutzlos."

In neuerer Zeit, im Juni 1992, wurden bei einem Weltgipfeltreffen in Rio de Janeiro Umweltfaktoren aus der ganzen Welt zur Sprache gebracht. Fast alle Regierungen der Welt waren vertreten. Der Bericht des Weltgipfels zeigte klar und deutlich die verheerende und fortschreitende Abnahme des Mineralgehalts in den Böden von Farm- und Weideland auf der ganzen Welt. Nordamerika (USA, Kanada und Mexiko) lagen weit an der Spitze, dicht gefolgt von Südamerika, Asien und Europa.

Der Mineralgehalt der Nahrungsmittel des Nimm-10-Systems ist eindrucksvoll. In Bezug auf Mineralien gehören sie zu den am höchsten bewerteten Obst- und Gemüsesorten. Ihre Gesundheit wird wesentlich besser sein, wenn Sie sie essen, als wenn Sie sie nicht essen. Dennoch wird der Nährwert von neun der zehn (die Speise-Rotalge und andere Meeresgemüse bilden hier eine Ausnahme) stetig geringer im Vergleich zu früher oder im Vergleich dazu, wie er bei biologischen Anbaumethoden heute sein könnte (und tatsächlich ist). Die Verarmung der Böden an Mineralien als Ergebnis „moderner", nichtbiologischer Anbaumethoden, verbunden mit dem Ersatz einiger weniger ausgewählter Mineralien in einer hochgradig verarbeiteten Nahrung, hat bei den meisten Amerikanern zu einem Mangel an wichtigen Mineralien und Spurenelementen geführt und sie zu Opfern unzähliger „moderner", degenerativer Erkrankungen gemacht.

Auch andere Faktoren beeinflussen die Verarmung unserer Böden an Mineralien. Die Bodenerosion zum Beispiel nimmt mit den aggressiveren Anbaumethoden und/oder den raueren klimatischen Bedingungen zu. Viele Düngemittel und Pestizide binden Spurenelemente im Boden, so dass sie nicht mehr alle vom Obst und Gemüse aufgenommen werden. Verstehen Sie, was ich mit dem Ernst unserer Lage meine?

Unsere Ozeane und Meere sammeln und bereiten enorme Konzentrationen aller Mineralien wieder auf, die durch die Naturprozesse wieder zu ihnen zurückkehren. Die Speise-Rotalge und andere Meeresfrüchte, die in dieser mineralreichen Umgebung gedeihen, nehmen die funktionellen Komponenten auf und bilden sie innerhalb ihrer Gewebe in eine für unsere Ernährung hervorragend geeignete Nahrungsform um. Die Mineralien aus dem Meer, die an das Sonnenlicht und die verrottenden organischen Stoffe des Meeres gebunden sind und denen katalytische Kräfte zur Verfügung stehen, die es an Land nicht gibt, unterstützen außerdemdie Herstellung von Pflanzenwirkstoffen und Antioxidantien in den Meeresgemüsen. Und dies sind nur einige wenige Gründe, warum die Meerespflanzen seit Jahrhunderten mit großem Erfolg in der orientalischen Medizin zur Erhaltung der Gesundheit, zur Regeneration und Heilung eingesetzt werden. Leider stehen die meisten Untersuchungsergebnisse, die diesen Erfolg belegen, noch nicht in Übersetzung zur Verfügung.

Müssen wir nun eine mineralische Nahrungsergänzung einnehmen oder nicht?
Wie ich beschrieben habe, leiden die meisten Amerikaner an einem deutlichen Mineralienmangel, insbesondere an einem Mangel an

Spurenelementen. Wenngleich es leichter ist, diesen Mineralienmangel über die Nahrung zu decken (ausgenommen bei bestimmten Erkrankungen wie Osteoporose, bei denen im Allgemeinen mineralische Nahrungsergänzungen gegeben werden müssen), ist es oft sehr klug, zusätzlich zu den Meeresgemüsen in der Ernährung Spurenelemente als Nahrungsergänzung einzunehmen. (Sie erinnern sich, Nahrungsergänzungen können die komplexe, ganzheitliche Versorgung mit allen funktionellen Komponenten aus vollwertigen Nahrungsmitteln nicht ersetzen.)

Aber welche Nahrungsergänzung kommt in Frage?

Nachdem ich mich mit dem Thema eingehend beschäftigt habe, ist es für mich offensichtlich, dass viele mineralischen Nahrungsergänzungen auf Grund der Form der verwendeten Mineralien vom menschlichen Körper nur in minimalem Maße aufgenommen werden. Unsere Resorptionsfähigkeit wird auch noch von anderen Faktoren wie Alter, Menge der Magensäure (um die Mineralien aufzuspalten), Darmgesundheit und Menge der Fasern, die wir mit der Ernährung zuführen, beeinflusst.

Im Zusammenhang mit den mineralischen Nahrungsergänzungen wird eine Vielzahl von Ausdrücken gebraucht (wie organisch/anorganisch, metallisch, kolloidal, elektrolytisch, als Chelat, überzogen, gebunden/nicht gebunden und ionenförmig), um die Verbraucher vom Nutzen (der Resorbierbarkeit) der Produkte zu überzeugen. Einige Firmen scheinen aber die Form überhaupt zu ignorieren und verkaufen einfach etwas (in jeder Form, die ihren Markt bedient), was ich als hochgradig nichtassimilierbare Quelle puren Calciums betrachte, wie zum Beispiel Austernschalen, Steine (Dolomit), Eierschalen, „Pariser Pflaster" (Calciumsulfat) oder Kalk (Calciumkarbonat), und erwecken den Eindruck, dass weder die Form noch die Quelle irgendeinen Unterschied machen. (Einige Ärzte empfehlen sogar, einfach die billigste Quelle bzw. Form von Calcium zu verwenden, die man finden kann, egal was es ist.) Solche Marketingstrategien können sehr verwirrend sein, insbesondere wenn jeder sagt, die Produkte „des anderen" seien nicht gut genug.

Wenn man bedenkt, dass unser Körper Mineralien in Ionenform nutzt, wird folgende Frage wichtig: „Kann diese mineralische Nahrungsergänzung leicht in die Ionenform aufgespalten werden?" Was die oben erwähnten schlechten Quellen betrifft, ist meine definitive Antwort „Nein"! Die gute Nachricht ist, dass wir viele Mineralien bereits in Ionenform kaufen können.

Heilende Eigenschaften von Speise-Rotalge und anderen Meeresgemüsen

Zumindest *ein* amerikanischer Forscher hat sich die gesundheitsfördernden und heilenden Eigenschaften von Algen angesehen. Jane Teas hat eine Studie mit dem Titel *The Consumption of Seaweed as a Protective Factor in the Etiology of Breast Cancer* (zu Deutsch etwa: „Der Konsum von Meeresalgen als Schutzfaktor bei der Ätiologie von Brustkrebs") veröffentlicht. Hier heißt es:

„Der vorgelegte Forschungsbericht über die biologischen Eigenschaften von Meeresalgen gibt zu der Vermutung Anlass, dass Meeresalgen eine Rolle als Anticarcinogen bei Brustkrebs spielen. Vermutete Mechanismen sind: Reduzierung des Plasmacholesterins, Bindung der biliären Steroide, Hemmung der carcinogenen Fäkalflora, Bindung von Schadstoffen, Stimulation des Immunsystems und die Schutzwirkung des Beta-Sitosterols. In einem Experiment mit Sarcom-180 bei Mäusen schien ein Meeresalgenextrakt eine tumorhemmende Wirkung zu haben. Somit liegt die Vermutung nahe, dass Brustkrebs verhindert werden kann und dass diese Ernährungsgewohnheit bei den Japanern ein wichtiger Faktor zum Verständnis sein könnte, warum es in Japan geringere Brustkrebsraten gibt."

In *Prescription for Cooking* widmen die Autoren Ph. und J. Balch den Meeresgemüsen ein ganzes Kapitel und berichten von Forschungen aus der ganzen Welt über die heilenden Eigenschaften und die Zubereitung. Sie berichten, dass diejenigen Meeresgemüse mit den dunkelsten Blättern (wie Kelp, Kombu, Wakame und Hiziki) Alginsäure enthalten, die toxische Schwermetalle im Körper in harmlose Salze umwandeln könne, welche leicht ausgeschieden werden. Die Akkumulation (toxischer) Schwermetalle spielt bei der Alzheimer'schen Krankheit und bei vielen anderen „unerklärlichen" Gesundheitsproblemen eine Rolle.

Meeresgemüse schützen die Gesundheit vor Vergiftung durch Strahlen (auf Grund von medizinischen Behandlungen), vor „natürlicher" atmosphärischer Verschmutzung oder radioaktivem *Fallout* und haben sich diesbezüglich einen guten Ruf erworben. Nach dem Abwurf der Atombombe hat das medizinische Personal in Japan viele Strahlenopfer durch Verabreichung von Misosuppe, Naturreis und Meeresgemüse gerettet. Forscher an der McGill-Universität in Kanada haben herausgefunden, dass dunkles Meeresgemüse radioaktives Strontium-90 aus dem Körper entfernen kann. Ich kenne viele Fachleute im Gesundheitswesen, die eine tägliche Einnahme von Kelp (als Tabletten, Pulver oder Flüssigkeit) oder eines anderen dunklen Meeresgemüses als Schutz vor Chemotherapie, Bestrahlung und Röntgenstrahlen empfehlen. In diesem Zusammenhang stieß ich im August 1996 auf einen Artikel von *Wire Service (*Band 27) über das Medizinische Zentrum Hadassah der Hebräischen Universität in der Nähe von Tel Aviv, wo durch die Verabreichung von Betakarotin aus der Rotmeer-Alge positive Ergebnisse bei der Behandlung von Kindern erzielt wurden, die durch den Reaktorunfall in Tschernobyl 1986 vergiftet worden waren. Ich dachte dabei an die Speise-Rotalge, eine tief dunkelrote Meeresalge mit viel Betakarotin. Die Speise-Rotalge wird als eines der nahrhaftesten Meeresgemüse, das alle 43 Spurenelemente enthält, gepriesen.

Wie ich schon in der Einleitung erklärte, weist die Farbe einer Pflanze auf die Menge an Pflanzenwirkstoffen und Antioxidantien hin. Die vielfältigen Farben der Pflanzen aus dem Ozean, wie zum Beispiel das tiefe Burgunderrot der Speise-Rotalge, zeigen, dass es sich um eine Nahrungsquelle von unschätzbarem Nutzen für den Menschen handelt.

Wie ist das mit dem Salz?

Oft wird die Frage gestellt, ob das mit den Meeresgemüsen verbundene Meersalz nicht gesundheitsschädlich sei. Die Antwort lautet: fast nie. Ausgenommen sind Nierenpatienten und solche, die unter schwerem Bluthochdruck und dekompensierter muskulärer Herzinsuffizienz leiden; die meisten anderen Menschen können Meeresgemüse in unterschiedlichen Mengen, Meersalz und alles andere problemlos genießen. Das Natrium in den Meeresgemüsen ist mit Calcium, Magnesium und Kalium ausgeglichen und unterscheidet sich daher sehr vom Natriumchlorid des Tafelsalzes. Tatsächlich haben sich viele Menschen auf Gewürze aus Meeresgemüsen umgestellt und meiden Tafelsalz in ihrer Ernährung. Dadurch senken sie ihren Blutdruck und haben auch noch einige andere gesundheitliche Vorteile; trotzdem schmeckt ihr Essen großartig. Nach einer unabhängigen Laboranalyse fand die *Maine Coast Sea Vegetable Company* heraus:

- Eine Portion Speise-Rotalge enthält nur die Hälfte bis ein Drittel des Natriums, das in 200 Gramm der meisten Frühstücksflocken gefunden wird, und weniger Natrium als eine Scheibe der meisten handelsüblichen Brote.

- 200 Gramm gekochtes Mangoldgemüse enthalten genauso viel Natrium wie zwei bis drei Portionen Speise-Rotalge.

- Der Natriumgehalt einer durchschnittlichen Portion Meeresgemüse ist oft geringer als derjenige einer Karotte, einer Portion Artischocke oder eines kleinen Brötchens.

- Vergleichen Sie den Natriumgehalt in 7 Gramm Meeresgemüse mit dem Natriumgehalt in einem halben Teelöffel Tafelsalz. Kelp enthält nur ein Drittel davon, Alaria ein Viertel, die Speise-Rotalge ein Achtel und die Purpurtang-Rotalge ein Neuntel!

Daraus wurde gefolgert: „Selbst Patienten, die auf einer modifizierten klinischen Diät sind, können mäßige bis reichliche Mengen von gesundheitsfördernden Meeresgemüsen zu sich nehmen; machen Sie sie einfach darauf aufmerksam, dass sie den Genuss von (salzigen Würzen wie) Shoyu, Tamari, Miso und verarbeiteten Nahrungsmitteln einschränken sollen. Für Patienten, die eine salzlose Diät (ca. 2500 mg) einhalten müssen, haben Meeresgemüse gerade den richtigen Salzgeschmack und sind vom Nährwert und Geschmack viel besser als die handelsüblichen „Mineral"-Salze.

Mäßig verwendet kann man sie in einer typischen Portionsmenge von fünf bis zehn Gramm genießen."

Sie können übrigens den ohnehin schon geringen Salzgehalt in Meeresgemüsen noch verringern, indem Sie sie vor dem Essen einfach mit Wasser abspülen.

Einkaufs- und andere Tipps zu Meeresgemüse

Selbst bei Meeresgemüse zahlt es sich aus, wenn man es in Läden mit biologischer Produktpalette einkauft. Wie Sie wissen, sind viele Meeresregionen auf der ganzen Welt stark verschmutzt, und zu berücksichtigen sind auch die Fragen, wie, wann, wo und wie viel geerntet wurde, wie die Pflanzen transportiert, getrocknet, gelagert und verpackt werden.

Ob Sie Meeresgemüse kochen oder nicht: Ihrem Mineralgehalt tut das kaum einen Abbruch. Sie können getoastet, gekocht, sautiert, sauer eingelegt, mariniert, gemahlen und als Streugewürz verwendet werden; Speise-Rotalge kann man sogar roh aus der Tüte essen. Meeresgemüse kann man zu Suppen, Salaten, Sandwiches oder Vollgetreiden geben, sie schmecken köstlich an Fisch- und Fleischgerichten.

Ich nehme eine kleine Hand voll Speise-Rotalge, spüle sie leicht unter fließendem Wasser (um sie weicher zu machen), drücke das überschüssige Wasser aus und lege sie auf den Teller als würzige Beigabe zu jedem Essen: wunderschöne, weiche, zarte, rote Speise-Rotalgeblätter, die man mit vielen anderen Dingen kombinieren kann. Manchmal lege ich die trockene Speise-Rotalge einfach zu meinem angemachten Salat, wo sie das überschüssige Dressing aufsaugt. Dann esse ich sie als „blitzmarinierte" Delikatesse allein oder zusammen mit anderen Nahrungsmitteln. Außerdem habe ich immer einen Streuer mit Speise-Rotalge-Pulver zur Hand, um während oder nach dem Kochen etwas davon auf das Essen zu streuen. Speise-Rotalge-Pulver gibt einen salzartigen Geschmack, obwohl man damit eigentlich nur sehr wenig Salz aufnimmt.

Wenn ich Erbsensuppe oder einen Topf Bohnen koche, gebe ich immer mehrere große Hand voll dunkelgrüne Alaria dazu. Nach meiner Methode des mehrstündigen Kochens der Bohnen bei geringer Hitze (das heißt, ich gebe gerne alle Zutaten mit viel Wasser zusammen in den Topf und komme später zum Essen wieder, ohne irgendwelchen Firlefanz dazwischen), ist die Alaria mit dem Essen „verschmolzen"; das ergibt ein wunderbares Aroma, die Mahlzeit hat eine wunderbare Konsistenz und ist sehr gut verdaulich, ohne dass man ein einziges Blatt darin findet. Dies ist eine prima Methode, um die Meeresgemüse bei Neulingen einzuführen, die immer begeistert sind, nachdem sie etwas so Köstliches probiert haben.

Da die Speise-Rotalge und die anderen Meeresgemüse für einige Leser wahrscheinlich neu sein werden, möchten Sie sicher gerne einige Kochrezepte haben, damit Sie alle Möglichkeiten voll ausschöpfen können. Japanische und makrobiotische Kochbücher sind Quellen für ideenreiche Rezepte mit Meeresgemüsen.

Gesunde Ergänzungen, Alternativen und Tipps für Reisende

Wenngleich die Speise-Rotalge in diesem Kapitel der Star ist, sind alle anderen Meeresgemüse geeignete Alternativen. Ich mag zum Beispiel besonders gerne Arame, Nori und Hiziki; sie sind alle ziemlich mild und haben doch einen außergewöhnlichen Geschmack. Obwohl keine Meeresgemüse, gehören Feigen (die für Meeresgemüse in Bezug auf Calcium, Kalium und Magnesium eine Konkurrenz sind), Kohl, Brokkoli, Artischocken und alle Gemüse aus der Familie der Kreuzblütler zu den mineralreichen Ergänzungen in der Ernährung.

Auf Reisen kann man unauffällig eine Tüte Speise-Rotalge als Imbiss mitnehmen. Die Speise-Rotalge eignet sich gut auf Reisen, hält sich jahrelang und ist eine perfekte nahrhafte Ergänzung mit geringem Gewicht für jede Reise oder beim Campen.

Man kann auf Reisen auch Speise-Rotalge- oder Kelptabletten im Naturkostladen kaufen. Wenn Sie zu jeder Mahlzeit einige nehmen, bekommen Sie Ihre Portion Meeresgemüse, ob Sie in einem Restaurant sind oder unter einem Moskitonetz in den Dschungeln von Mexiko.

Überleben mit Kompromissen in Ausnahmesituationen

Wenn Sie keine Meeresgemüse bekommen können, finden Sie vielleicht orientalische Tiefkühlmenüs, in denen sie enthalten sind. Oder: Schalentiere; sie können zwar stark kontaminiert sein, kommen aber aus dem Ozean wie die Meeresgemüse und sie enthalten Mineralien. Unter Umständen, in denen Sie Kompromisse machen müssen, könnte eine Portion Schalentiere (Shrimps, Austern oder Hummer) ausreichen.

Was Kinder gerne mögen

Kinder mögen die Speise-Rotalge meist frisch aus der Tüte, wenn ihnen das von Erwachsenen vorurteilsfrei ermöglicht wird. Aber auch das Rösten oder Toasten von Speise-Rotalge in einer trockenen Pfanne auf dem Herd oder im Backrohr ergibt eine knusprige Knabberei, von der Kinder und Erwachsene bestimmt mehr haben wollen.

Schnelle Speise-Rotalge-Suppe

(schnell fertig, aber kein „Fertiggericht")
Zutaten:
$3/4$ l kochendes Wasser
1 gehackte Zwiebel
100 g gehackte Speise-Rotalge
100 g gehackte Petersilie

Zuerst die gehackten Zwiebeln ins kochende Wasser geben. Eine Minute später Speise-Rotalge und Petersilie hinzufügen (oder fein geraspelte Karotte, Kohl oder Ähnliches), zudecken und Herd abschalten. Sojasauce oder Miso hinzufügen. Ergibt drei Portionen.

Spinat mit Speise-Rotalge

Etwa 250 g gefrorenen Spinat oder 400 g frischen mit einer kleinen, in Scheiben geschnittenen Zucchini oder Sommerkürbis dämpfen. 50 bis 100 g Speise-Rotalge abspülen und in mundgerechte Stücke schneiden. Eine oder zwei Knoblauchzehen würfeln und in sehr wenig Olivenöl etwa eine Minute sautieren, Basilikum und Kümmel beifügen. Speise-Rotalge hinzugeben und noch eine oder zwei Minuten sautieren. Vom Herd nehmen und den Saft von einer viertel bis einer halben Zitrone zugeben. Über den gedämpften Spinat mit Zucchini gießen und sofort servieren. Ergibt zwei Portionen.

Speise-Rotalge-Knoblauch-Popcorn

Frisch gepoppten Mais in geschmolzener Butter schwenken (oder in Leinöl). Reichlich mit Speise-Rotalge-Knoblauch-Würze bestreuen und erneut schwenken. Nori-Ingwer-Würze schmeckt auch sehr gut.

Rezepte aus: *Maine Coast Sea Vegetable Recipes*

Fettarme Spinatlasagne

Zutaten für 6 Portionen:
300 g gefrorener, gehackter Spinat
1 bis 2 EL Olivenöl
300 - 400 g gehackte Pilze
1 mittelgroße Zwiebel
450 g Hüttenkäse (1 %)
50 g geriebener Parmesan
300 - 350 g Tomatensauce
9 Lasagneplatten, gekocht

Spinat kochen, überschüssige Feuchtigkeit ausdrücken und beiseite stellen. Zwiebeln und Pilze in Olivenöl sautieren, bis die Zwiebeln glasig und die Pilze gar sind. Etwas abkühlen lassen, mit dem ganzen Hüttenkäse und 2 TL Parmesan mischen.

Lagenweise in eine entsprechend große Pfanne schichten:
100 – 150 g Tomatensauce, 3 gekochte Lasagneplatten (Ecken abbrechen, damit sie in die Pfanne passen), den ganzen gekochten Spinat gleichmäßig verteilen, die Hälfte der Käse-Pilz-Mischung, 100 g Tomatensauce, nochmals 3 Platten, den Rest der Käse-Pilz-Mischung, weitere 3 Platten, 150 g Tomatensauce, 2 EL Parmesan. Die Pfanne abdecken (eventuell mit einem aluminiumfreien Backpapier) und 30 Minuten bei etwa 180° C überbacken.

Die Temperatur auf etwa 90° C zurückschalten und ohne Abdeckung eine weitere halbe Stunde backen. Dann für ein paar Minuten unter den Grill stellen und leicht bräunen lassen. Die Lasagne wird etwas zusammenfallen, aber großartig schmecken.

Lässt sich gut einfrieren. Auf Vorrat zubereiten und wieder erhitzen. (Gefrorene Lasagne bei etwa 120° für eine Stunde in den Backofen schieben.) Schmeckt besser, wenn sie ein oder zwei Mal aufgewärmt wurde.

Rezept mit freundlicher Genehmigung von Carol Ann Nostrand Johns, Juni 1996. Bisher unveröffentlicht.

Funktionelle Komponenten

100 g roher Spinat enthalten:

Kalorien	220
Protein	3,0 g
Fett	0,35 g
Kohlenhydrate	4,0 g
Fasern	0,89 g
Cholesterin	0
Calcium	99,0 mg
Phosphor	49,0 mg
Magnesium	79,0 mg
Kalium	558,0 mg
Natrium	79,0 mg
Eisen	3,0 mg
Kupfer	0,13 mg
Mangan	0,90 mg
Zink	0,53 mg
Selen	vorhanden
Chrom	11,0 mcg
Vitamin A	7000,0 mg
Vitamin C	28,0 mg
Vitamin B_1 (Thiamin)	0,078 mg
Vitamin B_2 (Riboflavin)	0,189 mg
Vitamin B_3 (Niacin)	0,724 mg
Vitamin B_6	0,195 mg
Folsäure	100,0 mcg
Vitamin B_{12}	0
Pantothensäure (Vit. B_5)	0,65 mg
Vitamin E	1,25 mg
Vitamin K	vorhanden
Biotin	3,5 mcg

Im Spinat in besonderem Maße vorhandene Pflanzenwirkstoffe und Antioxidantien: Chlorophyll, Lutein, Zeaxanthin, Betakarotin.

Quellen:
1. Santillo, *Intuitive Eating*
2. Nutrition Research Inc., *Nutrition Almanac*. Daten zum Nährwert mit freundlicher Genehmigung von McGraw-Hill.
3. Margen, *The Wellness Encyclopedia of Food and Nutrition*

9

Spinat

Was Spinat so wertvoll macht

Von grünen Nahrungsmitteln bin ich ganz begeistert! Zwei hervorragende Arten unter den zahlreichen dunkelgrünen Sorten sind Spinat und Sprossen. Alles, was ich Ihnen in diesem Kapitel über den unschätzbaren Zauber des Grün im Spinat erzähle, gilt auch für die grünblättrigen Sprossen im nächsten Kapitel. Wenn Sie hier gut aufpassen, geht es mit dem nächsten Kapitel schneller.

Meine Begeisterung für alles Grüne bezieht sich auf das Chlorophyll, eine einzigartige Substanz in Pflanzen, die unmittelbar mit der Sonnenenergie arbeitet und diese über die Photosynthese in alle für das Leben der Pflanzen notwendigen Substanzen umwandelt und ihnen gleichzeitig ihre grüne Farbe gibt. Interessanterweise kann Chlorophyll selbst nur bei Sonnenschein hergestellt werden. Lois Mattox Miller beschrieb vor mehr als 50 Jahren für den *Science News Letter* (15. März 1941) dieses erstaunliche Wunder, den Prozess der Photosynthese sehr ergreifend:

„Ein Sonnenstrahl erreicht das grüne Blatt und sofort geschieht das Wunder. Im Innern der Pflanze werden Wasser- und Kohlendioxid-Moleküle aufgespalten, ein Meisterstück, das dem Chemiker nur unter großen Schwierigkeiten und Mühen gelingt. Anfangs gibt es da nur lebloses Gas und Wasser, dann aber geht es schnell! Diese Elemente werden in lebendiges Gewebe und in nutzbare Energie umgeformt. Die Pflanze setzt Sauerstoff frei, um unsere

Atemluft zu erneuern. In Form von Zuckern und anderen Kohlenhydraten werden rasch Energieeinheiten gebildet und in der lebenden Pflanze gespeichert."

Sie wissen sicher, dass das Chlorophyll für die grüne Farbe der Pflanzen verantwortlich ist, und Sie haben wahrscheinlich auch gewusst, dass das Chlorophyll das entscheidende Bindeglied zum Sonnenlicht darstellt, das die Pflanze am Leben erhält. Wussten Sie aber auch von seinen gesundheitsfördernden Wirkungen auf Tiere und Menschen?

Ich übertreibe nicht. Ich habe selbst mehrmals Wunder gesehen, die das Chlorophyll und seine „Schwester-Komponenten" bei innerlicher und äußerer Anwendung vollbracht haben. Da gab es zum Beispiel Bob, der nach Meinung seiner Ärzte „müdes Blut" hatte. (Möchten Sie nicht auch aufschreien, wenn Sie 80 Dollar pro Versuch für Besuche bei drei Ärzten zahlen und man Ihnen dann sagt: „Ihr Blut ist müde ... Warum schlafen Sie nicht einfach ein bisschen und schlucken ein paar Vitamine ..." Und Sie sind immer noch müde ...) Als Bob anfing, dunkelgrünes Blattgemüse wie Spinat, Grünkohl, Sprossen und Mangold in seine tägliche Ernährung aufzunehmen, bemerkte er eine dramatische Verbesserung. Als er dann noch zusätzlich wenigstens jeden zweiten Tag ein „grünes Getränk" dazu nahm – mein lieber Mann! Er stieg wie Phönix aus der Asche. Bei meiner Freundin Patricia, die ständige Probleme mit Hämorrhoiden und Krampfadern hatte, führte das „grüne Essen" innerhalb einer Woche zu sichtbaren Besserungen. Ein weiterer Freund, der Hochleistungssportler Sean, konnte zusammen mit mehreren Kollegen allein durch die Aufnahme von frischem, grünem Gemüse in den täglichen Ernährungsplan (und in einzelnen Fällen zusätzliche Einnahme von Chlorophyll als Nahrungsergänzung) seine Ausdauer, Konzentration und Leistung sehr deutlich verbessern.

Dr. Bernard Jensen, ein Chiropraktiker, Ernährungsfachmann, Gesundheitsforscher und außergewöhnlicher Heiler, beschreibt in seinem Buch *Chlorophyll – Magic From Living Plant Life* (auf Deutsch etwa: „Chlorophyll – Magie aus der lebenden Pflanze) einen Fall nach dem anderen, wo es zur Regeneration der Gesundheit durch Chlorophyll kam. Ein denkwürdiger Fall, der mich an viele erinnert, die ich selbst gesehen habe, betraf eine junge Frau mit dreizehn Geschwüren am Bein, die drei Jahre lang nicht ausheilten. Natürlich war sie bei vielen Ärzten und in mehreren Kliniken gewesen. Durch Dr. Jensens Behandlung verschwanden die Beingeschwüre der jungen Frau innerhalb von drei Wochen völlig. Sie trank einfach drei oder vier Viertel von etwas, das Jensen „Chlorophyllwasser" nannte. (Er stellte es her, indem er neun verschiedene Sorten Grünzeug hackte. Dann ließ er sie eine oder zwei Stunden in destilliertem Wasser stehen, seihte dieses durch ein Tuch und gab es ihr zu trinken.) Die Bilder, die vor und nach der Behandlung aufgenommen wurden, waren verblüffend, nach meiner Erfahrung aber nicht überraschend. Jensen beschreibt, dass er Chlorophyll als allgemeines Bluttonikum verwendet, zur Besserung aller möglichen Probleme von Leberbeschwerden bis zu Geschwüren, Menstruationsproblemen und Hepatitis.

Wenn Sie bei guter allgemeiner Gesundheit mit dem Verzehr anfangen, ist das Potenzial an Regeneration und Erhöhung der Ausdauer, das Sie mit dem „Grünzeug" in Ihrer Ernährung leicht erreichen können, praktisch unbegrenzt.

Das geheimnisvolle Grün

Die Wissenschaft hat noch nicht auf alle Fragen zur gesundheitsfördernden Wirkungsweise von Chlorophyll Antworten. Allerdings weiß man schon einige Dinge, die selbst den größten Zweifler dazu ermutigen können, „Grünfutter" zu essen. Das Chlorophyllmolekül ist in seiner Struktur verblüffend ähnlich dem Häm, einem Molekül im menschlichen Blut, das sich mit einem Protein zum bekannteren Hämoglobin unseres Blutes verbindet. (Der Unterschied besteht darin, dass das Zentralatom im Chlorophyll das Magnesium und im Hämoglobin das Eisen ist – beide für die jeweilige Farbe verantwortlich. Anm. d. Übers.). Ronald Seibold schreibt in dem Buch *Cereal Grass: What's In It For You?* (zu Deutsch etwa „Getreidegras: Was ist für Sie drin?"):

„Vielleicht ist die interessanteste Verbindung zwischen grünen Nahrungsmitteln und dem Blut die Ähnlichkeit in der Struktur der beiden Farbpigmente, Häm und Chlorophyll. Die biologische

Verwandtschaft zwischen diesen beiden Molekülen ist noch nicht ganz klar, obwohl sie seit mehr als 60 Jahren untersucht werden. Es scheint jedoch, dass geringe Mengen des Verdauungsproduktes von Chlorophyll die Synthese von Häm oder Globin oder beiden in Tieren und Menschen stimulieren können." (S. 41)

Alles, was die Synthese von Häm oder Globin in unserem Blut unterstützt, unterstützt auch die Kraft des Blutes. Ich verstehe Seibolds Aussage so, dass die Aufnahme selbst kleiner Mengen von Chlorophyll für die Gesundheit des Blutes sorgen kann. Ein durchschnittlich gesunder Mensch müsste demnach keine großen Mengen Grünes essen, um in den Genuss der Vorteile zu kommen. Mit einer Portion pro Tag anzufangen wäre schon ein guter Start. Die fünfundzwanzig Jahre Erfahrung, die ich mit chlorophyllreichen, dunkelgrünen Nahrungsmitteln habe, lassen keinen Zweifel daran, dass diese Nahrungsmittel Hämoglobin und viele andere Bestandteile eines gesunden Blutes bilden können und es auch tun. Mit der Formulierung „stimulieren können" hat Seibold sich absichtlich vorsichtig ausgedrückt. Er gibt nicht den gesamten Einfluss wider, den ich beobachtet habe. (Wenn ich nicht weiß, *wie* etwas funktioniert, kann ich doch trotzdem wissen, *dass* es funktioniert, stimmt's?)

Im Zusammenhang mit der Angst vor Krebs und anderen so genannten „unheilbaren" Krankheiten machen sich Menschen auf der ganzen Welt Sorgen wegen der Strahlenbelastung, sei es durch Röntgenstrahlen, Hochspannungsleitungen, Computerbildschirme oder nukleare Entladungen. Seibold erörtert die Kraft der grünen Gemüse zum Schutz gegen Strahlenschäden jeglicher Genese und zur Verhütung von Krankheiten wie beispielsweise Krebs. Er berichtet über das Strahlenforschungsprojekt von Doris Calloway im Jahre 1962, die Mäuse tödlichen Dosen von Röntgenstrahlen aussetzte, und schreibt: „97 Prozent der Mäuse, die kein zusätzliches Gemüse bekamen, starben innerhalb von 20 Tagen ... Die dunkelgrünen Blattgemüse boten den bei weitem besten Schutz vor der Strahlung." (S. 80) Er schreibt weiter, dass innerhalb desselben Zeitraums nur 12 Prozent der Tiere starben, die man mit dem Grün der Senfpflanze gefüttert hatte. Der Schutz stammt aus den Chlorophyllkomponenten.

Die bemerkenswerten Wirkungen des Chlorophylls sind sowohl in der wissenschaftlichen Literatur als auch in der Volksmedizin gut dokumentiert. Wenn Sie nun langsam beginnen, an die „grüne Power" zu glauben, sich aber immer noch nicht an den Geschmack von Grünem gewöhnen können, können Sie sich jederzeit einige der entsprechenden Nahrungsergänzungen, die es in Naturkostläden gibt, besorgen. Zu meinen Favoriten gehören die Tabletten aus Weizengras und Gerstengras.

Voll von Folsäure

Wenngleich man den Gehalt an Chlorophyll im Spinat nicht gering schätzen sollte, könnten sich andere dunkelgrüne Blattgemüse ebenso auf meiner Nimm-10-Liste sehen lassen, wenn Chlorophyll der letztlich bestimmende Faktor wäre. Einige der potenziellen Mitstreiter enthalten tatsächlich mehr Betakarotin (Grünkohl) oder mehr nutzbares Calcium (Mangold) als Spinat. Spinat ist jedoch einzigartig unter allen grünen Blattgemüsen wegen seines außergewöhnlichen Gehalts an Folsäure. Petersilie ist ihm dicht auf den Fersen, aber wie oft essen wir eine Schüssel Petersilie? Alle anderen grünen Nahrungsmittel enthalten auch Folsäure, aber nicht annähernd die Menge, die man im Spinat findet.

Folsäure gehört zum Vitamin-B-Komplex. In den letzten Jahren ist sie öfter einzeln hervorgehoben worden, denn man kann nun nachweisen, dass sie eine große Rolle bei der Verhütung von Geburtsschäden spielt, wenn sie als Nahrungsergänzung eingenommen wird. Aber das ist nur ein Teilaspekt ihres Rufes als Erhalterin oder Erneurerin der Gesundheit.

Folsäure ...

... ist wichtig bei Abbau und Nutzung von Proteinen.

... unterstützt die für die roten Blutkörperchen notwendige Hämoglobinbildung.

... ist unverzichtbar für den Wachstums- und Reproduktionsprozess aller Körperzellen.

... unterstützt das Gleichgewicht zwischen Appetit und der Bildung von Salzsäure, und das dient dem Schutz vor Darmparasiten und Nahrungsmittelvergiftungen.

... unterstützt die Leberleistung.

... verhütet bestimmte Arten von Geburtsschäden wie Gaumenspalte (Wolfsrachen), Gehirnschäden und Entwicklungsverzögerungen oder Lernschwächen beim Kind.

... schützt vor vielen Arten von Krebs, insbesondere Lungen-, Gebärmutterhals- und Bauchspeicheldrüsenkrebs.

In Bezug auf Gebärmutterhals-Krebs berichtet Jean Carper über ein Virus, das oft zu dieser Art von Krebs führt. Tägliche Aufnahme von 400 mcg Folsäure kann dieses Virus stoppen und den Krebs verhindern. (Ist er jedoch schon ausgebrochen, können Nahrungsergänzungen mit Folsäure nichts mehr ausrichten). Diese als Vorsorge gegen Gebärmutterhals-Krebs empfohlene Tagesdosis von 400 mcg täglich ist die Basis auch für alle übrigen oben aufgezählten Wirkungen. Mit einer Portion frischem Spinat nehmen Sie mindestens 100 mcg Folsäure auf. Brokkoli enthält auch eine gesunde Menge an Folsäure (etwa 71 mcg in 100 g) und die Vollgetreide und Bohnen enthalten auch beträchtliche Mengen. Bohnen stehen in Bezug auf Folsäure ziemlich weit oben: 100 g gekochte Pintobohnen enthalten etwa 146 mcg Folsäure.

Für Folsäure gibt es keine bekannte Toxizitätsstufe, dennoch begrenzt die Gesundheitsbehörde für Nahrungsergänzungen die Menge auf 400 mcg pro Tablette. Michael Colgan plädiert leidenschaftlich dafür, dass wir mehr als die 400 mcg Folsäure täglich brauchen. Colgan weist darauf hin, dass die Berichte der US-Regierung einen weit verbreiteten Mangel an Folsäure ausweisen, der im Laufe der Zeit immer schlimmer werde, da unsere Nahrung mehr und mehr verarbeitet und degeneriert werde.

Der kleine Haken an diesen guten Nachrichten über den Folsäuregehalt im Spinat und anderen Nahrungsmitteln besteht darin, dass Folsäure ein sehr empfindlicher Nährstoff ist. Kochen vermindert seine Potenz erheblich, ebenso wie die unsachgerechte Lagerung von Nahrungsmitteln, die Folsäure enthalten. Die meiste

Folsäure wird mit dem Kochwasser, in dem sie gelöst ist, in den Ausguss gespült. Sie wird durch die Hitze selbst auch etwas geschädigt und vermindert sich, wenn das frische Nahrungsmittel für längere Zeit der Raumtemperatur ausgesetzt ist. Am besten ist es, frischen Spinat zu kaufen, ihn an einem kühlen, dunklen Ort (etwa im Kühlschrank) zu lagern und ihn zu verzehren, solange er noch frisch ist, also bald.

Probleme mit Oxalsäure?

Kritiker sagen, Spinat habe den Nachteil, dass er als Bestandteil Oxalsäure enthalte. Es ist wohl richtig, dass Oxalsäure sich an einen Teil des Eisens und Calciums im Spinat bindet und diese Mineralien daher nicht im vollen Umfang vom Körper aufgenommen werden können, aber die Oxalsäure blockiert nicht die gesamte Aufnahme der Mineralien. Da Spinat so viele andere herausragende Eigenschaften besitzt, halte ich die Oxalsäure nicht für ein Problem. Wenn Sie zusätzlich Calcium und Eisen brauchen, essen Sie Feigen, Karotten, Getreide und die anderen unverzichtbaren Nahrungsmittel.

Reich an Kalium

Sorgen Sie sich nicht darum, dass die Oxalsäure alle anderen Mineralien und andere bemerkenswerte Dinge im Spinat blockieren könnte. Sie tut es nicht. Spinat gehört zu den Nahrungsmitteln, die erheblich zur Aufnahme derjenigen täglichen Kaliumdosis beitragen können, die das Risiko eines tödlichen Schlaganfalls um 40 Prozent zu mindert: täglich 400 mg Kalium als Nahrungsergänzung oder 150 g frisch gekochter Spinat. Kalium ist außerdem unentbehrlich für die Weiterleitung von Nervenimpulsen, die Regulation der Körperflüssigkeiten, die Normalisierung des Herzschlags, die Ernährung der Muskeln und vieles andere. Essen Sie also kaliumhaltige Nahrungsmittel jeden Tag. Dazu gehören übrigens *alle* Gemüse, insbesondere die dunkelgrünen Blattgemüse, und auch Feigen sind hierin großartig.

„Beta" ist besser

Spinat enthält außergewöhnlich viel Betakarotin. Über Betakarotin habe ich ausführlich im Kapitel über die Karotten geschrieben, also erwähne ich es hier nur kurz. Betakarotin ist ein hoch aktives Antioxidans und kann das Wachstum von Krebsgewebe stoppen, das Immunsystem aufbauen, das Risiko eines Schlaganfalls vermindern, die Gesundheit der Arterien schützen und Infektionen bekämpfen. Spinat und Karotten enthalten so viele dieser Komponenten, dass man sie in einer Harvard-Studie als zwei Nahrungsmittel bezeichnete, die genug Betakarotin enthalten, um die Möglichkeit eines Schlaganfalls um 40 Prozent zu reduzieren. Die Ernährungsempfehlung aus der Studie war, 600 Gramm Spinat, gekocht oder roh, oder eineinhalb Karotten täglich zu essen.

Mehr über Pflanzenwirkstoffe

Lutein und Zeaxanthin sind zwei weitere Antioxidantien, die in höchsten Mengen in grünen Blattgemüsen einschließlich Spinat vorkommen. In der Tat erweist sich Lutein als ebenso erstaunlich wie Betakarotin und wird bereits als Nahrungsergänzung der Karotingruppe auf den Markt gebracht. Wie ich im ganzen Buch wiederhole, katalysieren, schützen und regenerieren diese Antioxidantien und Pflanzenwirkstoffe, die reichlich in frischen Nahrungsmitteln vorhanden sind, die Gesundheit wirksamer als viele so genannte „Wunderdrogen". Keine Ernährung ist ohne sie wirklich von höchster Qualität, und je mehr die Nahrungsmittel verarbeitet werden, desto weniger Pflanzenwirkstoffe Substanzen enthalten sie.

Wenn wir bedenken, dass alle funktionellen Komponenten eines frischen Nahrungsmittels synergistisch zusammenarbeiten und optimal wirken, wenn sie in der vollwertigen Form aufgenommen werden, sollten wir Nahrungsergänzungen so weit wie möglich vermeiden.

Einkaufs- und andere Tipps zu Spinat

Beim Einkaufen von Spinat sollte man zuerst auf die Farbe achten. Keine gelben Sprenkel in Kauf nehmen! Wählen Sie denjenigen, der das dunkelste Grün zeigt, und akzeptieren Sie nicht den geringsten Hinweis auf Welksein. Kaufen Sie immer biologisch angebauten Spinat, wenn Sie können, denn wenn er nicht biologisch angebaut wurde, ist er mit hoher Wahrscheinlichkeit mit mehreren ziemlich ekelhaften Mitteln besprüht worden. Falls Sie keinen biologisch angebauten Spinat bekommen können, denken Sie daran, ihn zu entgiften. Das Entgiftungsbad kann zusammen mit dem Waschen die Pestizide auf der Blattoberfläche vermindern. (Lassen Sie sich aber von dem ganzen Gerede über die Schadstoffe nicht entmutigen. Denken Sie daran, die funktionellen Komponenten im Spinat sind, selbst wenn er nicht biologisch angebaut wurde, so wirksam für die Förderung der Gesundheit und des Wohlbefindens, dass als Leitlinie immer gilt: „Grün essen!")

Grüne Nahrungsmittel wie Spinat und Sprossen selbst zu ziehen ist so einfach, dass Sie selbst mitten in der Stadt und mitten im Winter Ihre Fensterbretter mit Töpfen voller Spinatpflanzen oder Alfalfa oder Sonnenblumensprossen dekorieren und das ganze Jahr über davon essen können.

Oft muss man Spinat sehr sorgfältig waschen, denn er kann Schmutzreste vom Bauernhof trickreich verbergen. Am besten waschen Sie ihn jedoch erst kurz bevor Sie ihn zubereiten wollen, denn nach dem Waschen wird der Prozess des natürlichen Welkens und Verderbens beschleunigt. (Wenn ich in meinem Garten Spinat pflücke, ist er meist so sauber, dass ich ihn kaum waschen muss, was natürlich ideal ist, denn es gibt auf den frischen Blätter feine Öle, die man mit Wasser wegwäscht und wegspült.)

Mit einem Körbchen für das Gemüsedampfgerät, das Ihr Gemüse über dem Wasser hält, sorgen Sie durch „Schnellkochen" am besten für den Erhalt der funktionellen Komponenten. Nur etwa zwei Minuten dämpfen.

Gesunde Ergänzungen, Alternativen und Tipps für Reisende

Hervorragende Alternativen zu Spinat sind Petersilie, Mangold und Grünkohl. Wer über das hinaus, was er schon isst, zusätzlich „Grünes" essen möchte, der sollte sich im Reformhaus nach Konzentraten aus grünen Nahrungsmitteln erkundigen. Ja, Sie können theoretisch viele der bedeutenden gesundheitlichen Vorteile der lebenden Nahrung auch durch Einnahme von Nahrungsergänzungen bekommen. Natürlich bringen Sie sich dann um den Genuss, zum Beispiel einen köstlichen Salat aus Spinat zu essen. Menschen in schlechtem gesundheitlichem Zustand zum Beispiel, die konzentrierte „grüne Hilfe" brauchen, profitieren vielleicht ganz besonders von den grünen Nahrungsergänzungen. Drei der besten, die ich gefunden habe, sind Phyt-Aloe (zum Kauen oder als Kapsel), Weizengras oder Gerstengras aus ganzen Blättern. (Weitere Informationen darüber finden Sie im Kapitel 1.)

Für Reisende könnten richtig getrocknete grüne Gemüse eine Möglichkeit sein, mehr Spinat oder anderes Grüne als Suppen oder andere Gerichte zu essen, wenn Sie die Möglichkeit haben, für sich selbst zu kochen. Denken Sie daran, dass die Speise-Rotalge und andere Meeresgemüse als blättriger Reiseproviant auch zu den Alternativen gehören. Das Ziehen von Sprossen in einer Keimbox hat bei mir auf manch einer Reise gut funktioniert.

Wenn Sie weit weg von zu Hause und vielleicht sogar weit entfernt von modernen Lebensmittelgeschäften reisen, gehen Sie auf die Freiluftmärkte und wählen Sie frische Grüngemüse, die in der betreffenden Gegend angebaut werden. Leider muss man in manchen Ländern wie Indien frische Nahrungsmittel meist kochen oder schälen, um einige der Schadstoffe aus der Luft, wie zum Beispiel Parasiten, zu entfernen. Ich nehme auf Reisen immer Grapefruitextrakt mit, so dass ich bei Bedarf meine frischen Nahrungsmittel entgiften kann.

Überleben mit Kompromissen in Ausnahmesituationen

Vielleicht müssen Sie auf *gefrorenen* Spinat ausweichen, der anders als Spinat in Dosen zumindest noch eine vertretbare Menge an Nährstoffen enthält. Spinat in Dosen ist jedoch besser als überhaupt kein Spinat.

Bestellen Sie im Restaurant einen Salat aus Spinat, da das dabei verwendete frische Grün viel nahrhafter ist als die mickrigen Eisberg- oder anderen Salate, die meistens angeboten werden.

Gekochter Spinat wie in dem köstlichen indischen Gericht *Sag Paneer* oder Spinatlasagne oder Spinatquiche, sind Möglichkeiten, wie Sie bei Restaurantkost immer noch einige Vorteile von den Mineralien und Fasern haben können. *Gedämpfte* Grüngemüse wie Spinat, Mangold oder Grünkohl sind ausgezeichnete Möglichkeiten, wenn Sie im Restaurant essen müssen.

Falls Sie einmal auf *Tiefkühlkost* zurückgreifen müssen, kaufen Sie solche, die grüne Nahrungsmittel wie Spinat, Grünkohl, Mangold, grüne Bohnen oder Brokkoli enthalten. Manche Naturkostläden führen Tiefkühlkost aus biologisch angebauten Nahrungsmitteln. Sie sind von unterschiedlicher Qualität, können einigen Nährwert bieten, haben aber immer noch eine geringe Priorität.

Getrocknetes Grünzeug ist eine gute Wahl, wie ich schon sagte. Ich habe sie unter „Gesunde Ergänzungen ..." eingeordnet, weil man sie lange Zeit lagern kann, wodurch sie gesundheitliche Bedeutung als „Überlebensnahrung" bekommen. Solche Grüngemüse können einen langen Weg zurücklegen, bis Sie Ihre Gesundheit in einer Notlage schützen können.

An einem geschäftigen Arbeitstag oder auf Reisen sollte man sich überlegen, eine *Nahrungsergänzung* zu sich zu nehmen.

Was Kinder gerne mögen

Kinder mögen „grüne Getränke", besonders wenn keine Autoritätsperson in der Nähe ist, die gerade eine „Grünphobie" weitergibt. Bereiten Sie das Getränk für Kinder oder für jemanden, für den diese Art der Ernährung neu ist, mit mehr Ananassaft und weniger Grünem zu, vielleicht mit nur drei oder vier Spinatblättern und etwas frischer Minze zum Anfangen. Babys mögen oft verdünnte grüne Getränke in ihrer Flasche, aber Sie müssen sie erst durchseihen, sonst blockiert die Pflanzenfaser den Schnuller. Gefrorene grüne Getränke eignen sich zu schmackhaftem Eis am Stiel, besonders im Sommer.

Spinatsuppe

Zutaten für drei Portionen:
50 g Mandeln
200 g Tomatensaft
200 g Wasser
400 g roher Spinat
1 kleine gehackte Knoblauchzehe
1 EL gehackter Lauch
50 g gepresste Sellerieblätter
3 Achtel TL gemahlener Kümmel oder 1 Achtel TL gemahlene Muskatnuss
1 Achtel TL Kelp oder Speise-Rotalge-Pulver oder Gemüsesalz

Nachdem Sie alles gut vermischt haben, fügen Sie allmählich eine zweite Tasse Wasser hinzu und mischen bis zur gewünschten Konsistenz.
Beachten Sie, dass der Geschmack ganz anders ist, wenn Sie statt Kümmel Muskatnuss nehmen. Wenn Sie nicht genau wissen, welches Sie nehmen sollen, füllen Sie kleine Mengen in zwei Tassen. Würzen Sie eine Tasse mit einer Prise Muskat, die andere mit zwei Prisen Kümmel. Sie schmecken beide gut.

Rezept mit freundlicher Genehmigung aus: Carol Nostrand, Junk Food to Real Food, S. 170

Alfalfa-Croquetten

Zutaten für 2 Portionen:
200 g Alfalfasprossen
2 EL geraspelter Rotkohl
2 EL geraspelte Karotte
4 EL gehackter Sellerie
2 EL gehackte Petersilie
$1/2$ TL zerdrückter Knoblauch
2 EL Tahin (Sesampaste)
3 EL Karottensaft
1 TL Zitronensaft
100 g gemahlene Sonnenblumenkerne

Die Zutaten sorgfältig mischen. Serviervorschläge:
In Tomaten servieren. Die Tomaten mit einem Messer dreimal sternförmig einschneiden, von oben nach unten, zu drei Viertel ihrer Höhe, so dass es sechs Abschnitte ergibt, die durch den Tomatenboden noch zusammengehalten werden. Die Mischung einfüllen, mit Petersilie bestreuen und auf einem Salatbett servieren.

Oder:
Die Mischung eine Stunde kühlen, damit sie fester wird, und dann Pastetchen formen.

Rezept mit freundlicher Genehmigung aus: Carol Nostrand, *Junk Food to Real Food*, S. 180

Funktionelle Komponenten	
100 g Alfalfasprossen enthalten:	
Kalorien	29,0
Protein	4 g
Fett	0,69 g
Kohlenhydrate	3,78 g
Fasern	1,64 g
Cholesterin	0
Calcium	32,0 mg
Phosphor	70,0 mg
Magnesium	27,0 mg
Kalium	79,0 mg
Natrium	6,0 mg
Eisen	0,96 mg
Kupfer	0,157 mg
Mangan	0,188 mg
Zink	0,92 mg
Selen	unbedeutend
Chrom	unbedeutend
Vitamin A	155 mg
Vitamin C	8,2 mg
Vitamin B_1 (Thiamin)	0,076 mg
Vitamin B_2 (Riboflavin)	0,126 mg
Vitamin B_3 (Niacin)	0,481 mg
Vitamin B_6	0,034 mg
Folsäure	36,0 mcg
Vitamin B_{12}	0
Pantothensäure (Vitamin B_5)	0,563
Vitamin E	Spuren
Biotin	Spuren

In Sprossen in besonderem Maße vorhandene Pflanzenwirkstoffe und Antioxidantien: Betakarotin, Vitamin C, Spurenelemente, Chlorophyll sowie Antioxidantien, die für den jeweiligen Typ der gekeimten Pflanze spezifisch sind.

Quellen:
1. Santillo, *Intuitive Eating*
2. Balch, *Prescription for Cooking*
3. Margen, *The Wellness Encyclopedia of Food and Nutrition*

10

Sprossen

Was Sprossen so wertvoll macht

Sprossen sind die „Neugeborenen" von Nahrungspflanzen. Machen Sie sich einmal bewusst, was das bedeutet! Zu Hause gezogene oder im Laden gekaufte Sprossen, die dem Samen entspringen, sind voller schöpferischer Lebenskraft – unverdorben, nicht besprüht mit Pestiziden oder Herbiziden, ohne Kunstdünger, ohne Konservierungsmittel und von Natur aus biologisch, denn alles, was Sie mit ihnen machen, ist, sie mit reinem Wasser zu spülen und darauf zu achten, dass sie richtig abtropfen. Sie sind lebenshungrig und ganz auf Spitzenleistung eingestellt. Und wenn diese lebendigen, keimenden Knirpse ins Erwachsenenleben schießen – da kommt der Sprossenliebhaber daher, um dieses Superkonzentrat an Lebenskraft als eine Art Blitzbrennstoff für seine Gesundheit zu verspeisen!

Alfalfasprossen sind meine Sprossen der Wahl unter vielen wunderbaren Möglichkeiten. Weil Alfalfasprossen weithin beliebt und wohl auch am bekanntesten sind. Die Samenkörner sind außerdem nicht teuer und leicht zu bekommen, und jeder kann sie auf kleinstem Raum ohne großes Theater ziehen (ein Bambuskörbchen wäre ideal). Manchmal bekommt man Alfalfasprossen selbst in normalen Lebensmittelläden fertig gekeimt, und wahrscheinlich werden sie von den meisten Menschen als erste probiert. Im Rahmen von *Nimm 10!* schließe ich aber das gesamte Sprossenspektrum mit ein und werde zusätzlich zu meinem Hauptbeispiel, den Alfalfasprossen, noch Dutzende anderer Sprossen erwähnen.

Der Nährstoffgehalt ist eine herausragende Eigenschaft von Sprossen, trotz der Argumente von „Sprossenkritikern", sie seien zu klein und zu wenig entwickelt, um viel zu bieten. Das ist definitiv ein Gerücht. Samen enthalten Vitamine, Mineralien, Proteine, Enzyme und Fettsäuren in verschwenderischer Konzentration, die sich „wie verrückt" potenzieren, wenn ein Same keimt. Die Keimung ist der magische Augenblick, wenn ein Same aus dem „Winterschlaf" in den aktiven Wachstumsprozess eintritt. Oft muss man dem Samen nur etwas Wasser beigeben, um den Keimungsprozess in Gang zu setzen. Der Autor und amerikanische „Volksheld" in Sachen Sprossen, Steve Meyerowitz (weltweit bekannt als der „Sprossenmann"), zählt in seinem Buch *Sprouts the Miracle Foods* (auf Deutsch etwa: „Sprossen, die Wundernahrung") einige der Wunder auf, die mit der Keimung in Gang gesetzt werden:

- Nährstoffe werden aufgespalten und (durch enzymatische Vorgänge) vereinfacht: Proteine werden zu Aminosäuren, Fette zu essentiellen Fettsäuren, Stärken zu Zuckern abgebaut, und Mineralien bilden Chelate oder verbinden sich mit Protein so, dass ihre Nutzbarkeit erhöht wird. Alle diese Vorgänge erhöhen den Nährwert und verbessern die Verdauung und die Assimilation. Deshalb werden Sprossen als vorverdaute Nahrungsmittel betrachtet.

- Proteine, Vitamine, Enzyme, Mineralien und Spurenelemente potenzieren sich um 300 bis 1200 Prozent.

- In den grünen Pflanzen entwickelt sich Chlorophyll.

- Bestimmte Säuren und Toxine, die meist die Verdauung stören würden, werden vermindert und/oder verschwinden ganz.

- Größe und Wassergehalt nehmen erheblich zu. (S. 93)

Der „Sprossenmann" selbst heilte sich von Allergien und Asthma, die ihn lebenslang begleitet hatten, indem er seine Ernährung umstellte und große Mengen dieser lebenden Sprossen verzehrte. Er schreibt:

„Seit ich in einer Wohnung lebe, habe ich Zimmergärtnern gelernt. Schon nach kurzer Zeit bereicherte ich meinen Speiseplan mit knackigem Chinakohl, köstlichem Inkarnatklee, herzhaften

Sonnenblumen, saftigem Buchweizensalat, würzigem rotem Rettich, samtigem Grünkohl, süßen grünen Erbsen – ich hatte so viel, ich versorgte alle meine Freunde und Studenten. Dieses junge Grün war so lebendig, farbenfroh und aromareich, dass man seine Vitamine schier fühlen konnte. Diese Lebenskraft können und sollten Sie *selbst* assimilieren, sich aneignen – in Form von aktiven Enzymen, Vitaminen, Aminosäuren, Spurenelementen, RNA (Ribonukleinsäure), DNA (Desoxyribonukleinsäure), Sauerstoff und anderen geheimnisvollen Elementen, welche nur die Natur kennt. Diese Nährstoffe gibt es *nicht* in einer Pille zu kaufen!" (S. 2)

Eine der außergewöhnlichen Eigenschaften von Sprossen wurde einige Male kontrovers diskutiert. Da in Sprossen hochgradig energetische Enzyme aktiv sind, konzentriert sich die Kontroverse darum, ob diese Nahrungsenzyme die Verdauungsprozesse der Konsumenten verbessern können. Dieselbe Kontroverse gilt im Übrigen für Rohkost ganz allgemein, wenngleich Sprossen eine außergewöhnlich hohe Enzymaktivität aufweisen (wie man das von allen wachsenden Dingen weiß). Die Argumente zweier Ernährungsexperten sollen dieses Thema veranschaulichen.

H. Santillo sagt in seinem Buch *Food Enzymes, The Missing Link To Radiant Health* (auf Deutsch etwa: „Nahrungsenzyme, das fehlende Glied zu strahlender Gesundheit") über Rohkost: „Es ist eine Tatsache, dass Enzyme in Nahrungsmitteln die Verdauung unterstützen." (S. 31) Santillos ganzes Buch ist eine sehr überzeugende Sammlung wissenschaftlicher Beweise zur Unterstützung dieser These und auch seine Arbeit als Gesundheitsfachmann trägt dem Rechnung.

R. Seibold rühmt in *Cereal Grass: What's In It For You?* den Nutzen von Rohkost und die in den grünen Getreidesäften vorhandene hohe Vitalität, die praktisch wie eine „richtige Enzymfabrik" seien, in den höchsten Tönen. Und obwohl er sagt, die Einnahme einer Enzymergänzung könne für manche Menschen hilfreich sein, macht er auch ganz klar, dass „... die Enzyme in den Nahrungsmitteln wenig mit den Enzymen zu tun haben, die unser Körper braucht," und „... wenige der in vollwertigen Nahrungsmitteln vorhandenen Enzyme wirken als Verdauungsenzyme."

(Seite 76 f.) Seibolds Argumente klingen auch wohlerwogen und begründet.

Auf Grund der überwältigend positiven Erfahrungen, die ich in Bezug auf die Verbesserung der Verdauung und die Verfügbarkeit der Nährstoffe durch Rohkost, Sprossen und rohe Säfte gemacht habe, muss ich Santillos Standpunkt zustimmen. Ich muss jedoch auch sagen, es würde mich nicht überraschen, wenn herauskäme, dass beide Recht haben und dass die so genannte Kontroverse nur in einem Informationsmangel besteht.

Unter der Voraussetzung also, dass die Enzyme in Sprossen (und in unterschiedlichen Graden auch in anderen rohen Pflanzen) unsere Gesundheit tatsächlich unterstützen können, möchte ich zu erklären versuchen, wie das geht, zumindest auf der physischen Ebene. (Natürlich werde ich es auf *meine* Art erklären. Ich halte diese Art für zweckentsprechend präzise genug, aber vielleicht möchten manche von Ihnen umfassender informiert werden und die oben erwähnten Bücher oder andere Quellen lesen.)

Was Sprossen bewirken

In Menschen wie in Pflanzen sind alle Arten von Enzymen direkt oder indirekt wirksam, um Nährstoffe in katalytische Substanzen zur Erhaltung aller körperlichen Funktionen umzuwandeln und auf diese Weise für die Gesundheit des Körper zu sorgen. Solche Enzyme wie die Verdauungsenzyme spalten im Menschen verschiedene Komponenten aus der Nahrung ab, die wir zu uns nehmen. Diese Komponenten sind wiederum für Stoffwechselenzyme notwendig, die ihre Aufgaben zu erfüllen haben.

Ein Enzymmangel ist mit einem gesundheitlichen Mangel gleichzusetzen. Auch wenn wir von Geburt an über einen Vorrat an Enzymen verfügen und darüber hinaus einige Organe unseres Körpers für die Herstellung bestimmter Enzyme verantwortlich sind (zum Beispiel stellt die intakte Bauchspeicheldrüse Enzyme für den Darm her), können wir die Aktivität unserer Verdauungsenzyme zusätzlich durch Rohkost oder Enzymergänzungen aus rohen Nahrungsmitteln unterstützen. Wenn wir zum Beispiel Sprossen essen, erhöhen wir unsere Verdauungsleistung erheblich durch deren Enzyme, und wir müssen weniger von unseren wertvollen Reserven einsetzen. Je mehr Enzyme wir von außen (über Rohkost) zum Verdauungsprozess beisteuern, desto weniger muss unser Körper seine Energie darauf verwenden, selbst Verdauungsenzyme herzustellen. Santillo erklärt es in *Intuitive Eating* (S. 284) folgendermaßen:

„Nahrungsmittel befinden sich 30 bis 60 Minuten in der Kardia (dem oberen Teil des Magens) oder dem vorverdauenden Magen, bevor Enzyme in sie hinein abgesondert werden. Sind die Nahrungsmittel roh, so sind bereits Enzyme darin enthalten, die schon einen Prozentsatz der Nahrung in diesem Teil des Magens verdauen können. Dadurch hat die Bauchspeicheldrüse (bzw. der Magen) weniger Stress und braucht nicht so viele Enzyme herzustellen und abzusondern, weil die Nahrung bereits teilweise verdaut ist. Dadurch kommt die Bauchspeicheldrüse nicht in ein Enzymdefizit, und gleichzeitig wird das Immunsystem gestärkt."

Außerdem haben manche Menschen ein so schwaches Verdauungsenzyme produzierendes System, dass durch die Enzyme aus der Rohkost die Nährstoffe für alle anderen Körperprozesse viel besser verfügbar werden. Durch diese Schonung der Ressourcen hat der Körper nicht nur mehr Energie für die Herstellung von Tausenden anderer benötigter Enzyme zur Verfügung, die Nutzbarkeit der unzähligen, ebenfalls lebenswichtigen Nährstoffe für die „Enzymfabrik", mit deren Hilfe der Körper sein Leben aufrechterhält, wird auch wesentlich verbessert.

Wenn der gesamte enzymatische Prozess nicht aufgabengerecht abläuft, werden viele unangenehme und schwer wiegende gesundheitliche Probleme immer größer und können vielleicht gar nicht mehr geheilt werden. Zu den Krankheiten, die durch Enzymmangel verschlimmert oder vielleicht sogar erst verursacht werden, gehören alle Arten von Allergien, Hautprobleme, ein schwaches Immunsystem und Nierenschwäche (durch toxische Überlastung im Blut, wodurch die Nieren zu viel leisten müssen).

Rohkost und frische, rohe Säfte leisten nicht nur einen Beitrag zum Vorrat an Verdauungsenzymen, die der Körper selbst auch herstellt; Sprossen ermöglichen auch noch eine andere, in hohem

Maße erwünschte enzymatische Aktivität. Wenn die Keime zu wachsen beginnen, werden ihre Enzyme stark aktiviert, um viele der Nährstoffe in den Samen vorzuverdauen. So werden zum Beispiel Stärken, Proteine und Fette innerhalb des keimenden Samens zu einfacheren Verbindungen abgebaut, damit die Sprosse sie in die verschiedenen, für das weitere Wachstum benötigten Komponenten umbauen kann. In diesem wachstumsorientierten Prozess, der sich mit der Reifung der Pflanze verlangsamt, sind die Sprossen ein Kraftwerk von vorverdauten Nährstoffen, die uns beim Verzehr der Sprossen zur Verfügung stehen.

Viele Faktoren wie zum Beispiel eine von vielen gekochten und verarbeiteten Nahrungsmitteln geprägte Ernährungsweise (Erhitzen und/oder Verarbeiten „tötet" die Enzymaktivität), emotionale Aufregungen, Müdigkeit, Umweltverschmutzung, kontaminierte Nahrungsmittel, streßbehaftete Arbeitsbedingungen oder selbst eine sehr intensive körperliche Betätigung tragen zur Verminderung der Vorräte an Enzymen aller Art bei. Symptome von Alterung wie körperliche Verschleißerscheinungen gehen mit dieser Verminderung einher. Mit dem Genuss von Rohkost füllen wir den Anteil an Verdauungsenzymen auf direktem Wege wieder auf, während gleichzeitig die Wirkung anderer Enzymarten indirekt durch die Verfügbarkeit der Nährstoffe verbessert wird.

Viele von uns haben einen derartigen Mangel an enzymattischer Aktivität, dass alles, was immer wir essen, einfach die Speiseröhre hinunterrutscht und „unbeachtet" im Magen landet, wo buchstäblich ein toxischer „Verrottungsprozeß" einsetzt. Mundgeruch, Gasbildung, Müdigkeit, Verdauungsprobleme aller Art und sogar Misslaunigkeit sind einige der möglichen Indikatoren einer solch mangelhaften Verdauungsleistung. Mit den Giften dieser unverdauten oder nicht vollständig verdauten Nahrung müssen Leber, Nieren und andere Entgiftungsprozesse, die ihrerseits Enzyme brauchen, um richtig zu arbeiten, fertig werden. In einem ausgelaugten System werden die Gifte in einem Überlebensmuster immer wieder aufbereitet, das seinerseits auch nur zur stetigen Verschlechterung der Gesundheit beitragen kann, so dass das System unbeirrt auf einen Zusammenbruch zusteuert, den manche Menschen fälschlicherweise als „natürliches" Altern missdeuten.

Viele Therapieformen gründen sich auf die Regeneration der Gesundheit und sogar die Verlangsamung (ich nenne es „Harmonisierung") des Alterungsprozesses durch Rohkost, Sprossen und frische, rohe Säfte. Zusätzlich zu dem scheinbar unbegrenzten Aufgebot heilender Pflanzenwirkstoffe und anderer funktioneller Komponenten, von denen ich immer wieder spreche, trägt die Verfügbarkeit der Enzyme in diesen Nahrungsmitteln beträchtlich zu Regeneration und Harmonisierung bei.

Zwei Typen von Sprossen

Es gibt zwei Grundtypen von Sprossen:

1. den Typ, der innerhalb von fünf bis zehn Tagen keimt: Er soll eine köstliche, zarte, chlorophyllreiche grüne Blattstruktur bekommen, wie Alfalfa-, Rettich- und Sonnenblumensprossen. Sie werden meist aufrecht gekeimt, um beste Ergebnisse zu liefern.
2. den Typ, der innerhalb von drei bis sechs Tagen keimt: Er soll keine grüne Blattstruktur bekommen, sondern nur einen kurz gekeimten „Schwanz", bis vielleicht 1,5 cm Länge. Dazu gehören gekeimte Bohnen oder Getreide wie Weizen, Linsen, Flachs oder Pintobohnen, und sie werden oft in einem Glas, einem Plastikbehälter oder einem Stoffsack aus natürlicher Faser gekeimt. (Ich verwende Stoff aus Flachsfasern.)

Traditionell werden die meisten Samen auf die eine *oder* andere Art gekeimt. Es gibt jedoch auch solche, wie zum Beispiel Buchweizen, die sowohl als kurzschwänziges gekeimtes Korn als auch als grünblättrige Sprosse gezogen werden können.

Sprossen vom Chlorophyll-Typ (Nr. 1) brauchen zur richtigen Reife Sonnenlicht und sind zum rohen Genuss in Salaten und auf belegten Broten usw. gedacht. Mit einer schmackhaften Sauce können sie auch Hauptbestandteil eines leichten Mittagessens sein. (Vielleicht mögen Sie im Kapitel über Spinat nochmals über die Chlorphyllforschung nachlesen.)

Die Sprossen vom Nicht-Chlorophyll-Typ (Nr. 2) werden nicht wegen der Ausbildung des Chlorophylls gezogen und brauchen so während der drei bis sechs Tage des Keimungsprozesses kein

Sonnenlicht. Dazu gehören Weizenkörner, Linsen, Kichererbsen, grüne Erbsen, viele Arten von Getreidekörnern und die bekannte Mungbohne, die in orientalischen Gerichten verwendet wird. Diese zweite Art ist schwerer und sättigender; wenn man sie roh isst, so isst man im Allgemeinen weniger davon. Oft ist sie Bestandteil einer Mischung mit vorwiegend leichteren und grünen Sprossenarten oder Teil eines grünen Blattsalates. Man kann diese zweite Art auch in gekochter Form verwenden, zum Beispiel als Zutat zu Brot, oder einfach einen großen Topf köchelnde, gekeimte Bohnen zubereiten. (Wenn gekeimte Bohnen gekocht werden, geht natürlich die Aktivität der Nahrungsenzyme verloren; trotzdem ziehen Sie aus den Enzymen noch Nutzen, denn bevor Sie sie kochen, wurden die gekeimten Bohnen mindestens einen Tag lang von ihren eigenen Enzymen vorverdaut. Dadurch kommt es zusammen mit den anderen Keimprozessen zu einem enorm erhöhten Nährstoffgehalt, von dem auch das Protein nicht ausgenommen ist. Deshalb bevorzuge ich zum Beispiel Vollkornbrote mit Sprossen gegenüber den nur mit Mehl gebackenen.

Das Proteinpotenzial

Die keimenden Samen bilden immer mehr Eiweiß aus den in ihnen gespeicherten funktionellen Komponenten. Während des ersten Wachstumsschubs vervielfältigt sich dieser Eiweißgehalt, ein Teil davon als „gebrauchsfertige" Aminosäuren, bis zum „Maximalwert" (wie der „Sprossenmann" Steve Meyerowitz es ausdrückt). Im Allgemeinen geschieht das zwischen dem fünften und neunten Tag. Sprossen sind regelrechte Eiweißfabriken, die diesen hochwertigen Nährstoff verzehrfertig liefern. Und nicht nur das, die Sprosse liefert auch die für die Bildung und Assimilation des Eiweißes notwendigen Vitamine und Mineralien und das Chlorophyll (wenn es sich um eine grünblättrige Sprosse handelt) sowie hochwertige, vorverdaute Kohlenhydrate. Die Bildung vorverdauter Kohlenhydrate gilt insbesondere für Bohnen- und Getreidesprossen. Ich sage Ihnen, Sprossen zu essen erhält jung, und Sie können sie in Mengen und billig überall auf der Welt auf kleinstem Raum ziehen!

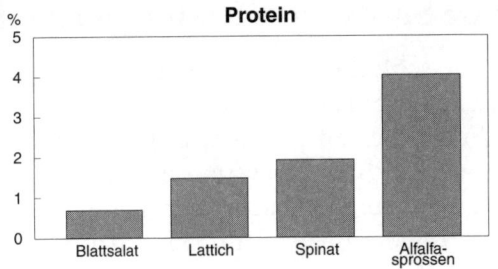
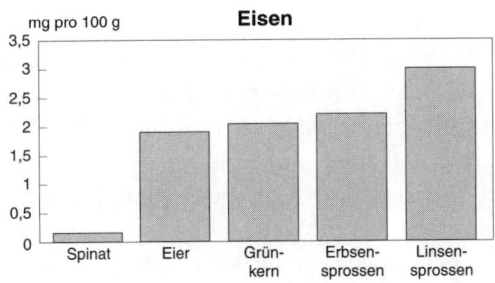
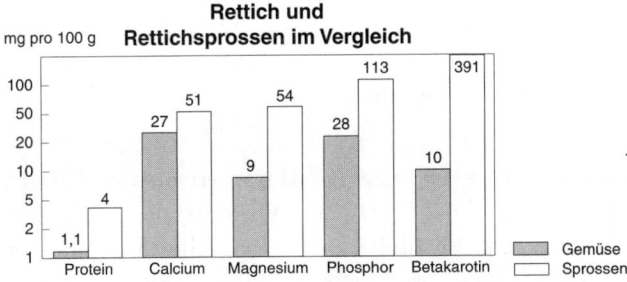
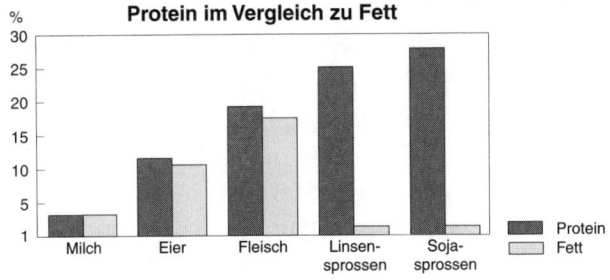

Abbildung 3: Sprossen – die nahrhafteste Nahrung
Grafiken nach Steve Meyerowitz: *Sprouts, the Miracle Food.*

Warnungen vor Sprossen – Fakten oder Fiktion?

Für den Fall, dass Sie schlechte Nachrichten der Art gehört haben sollten: „Essen Sie keine Sprossen, denn viele Arten sind giftig", möchte ich diese Frage hier ansprechen. Ein solcher Zwischenfall betraf den Pflanzenwirkstoff L-Canavanin in der Alfalfasaat. Kurz gesagt heißt es, dass Anfang der achtziger Jahre Wissenschaftler zeigen wollten, dass hohe Konzentrationen von L-Canavanin mit der Entwicklung von Lupus (erythematodes) in Verbindung gebracht werden könnten. Dies wurde bewiesen und die Nachricht, dass der Verzehr von Sprossen ein Gesundheitsrisiko sein könnte, machte Schlagzeilen. Was diese Schlagzeilen verschwiegen war, dass die so genannten belastenden Daten über Alfalfa (die auf Grund von Fehlinformationen auf andere Sprossen ausgedehnt wurden) aus dem Verzehr von großen Mengen getrockneten, kaum gekeimten Samens herrührten. Dies ist nicht die typische Form, in der Menschen Sprossen zu sich nehmen. (Ich frage Sie, welcher Mensch, der bei Verstand ist, isst große Mengen scheußlich schmeckender, getrockneter und gemahlener, kaum gekeimter Alfalfasamen? Ich wette, die Forscher mussten selbst die Testaffen austricksen, damit sie sie aßen.)

Steve Meyerowitz sagte dazu, dass die Affen, Nagetiere und Kaninchen mit Keksen aus Alfalfasamen sowie Alfalfamehl aus Alfalfagras und Tabletten gefüttert wurden, die große Mengen von L-Canavanin-Sulfat enthielten. (S. 15) Alfalfasamen, die für den Verzehr als *Sprossen* gezogen werden, würden jedoch durchschnittlich innerhalb von sieben Tagen gekeimt, und nach dieser Zeit, so Meyerowitz, bleibe auf Grund des Keimprozesses selbst kein L-Canavanin zurück.

Ein vorläufig letztes Wort bezüglich dieser wilden Gerüchte um die Sprossen ist, dass E.J. Bardana selbst, einer der beteiligten Wissenschaftler, sich gegenüber Steve Meyerowitz dahingehend geäußert hat, die Behauptung, Alfalfasprossen verursachten Lupus, entbehre jeglicher Grundlage. „Ich würde meine Lupuspatienten nicht davon abhalten, Alfalfasprossen zu essen", schloss Bardana. Gut zu wissen!

Einkaufs- und andere Tipps zu Sprossen

Ich behaupte nicht, dass man täglich große Mengen Sprossen essen muss. Essen Sie einfach mal einen Sprossensalat, dann wieder Sprossen auf einem Sandwich und ein anderes Mal genießen Sie sie in einem Vollkornbrot. (Ja, so etwas Leckeres gibt es. Eine Sorte schmeckt wie ein dicker, süßer Kuchen. Davon mag ich am liebsten Mannabrot in der Geschmacksrichtung Roggen-Karotten-Rosinen. An manchen Tagen mögen Sie vielleicht überhaupt keine Sprossen, aber vielleicht andere Rohkost oder frischen Saft, damit Ihr Körper spürt, dass Sie sich immer noch um ihn kümmern. Stimmt's?

Wenn es für Sie neu ist, Sprossen zu essen, lege ich Ihnen für den Anfang Alfalfa-, Sonnenblumen- und/oder Rettichsprossen ans Herz, egal ob selbst gezogen oder gekauft. Diese drei Sorten werden am häufigsten roh in Salaten, auf Sandwiches, als Garnierung oder an Stelle von frischen, grünen Gemüsen gegessen.

Wahrscheinlich werden Sie auch sehen, dass verschiedene größere Arten von Bohnensprossen zum Verkauf angeboten werden, wie Linsen, Kichererbsen, Erbsen, rote Bohnen, Kidneybohnen und Mungbohnen. Diese schwereren Sprossen können roh gegessen werden, man isst sie in geringeren Mengen und nicht so häufig wie die leichteren, grünblättrigen Sorten oder man kocht sie in verschiedenen Gerichten mit.

Man kann eigens für das Keimen vorgesehene Samen kaufen, die eine besondere Qualitätskontrolle durchlaufen haben und mechanisch sortiert wurden. Das heißt, dass Sie einen höheren Prozentsatz an keimfähigem Saatgut haben und weniger sterile Samen. Das macht schon einen Unterschied, denn die sterilen Samen bleiben hart und liegen neben ihren wachsenden „Nachbarn", was manchmal zu einer unangenehmen Überraschung in Ihrem Salat wird. („Ich habe gerade auf etwas Hartes gebissen ...") Wenn Sie Samen mit dem Etikett „Für Sprossen" kaufen, wird meistens auch „Aus kontrolliert biologischem Anbau" darauf stehen. Und das ist höchst wünschenswert, denn die Chemikalien, mit der eine Pflanze behandelt wurde, werden in den Samen gespeichert, und Samen aus biologischem Anbau werden nicht chemisch behandelt.

Ich verwende zum Keimen keine bestimmte Sorte, sondern was immer ich an getrockneten Bohnen und Getreidekörnern im Hause habe. Ich kaufe Getreide und Bohnen immer in Schütten. Manchmal sind sie biologisch angebaut, manchmal nicht, und obwohl sie nicht speziell zum Keimen gedacht sind, sind nicht oft sterile Samen darunter. Für grüne Sprossen wie Alfalfa, Rettich oder Sonnenblumenkerne kaufe ich immer geringere Mengen, etwa ein halbes Pfund oder ein Pfund auf einmal. Diese Samen sind mit höherer Wahrscheinlichkeit aus biologischem Anbau, aber nicht notwendigerweise speziell verlesen, und auch hier habe ich wenige nicht keimfähige dabei.

Prüfen Sie den Boden der Packung!

Viele Kunden möchten ihre Sprossen verzehrfertig kaufen, und das ist heutzutage in vielen Lebensmittelgeschäften und Naturkostläden möglich. Am ehesten bekommt man Alfalfa, Rettich und mehrere Sorten großer und kleiner Bohnen. In einem Naturkostladen können Sie vielleicht auch Sonnenblumen-, Alfalfa- und Weizengrassprossen bekommen, die direkt vor Ihren Augen aus der Keimbox entnommen werden.

Wenn Sie bereits verpackte Sprossen kaufen, drehen Sie das Behältnis immer um und vergewissern Sie sich, dass keine alten und verdorbenen Sprossen dabei sind, die das gesamte Paket beeinträchtigen können. Sprossen werden oft in kleinen, durchsichtigen Plastikschalen verpackt, die am Boden mit Drainagelöchern zum Frischhalten versehen sind. Sind sie in einem Plastiksack verpackt, sollten Sie sie besonders sorgfältig anschauen, denn sie verderben darin leichter. Die Wurzeln der Sprossen sollten weiß sein und frisch riechen, und die Köpfe sollten zwei winzige, leuchtend grüne Blätter haben, wenn es sich um eine entsprechende Sorte handelt. Bei den anderen Sorten, meist Bohnensprossen, achten Sie auf eine gleichmäßige weißliche Farbe und darauf, dass sie rundherum prall sind. Wenn die Seite mit der Wurzelfaser welkt aussieht, und zwar nicht nur an der Spitze, oder wenn die Sprossen bräunlich gesprenkelt sind, könnte das ein Zeichen dafür sein, dass es sich um alte handelt, die nach dem Einkauf sehr schnell verderben werden. Alle Sprossen sollten knackig und prall sein und lebendig aussehen.

Wie man Sprossen zieht – meine simple Methode

Es ist eigentlich ganz einfach, eigene Sprossen zu ziehen; da aber unterschiedliche Sorten unterschiedliche Behandlungen zur optimalen Keimung brauchen, bekommen Anfänger manchmal den Eindruck, dass es kompliziert zu lernen sei. Das ist absolut nicht der Fall! Sprossen ziehen ist so einfach zu lernen, und die Ergebnisse sind so schnell zu sehen, dass Sie nach Ihren ersten Erfahrungen mit schmackhaften Sprossen innerhalb von wenigen Tagen und ohne große Anstrengungen nicht mehr davon loskommen werden.

Sowohl in dem Buch von Steve Meyerowitz als auch in Carol Nostrands *Junk Food to Real Food* erhalten Sie detaillierte Beschreibungen mehrerer Methoden, wie man Sprossen zieht und welche Methode für jede Sorte die beste ist. Bevor ich aber überhaupt irgendetwas darüber gelesen habe, habe ich schon jahrelang alle möglichen Sprossen gezogen, einfach indem ich sie über Nacht in einem Glas mit Wasser einweichte. Ich deckte das Glas mit einem Tuch ab, wie es zur Herstellung von Käse verwendet wird (eines, aus dem die Molke abtropfen kann), das ich mit einem Gummiband am Glas befestigte. Am nächsten Morgen ließ ich das Einweichwasser ablaufen, füllte das Glas mit frischem Wasser, befestigte das Tuch wieder und stellte das Glas nun umgekehrt (mit dem Tuch nach unten) auf die Spüle; nun konnte das Wasser durch das Tuch abfließen, die Samen konnten sorgfältig abtropfen und keimen, während ich zur Arbeit ging. Danach spülte ich das Keimgut zwei Mal täglich und ließ es sorgfältig abtropfen (es dauerte nicht länger als eine Minute vor und nach der Arbeit), bis die Sprossen in Größe und Qualität so waren, wie ich sie haben wollte. Die grünblättrigen, wie Alfalfa und Rettich, wurden etwas grün (weil glücklicherweise Licht durch das Glas auf meiner Küchenablage schien); die Sprossen ohne Chlorophyll, wie Linsen und Weizen, bildeten Schwänzchen von knapp unter oder über einem Zentimeter, und dann aß ich sie. Wenn ich einmal einen oder zwei Tage lang vergaß, sie zu spülen und abtropfen zu lassen, trockneten sie manchmal aus oder verdarben, und manchmal auch nicht; ich glaube, es hing von der Jahreszeit ab, ob meine Vergesslichkeit verziehen wurde oder nicht.

Heute weiß ich, dass meine Sprossen viel grüner hätten werden können, viel saftiger und auch gehaltvoller, wenn ich mich nach den Ratschlägen von Experten gerichtet hätte. Also schlage ich vor, Sie besorgen sich eine Anleitung, wenn sie wirkungsvollere und narrensichere Methoden kennen lernen möchten.

Bessere Bohnen

Ein kluger Koch wird alle zum Kochen bestimmten Bohnen erst einweichen und dann keimen lassen, weil dadurch die Vorverdauung der Kohlenhydrate und anderer Bestandteile katalysiert wird, wodurch sie gut verdaulich und noch nahrhafter werden. Verwenden Sie einfach denselben aluminiumfreien Topf, in dem Sie die Bohnen kochen wollen, einige Tage lang als Keimgefäß. Nachdem Sie ein oder zwei Pfund Bohnen zuerst mehrere Stunden oder über Nacht bei Zimmertemperatur in Wasser eingeweicht haben (sie müssen anschwellen und prall werden, sodass man sie leicht mit dem Fingernagel eindrücken kann), spülen Sie sie sorgfältig, lassen sie abtropfen und mindestens zwölf Stunden im Topf ruhen. In dieser Zeit werden die meisten Bohnen aufspringen und damit den beginnenden Keimungsprozess anzeigen. Machen Sie nicht den Fehler, sie mit heißem Wasser zu übergießen, damit sie schneller einweichen und anschwellen – dadurch würden sie zerstört; sie würden zwar weiter anschwellen, aber nicht keimen. Kochen Sie Ihre Bohnen nach dem Keimen mehrere Stunden, so wie Sie es immer machen. Wenn ich es für mich richtig plane, lasse ich die Bohnen nach dem Einweichen über Nacht meist einen weiteren Tag und eine Nacht im Topf ruhen und keimen. Dann spüle ich sie wieder (ein guter Trick, um die Verdaulichkeit noch weiter zu verbessern), gieße mit dem Spülwasser meine Zimmerpflanzen und koche die gekeimten Bohnen. Je weiter sie gekeimt sind, desto besser sind sie verdaulich. Gekeimte, gekochte Bohnen schmecken einzigartig.

Gesunde Ergänzungen, Alternativen und Tipps für Reisende

Zu Sprossen gibt es eigentlich keine wirkliche Alternative, da sie eine einzigartige Kategorie darstellen. Frischer Gemüsesaft kommt ihnen nahe; mehr darüber finden Sie im Kapitel über die Karotten.

Wer zwar die gesundheitlichen Vorteile von lebendigen Nahrungsmitteln nutzen möchte, aber glaubt, dass seine Lebensweise das Ziehen von Sprossen nicht zulässt, der kann immer noch Nahrungsergänzungen kaufen. Wie schon in anderen Kapiteln erwähnt gibt es zwei gute Möglichkeiten:

1. ein vorwiegend biologisch erzeugtes, rohes, schnell getrocknetes, vollwertiges Nahrungsmittelkonzentrat mit Namen Phyt-Aloe,
2. biologisch angebautes, rohes, schnell getrocknetes Weizen- und Gerstengras in Tablettenform. (Genaueres erfahren Sie unter im Kapitel über Brokkoli.)

Reisende sollten eine Nahrungsergänzung aus „lebendiger Nahrung" bei sich haben oder nach einer gut sortierten Salatbar Ausschau halten. Vielleicht haben Sie wie ich bemerkt, dass Sprossen an der Salatbar in vielen Restaurants zum Standardangebot geworden sind. Alfalfasprossen gehören sogar bei manchen Sandwiches dazu. So werden die Dinge auch beim Auswärtsessen langsam besser.

Auch auf Reisen selbst Sprossen zu ziehen ist fast immer eine Möglichkeit. Samen, die Sie keimen lassen können, finden Sie auf den Märkten in der ganzen Welt, selbst wenn Sie dabei unbekannte Bohnen oder Samen zum ersten Mal probieren müssen. Zum Beispiel ist Senf in Nepal eine Hauptfrucht, könnte also leicht zum Keimen zu bekommen sein. Obwohl mild würzig als Sprosse, ist der Senf doch schmackhaft und in geringeren Mengen gut zu essen. Auch Camper können leicht Sprossen ziehen, wenn sie umherreisen, solange sie an frisches Wasser kommen. Tatsache ist, dass die Sprossen beim Campen eine großartige Sache sind, da die Samen leicht zu transportieren sind und bei Bedarf gekeimt werden können. Nehmen Sie einfach eine Keimbox mit. Spülen Sie sie und hängen Sie sie an ihrem Zeltplatz in einen Baum, egal wo Sie Rast machen.)

Überleben mit Kompromissen in Ausnahmesituationen

Wer noch nie vorher mit Sprossen zu tun hatte und unschlüssig ist, ob er diese Nahrung überhaupt in seinen Ernährungsplan aufnehmen soll, kann damit beginnen, dass er pro Tag eine Sprosse zum Salat gibt und die „Dosierung" täglich um eine Sprosse erhöht. So wird man sich schneller an die Sprossen gewöhnen, als man sich das vorstellen kann.

Wenn Sie aus irgendeinem Grund ein ernster „Überlebensfall" sind, lesen Sie im Abschnitt „Gesunde Ergänzungen ..." nochmals zum Thema Nahrungsergänzungen nach.

Was Kinder gerne mögen

Manche Brote aus gekeimten Getreiden sind fast wie Kuchen. Probieren Sie Brot aus gekeimtem Roggen oder Weizen mit Karotten und Rosinen. Meist finde ich diese Produkte bei den tiefgefrorenen Nahrungsmitteln im Naturkostladen. Diese Brote sind dick, klebrig und süß; man kann sie so oder mit Butter und/oder Fruchtaufstrichen essen. Man kann sie auch in Scheiben schneiden (mit einem feuchten Sägemesser), mit Butter bestreichen (oder mit Rahmkäse als gelegentlichem besonderem Leckerbissen) und sie ein paar Minuten unter den Grill legen.

Linsen-Tomaten-Suppe

Zutaten für 4 Portionen:
2 EL Olivenöl
1 gehackte Zwiebel
2 zerdrückte Knoblauchzehen
5 Tassen Wasser oder Brühe
150 g Linsen (gekeimt wie oben beschrieben)
4 kleine Karotten in Scheiben
2 Stängel gehackte Sellerie
3 EL reine Tomatenpaste
¼ TL Thymian
1 Stängel Estragon
gehackte Petersilie zum Garnieren

Olivenöl in einem großen Suppentopf anwärmen. Die Zwiebel und den Knoblauch darin sautieren. Wasser, Linsen, Thymian und Estragon hinzufügen. Das Wasser zum Kochen bringen, herunterschalten und zugedeckt kochen lassen, bis die Linsen weich sind (25 bis 30 Minuten). Karotten, Sellerie und Tomatenpaste hinzugeben. Kochen, bis die Karotten weich sind und sich die verschiedenen Aromen vermischt haben (etwa 10 Minuten).
(Vergessen Sie nicht, Ihre Linsen rechtzeitig keimen zu lassen, wie im Abschnitt „Bessere Bohnen" erklärt. Schnell gekeimte Linsen wären das Beste für diese Suppe.)

Rezept mit freundlicher Genehmigung aus: Carol Nostrand, *Junk Food to Real Food*, S. 169

Hühnchen mit Feigen nach mediterraner Art

Zutaten für 6 Portionen:
100 g grüne Paprika
100 g rote Paprika
100 g gelbe Paprika
100 g geviertelte Pilze
100 g gelbe Zwiebel
4 zerdrückte Knoblauchzehen
4 Stück Hühnchenbrust ohne Haut und Knochen
2 EL Olivenöl
$1/4$ TL Meersalz oder Salzersatz
etwa 280 g kalifornische Trockenfeigen in mundgerechten Stücken
1 EL frische, gehackte Petersilie
1 EL frisches, gehacktes Basilikum
$1/2$ Tasse Weißwein

Gemüse waschen und in Scheiben schneiden. Hühnchenbrust in etwa 5 cm lange, dünne Streifen schneiden und in einer schweren Pfanne bei mittlerer Hitze 3 Minuten lang in Olivenöl unter Rühren braten. Alle Zutaten außer Feigen, Petersilie, Basilikum und Wein hinzugeben. Noch 15 Minuten kochen. Feigen, Petersilie und Basilikum beigeben und gut mischen. Wein hinzugeben und weitere 2 Minuten kochen. Mit dem bevorzugten grünen Salat und Naturreis servieren.

Jede Portion enthält ungefähr:
Kalorien: 286, Fett: 6,29 g, Fasern: 8,97 g, Kohlenhydrate: 37,1 g, Protein: 20,9 g, Natrium: 70,5 mg, Cholesterin: 45,3 mg
Kalorien aus dem Protein: 29 %
Kalorien aus den Kohlenhydraten: 51 %
Kalorien aus den Fetten: 20 %

Rezept und Ernährungsinformationen von *California Fig Advisory Board*.

Fleisch, Fisch, Geflügel und Milchprodukte

... sind keine unverzichtbaren Nahrungsmittel, können aber sinnvoll eingesetzt werden

Viele Menschen sorgen sich darum, ob ihre Ernährungsweise den Proteinbedarf auch decke, und sind verunsichert in der Frage, ob sie ohne die tägliche Aufnahme tierischer Produkte überhaupt überleben können. „Wie kann es möglich sein, dass das Nimm-10-System ohne tierische Nahrungsmittel vollständig ist?" mögen Sie sich vielleicht fragen. Und Sie haben vielleicht in Naturkostläden Angebote von „biologischem" Fleisch, Eiern und Milchprodukten gesehen und sich gefragt, was dies in Bezug auf die tierischen Produkte, die wir gewöhnlich im normalen Lebensmittelgeschäft sehen, bedeutet.

Wenn man die Informationen zu Protein in den Kapiteln über Mandeln, Naturreis und Sprossen „verdaut" hat, wird klar, dass wir sicher genügend Protein aus pflanzlichen Quellen bekommen und gleichzeitig die mit tierischen Nahrungsmitteln verbundenen gesundheitlichen Risiken vermeiden können. Es ist offensichtlich, dass das Pflanzenreich auch diejenigen „Ernährungsgrundlagen" abdecken kann, die dem Tierreich zugeordnet werden, wohingegen das umgekehrt nicht funktioniert. Allerdings können tierische Quellen zur Unterstützung der Gesundheit eingesetzt werden, wenn sie sorgfältig ausgewählt sind und wenn Sie sich einige Gesichtspunkte zu Auswahl, Vermeidung und gesunde Mengen aneignen. Fangen wir mit dem Fisch an.

Der Wahnsinn mit dem Fisch

Michael Colgan, ein verantwortungsbewusster Forscher und mein Lieblingsautor, gehört zu der wachsenden Anzahl von Ernährungsexperten, die furchtlos über blanke Tatsachen berichten, ohne sie schönzureden. Die folgende anschauliche Schilderung ist seinem Buch *Optimum Sports Nutrition: Your Competitive Edge* (zu Deutsch etwa: „Optimale Sporternährung: Ihr Wettkampfvorteil") mit freundlicher Genehmigung entnommen:

„Die Verbrauchervereinigung veröffentlichte 1992 die Ergebnisse einer sechsmonatigen Untersuchung der Fischindustrie. Der untersuchte Fisch wurde dort gekauft, wo Sie ihn kaufen, in Supermärkten, Lebensmittelgeschäften und Fischläden. Es wurden sieben beliebte Sorten geprüft, Lachs, Flunder, Seezunge, Wels, Schwertfisch, Süßwasser-Weißfisch (Renke) und Muscheln.

Fast 40 Prozent der Fischproben waren schon beim Kauf im Begriff zu verderben. 90 Prozent des Schwertfisches waren mit Quecksilber verseucht. Die Hälfte des Weißfisches und 40 Prozent vom Lachs enthielten polychlorierte Biphenyle (PCB). Die Muscheln waren mit Arsen und Blei versetzt. Und das hat mir wirklich richtig zu schaffen gemacht: Fast die Hälfte der Fischproben waren mit Bakterien von tierischen oder menschlichen Fäkalien verseucht.

Die Mikrobiologen teilen der Verbrauchervereinigung mit, dass Blauwale nicht durch Abwässer mit Fäkalien verseucht wurden, sondern nur die Muscheln. Die Blauwale wurden verseucht, *nachdem* sie gefangen waren. Der Bericht zitiert eine ganze Litanei erschreckender Hygienepraktiken während der Behandlung, Verarbeitung und Verteilung. Zehn fäkale Coliforme (eine Art Colibakterien, Anm. d. Übers.) pro Gramm gelten als Standardkontamination. Eine von fünf Proben der Verbrauchervereinigung enthielt über 100 pro Gramm. Pfui Teufel!

Die amerikanische Fischindustrie ist ein stinkender Sauhaufen. Die vorläufigen Ergebnisse, die in einem Bericht der amerikanischen Gesundheitsbehörde im Februar 1992 über 3852 Fisch verarbeitende Betriebe veröffentlicht wurden, waren so schlecht, dass, während ich dieses Buch schreibe (1993), das neue Amt für Meeresernährung eilig mit Personal ausgestattet wurde und man versuchte, wieder die Kontrolle zu erlangen. Man konnte zwar keine Zahl nennen, aber man sagte mir, es würde Jahre dauern, die Probleme zu lösen. Wenn Sie Fisch als fettarme Proteinquelle nutzen wollen, müssen Sie sich schützen." (S. 45 f.)

Dr. Colgan zählt die Fischarten auf, die man überhaupt meiden sollte. Er nennt auch die verseuchten Gewässer. Er findet gute Worte für den Fisch aus den Gewässern Neuseelands, Alaskas und Australiens, sagt aber, dass selbst die Gewässer Alaskas jetzt mit radioaktivem Müll aus stillgelegten sowjetischen Testorten belastet seien. Der beste sei ein bestimmter Fisch aus australischen Gewässern, „praktisch frei von Schadstoffen", und Flunder und Seezunge (vorzugsweise aus den Gewässern Alaskas), „die nach der Studie der Verbrauchervereinigung am wenigsten belasteten Arten".

Konservenfisch, wie zum Beispiel Thunfisch, kann für Reisende eine gute Proteinquelle sein, wenn man klug einkauft. Darüber schreibt Colgan:

„... Thunfisch in Konserven verdient das letzte Wort. Es gibt keine Probleme mit Bakterien, weil das Eindosen bei großer Hitze geschieht, die alles abtötet. Tests der Verbrauchervereinigung ergaben aber, dass 50 Prozent der von ihnen gekauften Konserven Schmutz von Insekten, Nagetieren und Vögeln enthielt. (Obwohl es in Amerika 1979 große Säuberungsanstrengungen bei Konservenfisch gab, bei denen praktisch alle Konservenfische von allem Schmutz gereinigt wurden. L. Th.) ... seither wurde fast die gesamte Konservenproduktion außerhalb der USA verlegt, in Länder, die ganz niedrige Hygienestandards haben." (S. 47)

Colgan schließt damit, dass nach der Studie der Verbrauchervereinigung der beste Thunfisch der Albacore (ein weißer Thunfisch) sei. Wenn man (in Amerika) Thunfisch kauft, so sein Vorschlag, sollte man Konserven mit Thunfisch in Wasser kaufen, die in den Vereinigten Staaten hergestellt wurden.

Der Wahnsinn mit dem Fleisch

Da Sie nun über Fisch Bescheid wissen, muss ich Ihnen sagen, dass es mit allen Sorten Fleisch auch nicht besser ist, es sei denn, es stammt aus „biologischer Tierhaltung".

Heutzutage wird der Viehbestand, vom Geflügel bis zum Rindfleisch, bedrohlichen Mengen von toxischen Substanzen aller Art ausgesetzt, wozu künstliche Hormone, Wachstumsstimulanzien, Pestizide und Antibiotika gehören. Der nächste Punkt ist: Die Lebensbedingungen sind so beengt, unhygienisch und so wenig artgerecht, dass die Verbreitung von Krankheiten und der Befall mit Parasiten zu einem häufigen Horror wird, den es mit mehr toxischen Chemikalien, wie zusätzlichen Antibiotika und Toxaphen zur Abtötung der Parasiten zu bekämpfen gilt. Toxaphen ist so giftig, schreibt Santillo, , dass „es in der winzigsten Dosis Krebs erregt, Geburtsschäden verursacht und bei Labortieren Knochen auflösen kann" (S. 32). Santillo zitiert Dr. Adrian Goss, den wissenschaftlichen Leiter der *Hazards Evaluation Division* bei EPA, mit den Worten: „Es ist hinreichend klar, dass Toxaphen ein extrem wirksames Carcinogen ist. Mir ist niemals ein Agens mit einer so eindeutigen oder so invasiven carcinogenen Neigung begegnet, das absichtlich in die Umwelt entlassen wurde." Und Santillo resümiert: „... werden jedes Jahr mehr als eine Million Stück Vieh in Toxaphen getaucht oder damit besprüht."

Wie jeder Gesundheitsfachmann oder informierte Verbraucher wissen sollte, werden Gifte durch die Haut wie auch durch den Mund (beim Füttern und Verabreichen von Medikamenten) leicht in tierisches Gewebe aufgenommen. Ganz klar enthalten die meisten tierischen Produkte winzige Mengen scheußlicher Gifte, die, wenn wir sie aufnehmen, nach und nach in unseren Geweben und Organen akkumulieren. Bis der Verbraucher eine Verschlechterung des Zustands seines Immunsystems bemerkt, ist schon sehr viel Zeit vergangen und es hat sich so viel mehr Gift angesammelt, dass die Symptome – von Diabetes bis Arthritis, Krebs und chronischen Infektionen – kaum mehr mit diesen tierischen Nahrungsquellen in Verbindung gebracht werden.

Die Nebenwirkungen einer ständigen Behandlung von Tieren mit Antibiotika führen dazu, dass sie Mikrobenstämme bilden, die gegenüber jeder Behandlung resistent sind. So haben wir in den USA Stämme von Salmonellen im Fleisch, das wir kaufen und essen, die jährlich mehr als vier Millionen Salmonellenvergiftungen verursachen. Dies gilt für alle Fleischsorten von Haustieren aus nichtbiologischer Haltung, von Geflügel bis zum Rindfleisch und für alles andere dazwischen.

Einige Fleisch produzierende Farmer füttern ihre Tiere mit ekelhaften Mischungen aus deren eigenem Dung, mit Tierkörpermehlen von anderen Fleisch liefernden Tieren (verstärkter Kannibalismus) oder mit Sägemehl und Ammoniak, um „Produktionskosten" zu sparen, und kümmern sich nicht darum, dass sie damit die Qualität ihres Fleisches bis zum Wahnsinn aufs Spiel setzen. Als einige dieser Fakten von dem ehemaligen Tierzüchter Howard Lyman in Oprah Winfreys Fernsehshow bekannt gegeben wurden, reagierte Oprah so: „Das ist alarmierend für mich! Sie haben mich gerade davon abgebracht, jemals noch einen Burger zu essen!" Die ganze Geschichte wird immer schlimmer, aber ich glaube, Sie sehen, was Sache ist. Wenn Sie weitere Einzelheiten wissen wollen, lesen Sie den Abschnitt „Chemikalien in unserer Nahrung" in *Intuitive Eating* (oder entsprechende deutschsprachige Literatur).

Milchprodukte und Eier

Für diejenigen, denen das neu ist, sei erwähnt: In Milch und Eiern als konzentrierten Bestandteilen des Fortpflanzungszyklus von Tieren befinden sich notwendigerweise Substanzen, die, zum Nutzen oder Schaden, absichtlich an die Tiere verfüttert wurden.

Beim Menschen sorgen gute Ernährung und gute Umweltbedingungen für gesunde, ausgeglichene Nachkommen mit gesundem Gewebe, wohingegen schlechte Ernährung und eine verschmutzte Umwelt zu allen möglichen krankhaften geistigen und körperlichen Zuständen führen, die über das Ei der Mutter und über das

Spermium das Vaters an den sich entwickelnden Embryo oder später über die Muttermilch weitergegeben werden können.

Menschen ernähren sich oft unwissentlich und sorglos von Milch, Fleisch und Eiern von Tieren, die in hohem Maße kontaminiert sind. Oft enthalten Milch, Eier und Fett eines Tieres genau wie beim Menschen die höchsten Konzentrationen von Antibiotika, Hormonen und anderen Chemikalien, die an diese Tiere verfüttert oder mit denen sie besprüht wurden, wie ich weiter oben ausgeführt habe. Für die menschliche Gesundheit können sie ebenso gefährlich sein wie für die Tiere, denen sie aufgezwungen wurden. Mir sind viele Fälle von Frauen persönlich bekannt, deren Gesundheit durch unnatürliche und konzentrierte synthetische Hormone in Milch, Butter und Eiern von Tieren aus herkömmlicher, mit Gift arbeitender Aufzucht dramatisch in negativer Weise beeinträchtigt wurde. Gleichermaßen habe ich in bäuerlichen Gemeinschaften junge Männer kennen gelernt, denen Brüste wuchsen als Folge übermäßigen Verzehrs von Eiern und Fleisch von Hühnern, die mit großen Hormonmengen zur Produktionssteigerung gefüttert worden waren. Diese jungen Männer erhielten ihren normalen Körperbau erst wieder, als sie den Rat befolgten, doch keine Produkte ihrer eigenen Farm mehr zu essen. Einige von ihnen gingen dazu über, „biologische" Varianten derselben Nahrungsmittel zu essen, ohne dass sich Symptome eines hormonellen Ungleichgewichts oder schlechte Gesundheit wieder einstellten.

Der Gesundheitsratgeber für Nahrungsmittel in Steinmans *The Safe Shopper's Bible* (S. 309) bringt es auf den Punkt:

„Geben Sie Obst und Gemüse gegenüber Fleisch und Milchprodukten den Vorzug, selbst wenn Sie keine biologisch angebauten Produkte bekommen. Wenngleich nichtbiologisch angebautes Gemüse und Obst mit Pestiziden kontaminiert sind – tierische Nahrungsmittel sind es noch mehr. Pflanzliche Nahrung liefert jedoch auch lebenswichtigen Nährwert, einschließlich Betakarotin (die pflanzliche Form von Vitamin A), Vitamin C und Fasern; alles zusammen ist äußerst wichtig zur Vorbeugung gegen ein breites Spektrum von Krankheiten einschließlich Herzanfällen und Krebs. Fleisch, Geflügel und Milchprodukte können die Vorteile des

Nährwertes von frischen Produkten nicht kopieren. Sie bringen außerdem eine Menge gesättigtes Fett in die Ernährung ein, das nicht nur schlecht für das Herz und die Gefäße ist; in ihm lagern sich auch viele der hochwirksamen toxischen Pestizide und Industriechemikalien ab, die die konzentrierte Nahrung durchdringen. Wählen Sie am besten kontrolliert biologisch angebaute Produkte!"

Der Mythos Milch

Heutzutage gibt es so viele Informationen, die den Mythos unserer Kindheit: „Trinkt mehr Milch!" als falsch entlarven, dass ich wahrscheinlich nicht alle berücksichtigen kann. Ich werde hier nur ein paar Quellen nennen. J. Whitacker schrieb in seinem *Newsletter* vom März 1996 einen langen Artikel über die „dunkle Seite der Milch". Er stellte fest:

„Chronische Ohrinfektionen, von denen 20 bis 40 Prozent aller Kinder unter sechs Jahren geplagt werden, stehen mit der frühen Kuhmilchfütterung aus der Flasche in Zusammenhang, und Allergien auf Milchprodukte haben sich als Primärursache solcher Infektionen einen festen Platz erobert.

Handelsübliche Milch ist die Hauptursache von Eisenmangelanämien bei Säuglingen und deshalb empfehlen Kinderärzte (in den USA) inzwischen, Kindern unter einem Jahr keine Kuhmilch zu geben. (In Deutschland sind solche Empfehlungen noch seltene Ausnahmen. Anm. d. Übers.)

Der vielleicht heimtückischste Rückstand in der Milch stammt aus zwei Hormonen, dem „bovinen Somatotropin" (BST) und dem „bovinen Wachstumshormon" (BGH). Diese werden Kühen verabreicht, um ihre Milchleistung zu steigern, was immerhin mit Erhöhungen um 10 bis 25 Prozent gelingt. Behandelte Tiere bekommen jedoch mit deutlich erhöhter Häufigkeit eine Mastitis (Euterinfektion), also gibt man ihnen öfter Antibiotika und ihre Milch enthält ‚Spuren von Antibiotika' sowie Eiter und Bakterien."

Whitaker bringt diesmit schockierenden Informationen über die Beziehung zwischen BST und Tumorwachstum vollends ins Bewusstsein und zerreißt das „Netz aus Betrug und Täuschungen", auf Grund dessen BST den Verbrauchern als vollkommen sicher „verkauft" wurde. Dasselbe gilt auch für BGH.

Was das BGH betrifft, so beschreiben Steinman und Epstein sehr sorgfältig, auf welch betrügerische Weise die amerikanische Gesundheitsbehörde zu den so genannten „sicheren" Ergebnissen hinsichtlich seiner Verwendung gelangt. Zur weiteren Untermauerung des von Whitaker zitierten Berichts nennen Steinman und Epstein eine Reihe von Stresskrankheiten (wie Abnormitäten von Nieren und Herz, Unfruchtbarkeit und Arthritis), die durch den Einsatz von BST und BGH in großem Maße gefördert werden. Weiter beschreiben sie einige der unerforschten gesundheitlichen Risiken für Menschen, die mit der Verwendung dieser Hormone bei Kühen einhergehen. Augenscheinlich sind die speziellen, durch die Anwendung von BST und BGH bei Kühen stimulierten und damit zusammenhängenden insulinartigen Wachstumsfaktoren (IGF), die zur künstlichen Erhöhung der Fleisch- und Milchleistung dienen, verdächtig identisch mit den bei Menschen gefundenen IGF. Seit diese bovinen insulinartigen Wachstumsfaktoren in behandelter Kuhmilch auftauchen können, hat man den Verdacht, dass sie bei Kindern, die diese Milch trinken, ein abnormales Wachstum in Gang setzen und dem Darm- und Brustkrebs bei Frauen Vorschub leisten können.

Kühe, die mit Hormonen behandelt wurden, leiden häufiger unter Infektionen und müssen mehr Antibiotika bekommen. Diese Antibiotika gehen nicht nur in die Milch über, wie ich berichtet habe, sie führen auch zur Entwicklung stärkerer Bakterien- und Virenstämme, die gegenüber den ursprünglichen Antibiotika resistent sind. Diese virulenteren Stämme können ebenfalls in die Milch übergehen und vielleicht auch in die Milchtrinker. Eine Nebenwirkung des Einsatzes von Wachstumshormonen bei Kühen könnte also sein, dass sie in das Körperfett und die Milch der Kühe übergehen, ebenso wie die Pestizide und andere, im Tierfutter oder der Umgebung vorhandene Schadstoffe. (Bedingt ist dies durch die enge Beziehung zwischen den Wachstumshormonen und dem Fettstoffwechsel des Tieres.)

Die Regierungen Europas und Kanadas haben den Einsatz dieser Wachstumshormone aus wirtschaftlichen und gesundheitlichen Gründen verboten, bis weitere Forschungsergebnisse vorliegen.

Steinmans und Epsteins *Safer Shopper's Bible* vertritt in Bezug auf Gesundheitsgefahren, die von Milchprodukten ausgehen, ebenfalls eine unmissverständliche Haltung. Ich möchte einige Fakten für Sie zusammenfassen; und ich gebe Ihnen wirklich eine Kurzfassung dieser umfangreichen (und oft erschreckenden) Informationen:

Erst einmal, die Milchprodukte mit dem höchsten Fettgehalt (das heißt Butter, Eiskrem, Käse, Vollmilch) sind voll von toxischen Mengen an Krebs erregenden Pestiziden, wie einer Inden-Chlor-Verbindung (zur Insektenvertilgung), DDT und Dieldrin. (Ich weiß, dass das auch für das Fett aller Fleischarten gilt.) Zweitens findet man in der Milch erschreckende Mengen einer ganzen Reihe antibiotischer Rückstände. Die amerikanische Gesundheitsbehörde spricht von „unbedenklichen Mengen", aber viele andere Forscher, die auf diesem Gebiet Experten sind, bestreiten das kategorisch. (Meine eigenen Beobachtungen gehen auch in diese Richtung.) Schwefelhaltige Drogen und ihre Metaboliten, Dioxin und Chloramphenicol, die bei Milchkühen angewendet werden, sind Krebs erregend und gelangen in die Milch, mit der wir versorgt werden. Und die „... von der amerikanischen Gesundheitsbehörde selbst durchgeführten Screeningtests zeigen, dass 46 Prozent aller Milchproben mehr als einen Rückstand eines schwefelhaltigen Medikaments aufweisen" (S. 341). Schließlich berichten Steinman und Epstein, dass Milch auch radioaktive Rückstände aus Nuklearanlagen enthalten könne. Jede Molkerei, die in der Nähe einer Nuklearanlage liegt, bedeutet „schlechte Nachrichten", denn kurzlebige radioaktive Isotopen können sich immer noch in der Milch befinden, wenn sie verkauft wird. Vorsichtige Verbraucher sollten zumindest herausfinden, woher ihre Milch kommt.

Trotz allem, was man Ihnen eingetrichtert hat, gibt es wenige gute gesundheitliche Gründe (wenn überhaupt), hauptsächlich Milch zu trinken und Milchprodukte zu sich zu nehmen. Um diese Nahrungsmittel wurde vielmehr ein Netz von Mythen gesponnen:

Mythos Nr. 1: Milchtrinken neutralisiert die Magensäure.
Vorübergehend (vielleicht zwanzig Minuten lang oder kürzer) kann Milch säurebedingte Magenschmerzen lindern, aber schon bald gibt es einen so genannten Rebound-Effekt, und sie regt zur Produktion von mehr Magensäure an, als vorher zu den Beschwerden führte. Milch steht ganz oben auf der Liste derjenigen Nahrungsmittel, die Magensäure bilden. Je mehr Milch Sie trinken, desto mehr Magensäure wird gebildet, um sie zu neutralisieren, denn Milch ist alkalisch. Der Ruf der Milch als „Heilmittel bei Magengeschwüren" wurde auf der ganzen Welt gründlich widerlegt.

Mythos Nr. 2: Milchprodukte enthalten das für unsere Gesundheit wichtige Calcium.
Es ist richtig, dass Milchprodukte viel Calcium enthalten, und auch, dass dieses für eine gute Gesundheit unverzichtbar ist. Die schlechte Nachricht besteht darin, dass das meiste Calcium der Milch (und noch mehr, das aus unseren Knochen herausgelöst wird) gebraucht wird, um die toxischen Nebenprodukte der durch die Verdauung des hohen Proteingehalts in der Milch entstandenen Harnsäure zu neutralisieren. (Dieser Calciumbedarf kommt generell aus dem übermäßigen Verzehr konzentrierter Proteinnahrung, die einhergeht mit dem Verzehr tierischer Nahrungsmittel.) Durch den Verzehr tierischer Produkte wie Milch und Fleisch geht also oft mehr Calcium „verloren", als aufgenommen wird.

H. Santillo schreibt in *Intuitive Eating* (S. 81): „Wenn Osteoporose durch einen Mangel an Calcium verursacht würde, wie wäre es dann zu erklären, dass die Eskimos, die täglich 2000 mg Calcium zu sich nehmen, hochgradig unter Osteoporose leiden? Die Antwort ist einfach. Sie nehmen täglich auch 240–400 g Protein von Fisch, Wal und Walross zu sich." M. Colgan sagt in *The New Nutrition* (S. 60): „Nach 40 Jahren Werbung für Milch ist die Osteoporose epidemisch geworden. Die Milch bringt's nicht."
J. Whitaker schreibt in seinem *Health and Healing Newsletter* vom April 1996 (S. 2): „Stress und zu viel Protein und Fett in der Ernährung ... übersäuern Ihren Körper ... Eine der ernsteren Folgen von Übersäuerung ist, dass dadurch Calcium aus den Knochen herausgelöst wird, um die Säure abzupuffern und das Verhältnis

ins Alkalische zu verschieben ... Der leicht saure Zustand, der durch die Aufnahme von zu viel Protein herbeigeführt wird, ist ein primärer Grund dafür, dass bei uns die Osteoporose so weit verbreitet ist."

Man kann aus pflanzlichen Quellen wie Brokkoli, Mandeln, Feigen und Speise-Rotalge sowie den von mir genannten gesunden Alternativen jede Menge leicht verdauliches, qualitativ hochwertiges Calcium beziehen, das in oft gleicher Konzentration vorhanden, aber besser verfügbar ist als in der Milch. Interessanterweise unterstützen grüne Nahrungsmittel (diejenigen, die Chlorophyll enthalten) ganz besonders die Genesung von Krankheiten wie Arthritis und Gicht, die, wie viele von uns wissen, durch Übersäuerung in Verbindung mit einer an tierischem Protein reichen Ernährungsweise verursacht werden. Chlorophyllhaltige Nahrungsmittel helfen hier, weil sie den ungesunden, sauren Zustand des Körpers in einen gesünderen, alkalischen umwandeln können und gleichzeitig erstaunliche Wirkstoffe zur Erleichterung der „Reparaturarbeiten" im Überfluss liefern.

Mythos Nr. 3: Kinder müssen Milch trinken, um gesund zu bleiben.
Wie sollen sie ohne Milch das Calcium und Protein bekommen, das sie brauchen? Die Antworten, die ich auf die vorangegangenen Mythen gegeben habe, gelten hier auch. Milchprodukte gehören außerdem für viele Kinder zu den aggressivsten Nahrungsmitteln, wie Forschungen in der ganzen Welt beweisen. Viele chronische und oft „seltsam unerklärliche" Symptome bei Kindern konnten auf den Verzehr von Milchprodukten zurückgeführt werden (und das gilt sicher auch für Erwachsene). Zu diesen Symptomen gehören: chronische Allergien aller Art; ständige Schleimansammlungen im Darm, den Lungen und/oder Nebenhöhlen, Migräne mit oder ohne epileptische Anfälle, Ohrinfektionen, gefährdete Immunität, fortlaufende Darmstörungen wie Durchfälle, Hyperaktivität und Hautirritationen. Gesundheitsforscher ordnen diese Zustände zumindest teilweise der Tatsache zu, dass wir im Alter zwischen achtzehn Monaten und vier Jahren das Enzym Lactase verlieren, das für die Verdauung von Milchzucker verantwortlich ist. Andere Bestandteile der Milchprodukte, die unter die „festen Bestandteile

der Milch" eingeordnet werden, das konzentrierte Eiweiß und die Fette, werden oft nicht richtig verdaut und es entstehen toxische Verdauungs-„Rückstände" wie die calciumraubende Harnsäure, die ich schon erwähnt habe. Erstaunlich, dass viele und verschiedene dieser Verdauungs-"Rückstände" nicht automatisch vom Körper über die Ausscheidungswege (Darm, Nieren oder Leber) abtransportiert werden, wie es viele von uns gerne glauben möchten. Stattdessen werden sie in den Körpergeweben, auch den Organen, abgelagert und tragen in hohem Maße zu den oben genannten Beschwerden bei.

Nachteilige Symptome treten oft nicht unmittelbar auf, sondern bauen sich im Laufe der Zeit auf, bis sie uns scheinbar „unerwartet" zu plagen beginnen. Symptome bei Kindern auf Grund von Milchgenuss treten möglicherweise erst wenige Stunden oder Tage später auf. Und folglich ist es für Eltern und Ärzte schwer, an einen Zusammenhang zu glauben, bis sie eine oder zwei Wochen lang den Kindern alle Milchprodukte entziehen. (Ich habe Mütter erlebt, die unter „entziehen" verstehen, sie für einen oder zwei Tage zu reduzieren. Diese Zeit ist zu kurz und der Körper hat keine faire Chance, sein Gleichgewicht wiederzugewinnen.) Leider haben Kinder oft ein ganz besonderes Verlangen nach den Nahrungsmitteln, die ihnen nicht gut tun. Sie essen große Mengen davon und sind sogar bereit, darum zu kämpfen – die Milch ist ein weit verbreitetes Beispiel dafür.

*

Nun noch ein paar *Fakten* zum Thema Milch:

Fakt Nr. 1: Casein, eine Substanz in der Kuhmilch, wird zur Leimherstellung verwendet.

Die Kuhmilch enthält 300 Prozent mehr Casein als die Muttermilch. Im Laufe der Zeit verhält sich dieses Casein wie Leim im menschlichen Verdauungstrakt, überzieht ihn buchstäblich und verlangsamt oder stoppt die Aufnahme der Nährstoffe aus unserem Essen. Manche Menschen kommen besser mit dieser klebrigen, die Verdauung hemmenden Last zurecht als andere; es gibt aber überhaupt keinen Grund, sich ihr auszusetzen, wenn man bedenkt, wie viele andere Getränke es statt der Milch gibt. Ich werde später darauf zurückkommen.

Fakt Nr. 2: Bedeutende Studien auf der ganzen Welt zeigen den Zusammenhang zwischen dem Verzehr von Milchprodukten und Krankheiten, wie Arthritis, Asthma, Prostatakrebs, Herzkrankheiten, hohem Cholesterinspiegel, chronischen Gelenkschmerzen, Geschwüren und Osteoporose.

Nahrungsmittelvergiftung: Vermindern Sie das Risiko!

Die meisten von Ihnen haben wohl schon einmal von einer „Salmonellenvergiftung" gehört. Salmonellen sind hochgiftige Bakterien, die Salmonellose verursachen, die akute Infektion des Magen-Darm-Trakts, die manchmal tödlich sein kann und durch Symptome wie Erbrechen, Durchfälle, Nervenstörungen, Lähmungen usw. charakterisiert ist. Nicht einmal mehr das Kochen von Fleisch ist ein sicherer Schutz vor diesem Bakterium, und die üblichen antibiotischen Behandlungen bei Salmonellenvergiftung verlieren immer mehr an Wirksamkeit, da sich in der Folge resistente Salmonellenstämme schneller entwickelt zu haben scheinen.

Salmonellen sind nur *eine* Art von vielen für Menschen pathogenen Erregern, zu denen auch andere Bakterien und zahlreiche Parasiten und Viren gehören, die mit frischen Nahrungsmitteln wie Hühnchen, Eiern, Fisch oder Rindfleisch in Verbindung gebracht werden.

Mein Vorschlag, Obst und Gemüse mit einer desinfizierenden und entgiftenden Lösung aus Grapefruitextrakt zu behandeln, gilt auch für Fleisch. Nehmen Sie 20 bis 40 Tropfen Grapefruitextrakt für etwa vier Liter Wasser als Lösung oder Spray. „Baden" Sie Ihr Fleisch etwa 20 Minuten in der Lösung. Grapefruitextrakt ist wirksam und wird von Menschen, die beruflich mit Fleisch zu tun haben, verwendet, um die Verbreitung der vielen pathogenen Schadstoffe zu mindern.

Klug auswählen: Fleisch, Fisch, Geflügel und Milchprodukte

Trotz all der „schlechten Nachrichten" über tierische Produkte kenne ich bestimmte Menschentypen, deren Gesundheit durch den klugen Umgang mit tierischen Produkten im Rahmen ihrer Ernährung positiv beeinflusst werden kann. Obwohl dieser Gedanke den groß angelegten neueren Forschungen direkt widerspricht und ich selbst keine Wissenschaftlerin bin, ist es für mich offensichtlich, dass ein bestimmter Menschentyp (eine Minderheit) tierische Produkte in sehr kleinen, aber regelmäßigen Portionen (besonders Fleisch im Gegensatz zu Milch) für das Wohlbefinden dringend zu brauchen scheint. Ohne eine geringe Menge tierischer Produkte (vielleicht ein Ei in der Woche oder etwa 60 bis 120 g Fleisch täglich) scheinen diese Menschen gesundheitlich angeschlagen zu sein, egal wie klug ihre vegetarische Ernährungsweise durchdacht sein mag. Über dafür verantwortliche Faktoren habe ich viele Theorien gehört; man denkt zum Beispiel an Rasse, Alter, Umgebung, Klima, Gleichgewicht der Mineralstoffe, schnelle Verbrennung kontra langsame Verbrennung, Säure-Basen-Gleichgewicht, Yin-Yang, Neurosen ..., nennen Sie es, wie Sie wollen. Obwohl diese Theorien einigen Sinn ergeben (sie klingen so überzeugend, wenn sie erklärt werden), habe ich rein intuitiv doch das Gefühl, dass sie alle nicht zutreffen. Ich bin mit diesen bequemen Antworten nicht zufrieden, respektiere aber trotzdem die Bedürfnisse dieser „geheimnisvollen Typen".

Erschwerend kommt bei meinen Untersuchungen dazu, dass ich auch solche Menschen kennen gelernt habe, die behaupten, Fleisch täglich, vielleicht sogar zu jeder Mahlzeit absolut „zu brauchen" und bei denen ich sehe, dass sie offensichtlich genau damit ihre Gesundheit ruinieren. Das ist nicht die Minderheit, die ich meine.

Wenngleich ich den meisten Menschen dringend empfehle, tierische Produkte nur ganz begrenzt zu sich zu nehmen, möchte ich mit den folgenden Grundsätzen jedem helfen, der aus welchen Gründen immer die beste Auswahl in Bezug auf tierische Produkte für seine Ernährung treffen will.

- **Grundsatz Nr. 1:** Versuchen Sie Produkte aus biologischer Tierhaltung zu bekommen – von Tieren, die nicht mit all den scheußlichen Chemikalien gefüttert, besprüht oder geimpft wurden. Das wird jetzt einfacher, weil viele Naturkostläden inzwischen ein Fleischangebot haben.
- **Grundsatz Nr. 2:** Nehmen Sie tierische Produkte mit geringem Fettanteil oder ganz ohne Fett.
- **Grundsatz Nr. 3:** Wenn Sie tierische Produkte zu sich nehmen, versuchen Sie mit kleineren Portionen auszukommen. Denken Sie an das, was ich über die hohe Eiweiß- und/oder Fettaufnahme und die negativen Auswirkungen auf Ihre Gesundheit schrieb. Wenn Sie im vorgeschlagenen Rahmen von 25 bis 35 g Eiweiß täglich bleiben wollen, können Sie aus der folgenden Liste ersehen, wie schnell das erreicht ist. Denken Sie daran: Sie werden zusätzlich zu den unten angeführten Proteinquellen auch Proteine aus Getreide, Nüssen, Samen, Gemüse und anderen Nahrungsmitteln aufnehmen.

Beispiele für Eiweißgehalt:

28 g gekochtes Truthahnfleisch = 9,3 g Protein

28 g Rumpsteak = 4,25 g Protein

28 g Hühnerbrust = 4,6 g Protein

28 g Heilbutt = 6 g Protein

28 g frischer Lachs = 6,3 g Protein

1 großes Ei = 6,5 g Protein

28 g Hüttenkäse mit 2 % Fettgehalt, offen = 2 g Protein

28 g amerikanischer Cheddarkäse = 7 g Protein

1 Tasse fettarme Milch = 8 g Protein

- **Grundsatz Nr. 4:** Experimentieren Sie damit, nicht jeden Tag tierische Produkte zu essen. Dadurch kann Ihr Körper diese Produkte sehr viel besser und vollständiger nutzen, wenn Sie sie essen.

- **Grundsatz Nr. 5:** Kaufen Sie bei Bedarf ein Milch verdauendes oder Protein verdauendes Enzympräparat und nehmen Sie es ein, wenn Sie tierische Produkte zu sich nehmen. Es ist eine Soforthilfe zur besseren und vollständigeren Verdauung der Nahrung und vermindert toxische Verdauungsrückstände.
- **Grundsatz Nr. 6:** Milchprodukte mit lebenden Kulturen sind um vieles besser für Milchliebhaber; nehmen Sie also Joghurt mit lebenden Kulturen ohne Zusätze und Süßungsmittel. (Sie können Ihre eigenen Süßungsmittel später hinzufügen.) Für diejenigen unter Ihnen, die ihre Milch haben müssen, besteht der Vorteil darin, dass die gesunden Bakterienkulturen im Joghurt das Immunsystem tatsächlich verbessern, bestimmte unerwünschte Stämme unfreundlicher Bakterien abtöten und die Produktion von Antikörpern (die natürlichen Killer von Krankheitserregern) im Blut erhöhen können. Wenn Sie jedoch die gesundheitsverbessernden Vorteile dieser Joghurtkulturen genießen wollen, ohne sich den gesundheitsschädlichen Wirkungen der übrigen Eigenschaften der Milch aussetzen zu müssen, kann Ihnen ein breites Spektrum von entsprechenden Nahrungsergänzungen mit verdauungsfördernden Bakterien helfen. Diese enthalten ein wesentlich breiteres Spektrum solcher Bakterien, als Joghurt sie bieten kann, ohne die gesundheitlichen Nachteile der Milch.
- **Grundsatz Nr. 7:** Kaufen Sie nichthomogenisierte Milch, wenn Sie in der glücklichen Lage sind, sie zu bekommen. Durch die Homogenisierung wird das Milchfett unlösbar an die anderen Milchbestandteile gebunden. In Ihrem Verdauungstrakt lösen sich diese Verbindungen aber auch nicht so gut und verkleben den Darm meist. Haben Sie sich einmal gefragt, warum auch fettarme Milch homogenisiert wird? Ich wette, weil dadurch die Haltbarkeit deutlich mehr verlängert wird als durch das Pasteurisieren. (Aber darüber möchte ich gar nicht weiter nachdenken.)
- **Grundsatz Nr. 8:** Ziegenmilch stellt eine ausgezeichnete Alternative zur Kuhmilch dar, denn ihre Proteindichte ist derjenigen der Muttermilch viel ähnlicher, und sie enthält weniger Casein. Dadurch ist sie leichter verdaulich. Schon mancher Säugling

konnte durch Ziegenmilch von gesundheitlichen Problemen verschont werden, wenn keine Muttermilch zur Verfügung stand und Kuhmilch aus oben angeführten Gründen nicht in Frage kam. Während sich einige meiner Freunde über den „Ziegengeschmack" der Milch beklagen, ist es mir immer problemlos gelungen, solche zu bekommen, die süß, mild und köstlich schmeckt. Fragen Sie in Ihrem Naturkostladen und/oder bei Bauern am Ort, die Ihnen einen „Hobby-Ziegenhalter" empfehlen können.

- **Grundsatz Nr. 9:** Als Alternativen zu Kuhmilch eigenen sich Reismilch, Sojamilch und Amazake (ein köstliches, natursüßes, eiweißreiches Getränk von milchartiger Konsistenz, das aus süßem Naturreis hergestellt wird). Naturkostläden führen das alles. Oder machen Sie es wie viele meiner Freunde und gießen Sie Ananassaft auf Ihr Frühstücksmüsli. Schauen Sie in Bücher wie Carol Nostrands *Junk Food to Real Food*. Dort erfahren Sie, wie Sie köstliche milchartige Getränke aus Samen oder Getreidekörnern herstellen können.

- **Grundsatz Nr. 10:** Seien Sie nicht fanatisch. Wer kann schon ganz ohne Eis auskommen? Bei vielen Menschen führt die Frage, ob sie diese Nahrungsmittel bei seltenen und besonderen Gelegenheiten zu sich nehmen sollen oder nicht, zu unnötigen Ängsten und sozialen Konflikten. Nehmen Sie diese Dinge nicht so ernst, dass Sie sich selbst (und womöglich andere) damit krank machen. Nehmen Sie's leichter. Wählen Sie einfach mit Gefühl, Verstand und Wissen aus.

Ein letztes Rezept:
Schneller Fisch für eine Person

Zutaten:
¼ Pfund Filet von Flunder oder Seezunge
2 EL Wasser
2 EL Sojasauce
2,5 cm frische, rohe Ingwerwurzel, zerkleinert

Fisch in eine niedrige, feuerfeste Backform geben. Genug Wasser, Sojasauce und Ingwer hinzufügen, sodass der Fisch knapp bedeckt ist. Form in den Grill schieben und etwa 5 Minuten grillen. Währenddessen das Filet mit der Flüssigkeit immer wieder begießen.
Oder: Den Fisch in der Mischung eine halbe Stunde vor dem Grillen marinieren.

Rezept mit freundlicher Genehmigung aus: Carol Nostrand, *Junk Food to Real Food*, S. 203

Anhang

Nimm-10-Snacks

Wenn ich das Wort „Snacks" verwende, meine ich nicht die herkömmliche, gesundheitsschädliche, (vielleicht sogar suchtartige?) Aufnahme von Fertignahrung. Vielmehr meine ich damit die bewusste Aufnahme gesundheitsfördernder Nahrungsmittel in kleinen Mengen, die von „ein paar Bissen" bis zu „leichten Mahlzeiten" reichen. Diese Art von Snacks bezeichne ich als *strategisch*, weil sie zu den kritischen Zeiten während des Tages aufgenommen werden können, zum Beispiel wenn die Energie abfällt und zusätzliche Nähr- und „Brennstoffe" gebraucht werden, damit man die anstehende Arbeit erledigen kann, oder wenn man sich nicht auf eine vollständige Mahlzeit einlassen, sie aber auch nicht völlig auslassen will. Hinter den nachfolgenden Beispielen steckt etwas anderes als das bequeme, ziellose Verzehren gesundheitsschädlicher Fertignahrung (oder selbst ihrer gesunden Äquivalente) in Stresszeiten. Andererseits sind diese Nimm-10-Snacks gesunde Möglichkeiten, wie Sie sich in Stresszeiten mit „Brennstoff" versehen können – falls Sie sie richtig nutzen. Hier kommt das Wort „bewusst" zum Tragen. Nach meinen Vorschlägen werden Sie mit meinen Snacks strategisch und bewusst hochwertige Nahrungsmittel für Ihre Gesundheit einsetzen, wann immer Sie sie brauchen – da ist nichts Unbewusstes, nichts Gesundheitsschädliches, nichts Suchtartiges dabei.

Auf Reisen oder bei Terminarbeiten, wenn ich Mahlzeiten auslasse oder an einem extrem heißen Sommertag, an dem ich wenig Appetit habe, verlasse ich mich darauf, dass mir diese Snacks die Superenergie liefern, die ich brauche und die die Verdauung so wenig wie möglich belasten. So bleibe ich voller Energie und mit Nährstoffen versorgt, nicht überfüttert und schlapp. Diese Nimm-10-Snacks sind auch für solche Leute gut, die sich von der Idee des bewussten Aufhörens vor dem Sättigungspunkt angezogen fühlen; ich habe darüber in Leitlinie 10 geschrieben.

1. Energiebällchen und -aufstriche

Diese Idee stammt aus dem Kapitel über die Mandeln und ich wiederhole sie hier. Die Grundidee ist dieselbe, Sie können viele verschiedene Samen und Nüsse dafür verwenden. Essen Sie diese Bällchen und Aufstriche ohne etwas dazu oder auf Reiscrackern oder Brot. Man kann sie gut mit Karottensaft kombinieren.

Mahlen Sie in einem Mixer, in einer Küchenmaschine, in einer Kaffee- oder Nussmühle frische, rohe Mandeln zu einem feinen Pulver. Alternativ können Sie *verschiedene* Samen wie Mandeln, Sonnenblumenkerne, Kürbiskerne, Sesamsamen zusammen mahlen. Sie sollten schließlich eine ganze Tasse Mahlgut haben. Ein guter Trick ist es, den Sesamsamen in einer heißen Pfanne vor dem Mahlen leicht zu rösten (trocken, ohne Öl); machen Sie das aber nicht mit den anderen Samen oder Nüssen. (Wenn Sie rohe Nüsse und Samen erhitzen, schadet das ihren Ölen und sie werden schlechter verdaulich. Beim Sesam richtet das leichte Rösten wenig Schaden an.) Durch das Rösten bekommt der Sesam ein besonders „nussiges" Aroma.

Mahlen Sie, bis das Mahlgut die richtige Körnung hat. Geben Sie pro Tasse gemahlene Nüsse/Samen zwei Esslöffel eines gesunden Öls hinzu sowie zwei Esslöffel reines Wasser. Geben Sie für die Energiebällchen so viel Wasser hinzu, bis eine Konsistenz wie klebriger Lehm entsteht. Wenn Sie lieber einen Aufstrich haben wollen, fügen Sie Wasser hinzu, bis die Konsistenz entsprechend flüssiger ist, oder noch mehr Wasser, wenn Sie die Mischung als Gemüsedip verwenden wollen. Bei Bedarf können Sie ein wenig Honig hinzugeben. Als Aufstrich eignet sich die Mischung gut für Sandwiches, Appetithappen oder gefüllte Gemüsehappen wie Selleriestängel, Karottenstifte usw.

Wenn Sie Bällchen machen, rollen Sie die dickere, klebrige Masse zu Bällen beliebiger Größe. Sie können die Bällchen dann in Kokosraspeln und/oder gerösteten Carobpulver (ein hellbraunes, süßes, schmackhaftes Pulver aus der Carobbohne, gibt es in

Naturkostläden) wälzen, wenn Sie sie süß haben wollen. Sollen sie salzig sein, wälzen Sie die Bällchen in pulverisierter Speise-Rotalge oder in entsprechenden Würzen.

Halten Sie diese frischen Mixturen kühl; sie halten sich gut und gerne eine oder zwei Wochen. Zur längeren Lagerung können sie auch eingefroren werden. Servieren Sie diese Bällchen als proteinreichen, hochkalorischen und energiereichen Snack für aktive Leute.

2. Essener-Brot

Dieses süße, dicke und klebrige Brot mit gekeimtem Getreide heißt manchmal auch Manna. Essener-Brot wird aus gekeimtem Vollgetreide bei geringer Hitze und ohne Konservierungsstoffe, Hefe, zusätzliche Zucker usw. zubereitet. Man bekommt es bei den Tiefkühlwaren im Naturkostladen. Essen Sie ein Stück dieses fabelhaften, schweren, doch kuchenartigen Brotes ohne Belag oder mit Energieaufstrich (Nr. 1), Fruchtaufstrich (nur aus Frucht), Butter, Honig oder sogar Senf. Mehr über das Essener-Brot finden Sie im Kapitel über Sprossen unter „Einkaufstipps" und „Das mögen Kinder gerne".

3. Fruchtsäfte aus ganzen Früchten

Diese erfrischenden Getränke sind vielen Obstliebhabern geläufig. Sie sind ein perfekter Snack oder eine leichte Mahlzeit. Sie brauchen einen Mischer oder eine Küchenmaschine, um diese Wunder zu vollbringen. Ich vermute, man könnte die Früchte auch mahlen oder von Hand zerdrücken, aber das wäre nicht ganz dasselbe.

Die Grundidee ist hier, frische und gefrorene Früchte zusammen in eine entsprechende Küchenmaschine oder einen Mixer zu geben und sie zu mixen, bis eine geschmeidige Masse entsteht. Je mehr gefrorene Früchte die Mischung enthält, desto sämiger, sorbetartiger wird sie, ähnlich einem gefrorenen Dessert. Wenn Sie anstelle der gefrorenen Früchte Eiswürfel verwenden, können Sie ein sämiges, kühles Getränk erhalten. Dann ist der Fruchtgehalt aber weniger konzentriert.

Viele Leute mischen alle Arten von Nüssen und Samen sowie Eiweißpulver unter ihren Obstmix, aber das würde ich nicht empfehlen. Damit die Nährstoffe am leichtesten verdaut und am besten aufgenommen werden können, sollte man Obst nicht mit etwas anderem zusammen essen, das – wie zum Beispiel das Eiweiß in den Nüssen, Samen und Pulvern – im Körper ganz anders verarbeitet wird als das Obst. Tatsächlich ist es so, dass Eiweiße und Obst unterschiedliche Anforderungen an die Verdauungsleistung stellen (Proteine: lang und langsam; Obst: kurz und schnell), denen Rechnung getragen werden muss, damit die entsprechenden Nährstoffe optimal ausgenutzt werden können, selbst wenn keine Verdauungsprobleme auftauchen. Ausnahmen sind Bananen oder Früchte mit vielen Verdauungsenzymen wie etwa Feigen, Papaya, Ananas oder Mango. Wenn Sie Proteine in ein solches sämiges Fruchtgetränk mischen wollen, sollten Sie dafür eine der eben genannten Obstsorten im Ganzen als Teil der Mischung oder im Saft, als Flüssigkeitsgrundlage für die sämige Mischung nehmen.

Die meisten Menschen fühlen sich nach einem solchen Fruchtsaftsnack voller Energie; sollten Sie kurz danach etwas „kaputt" sein, könnte es an der speziellen Mischung der Zutaten liegen. Es könnte natürlich auch sein, dass Sie Ihren Stoffwechsel einfach mit zu viel Fruchtzucker belastet haben. Vielleicht brauchen Sie gerade eine andere Art von Snack, wie Essener-Brot, Popcorn, Joghurt oder Karotten- bzw. einen anderen Gemüsesaft. Es lohnt sich für die Gesundheit, das herauszufinden.

4. Gemüse, sauer eingelegt

Saure Gurken und andere sauer eingelegte, marinierte oder fermentierte rohe Gemüse wie Sauerkraut oder eine beliebige eigene Mischung sind wunderbare Snacks. Sie müssen jedoch sehr auf die Qualität achten, denn es kann sein, dass man Ihnen im Lebensmittelgeschäft *verarbeitete* Produkte als *Mixed Pickles*, Sauerkraut oder marinierte Gemüse verkauft. Im Naturkostladen können Sie *echte* Pickles bekommen, ohne Lebensmittelfarben, Konservierungsstoffe oder „synthetischen" Essig und mit wenig oder ganz ohne Salz, und sie sind vielleicht sogar aus kontrolliert biologischem Anbau.

5. Joghurt mit lebenden Kulturen

Der Joghurt, den ich als Snack empfehle, ist der „echte". Er enthält noch bedeutende Mengen an lebenden Joghurtkulturen (Bakterien). Lebende Kulturen/Bakterien müssen der Milch nach dem Pasteurisieren wieder zugesetzt werden. Manche Hersteller pasteurisieren den Yoghurt, nachdem sie die Kulturen zugesetzt haben. Das tötet sie ab. Manche setzen neue, lebende Kulturen zu, manche tun das nicht. Manche Betriebe pasteurisieren den Joghurt und setzen dann Kulturen zu, was ich für sinnvoller halte. In beiden Fällen kann das Ergebnis Joghurt genannt werden.

Wenn es sich um Joghurt mit lebenden Kulturen handelt, können Sie etwas davon wegnehmen als Basis für neuen, selbst angesetzten Joghurt, wenn Sie das wollen. Wenn es sich um die andere Art handelt („Als-ob-Joghurt", wie ich sage), können Sie damit wahrscheinlich Briefumschläge zukleben, nachdem er alt geworden ist. Ob es sich um Joghurt mit garantiert lebenden, gesunden Bakterien (Joghurtkulturen) handelt, geht aus dem Etikett hervor. Wenn Sie das nicht überprüfen, laufen Sie Gefahr, eine synthetische Joghurtvariante zu bekommen.

Sicher haben Sie schon einmal alle die vielen Joghurtsorten in den Geschäften bemerkt? Auf den Etiketten werden Sie eine Menge Zusätze finden, die manche Hersteller ihren Produkten zugeben. Beispiele dafür sind Gelatine, Tapioka, Zucker, Farbstoffe, Geschmacksstoffe, Öle und sogar Konservierungsstoffe.

Wenn Sie Joghurt mit lebenden Kulturen und so wenig Zusatzstoffen wie möglich bekommen können, dann haben Sie einen zufrieden stellenden Snack, in dem die gesunden Anteile des Joghurts noch vorhanden sind. Meine Lieblingsmischung ist Naturjoghurt mit meinem eigenen Honig und einer Spur Muskatnuss.

6. Karottensaft (oder andere Gemüsesäfte)

Trinken Sie Ihren Saft immer gleich nach der Herstellung. Das heißt, dass Sie ihn wahrscheinlich mit einem der praktischen Geräte entsprechend Leitlinie 6 selbst herstellen oder an einer Saftbar darauf warten. Die nächstbeste Möglichkeit ist „frischer" Gemüsesaft in Flaschen.

Versuchen Sie immer, Saft aus biologischem Gemüse zu bekommen. Wenn Sie aus nichtbiologischen Karotten selbst Saft herstellen, vergessen Sie nicht, ihn zu entgiften. Über die Ergebnisse, die Sie mit frischem Karottensaft als Snack erzielen, werden Sie sehr erfreut sein – gleich bleibende Energie, wenig Kalorien, leichte Verdaulichkeit, ohne dass Sie hinterher schlapp sind, und konzentrierte Nährstoffe. Viele Erwachsene sind erstaunt, dass ihre Kinder Karottensaft lieben. Kleinere Kinder mögen ihn oft mehr oder weniger verdünnt. Säuglinge mögen ihn im Fläschchen; passieren Sie ihn aber und verdünnen Sie ihn zur Hälfte mit reinem Wasser.

7. Papaya-Johns Energieriegel

Es gibt tatsächlich einen Mann namens John, der auf Hawaii lebt und diese wunderbaren Energiesnacks macht. Jeder wiegt ein viertel Pfund und ist etwa 17,5 mal 8,5 cm groß. Diese Riegel gibt es in verschiedenen Geschmacksrichtungen, und alle Zutaten sind aus kontrolliert biologischem Anbau. Grundlage ist immer die Papaya, zu der in wechselnden Anteilen eine oder mehrere Zutaten kommen: Feigen, Äpfel, Blütenpollen, Spirulina, Aprikosen, Zitronensaft, Molke, Mandeln, Datteln, Sesam, frischer Ingwer und anderes. Als Snack brauchen Sie nur einen oder zwei Bissen davon zu nehmen, damit Ihre Energien wieder zur Verfügung stehen. Ich nehme an, dass ein aktiver Mensch einen ganzen Riegel auf einmal essen könnte; aber, glauben Sie mir, ich bin ein aktiver Mensch und mir reicht einer für mehrere Tage. Die Papaya und die Feigen sind eine so gute Verdauungshilfe, dass es genügt, wenn man vor oder nach einer Mahlzeit einen oder zwei Bissen davon nimmt. (Papaya-Ingwer ist hier besonders gut geeignet.) Fantastisch! Die einzige Art, wie Sie zu diesen Riegeln kommen – außer natürlich, Sie leben in Papaya-Johns Nachbarschaft –, ist die schriftliche Bestellung. (Für den eher seltenen, aber durchaus möglichen Fall, dass deutschsprachige Leser dort bestellen möchten, hier die Adresse: Papaya John, P.O. Box 441, Paia, Maui, HI 96779, U.S.A., Tel. 00 1-8 08-5 79-96 08, Fax 00 1-8 08-5 73-01 28)

8. Popcorn

Dieser Snack ist so anpassungsfähig, dass Sie ihn überallhin mitnehmen können. Einmal nahm ich Popcornmais nach Indien mit und bat Freunde aus dem Ort, ihn zuzubereiten. Sie erhitzten etwas feinen Sand in einer eisernen Bratpfanne, so sah sie jedenfalls aus, warfen das Popcorn hinein und ließen es aus der offenen Pfanne auf den festgestampften Lehmboden hüpfen, den sie zuvor sorgfältig für das Ereignis gefegt hatten. Von dort hoben es die Kinder auf und ich machte es genauso. Immer nur wenige Körner. Je schneller der Vorgang ablief, desto schneller griffen wir danach, damit nicht Vögel und andere Futter suchende Tier sie zuerst bekamen.

Popcorn! Sie können es auf Hunderte verschiedener Arten würzen, es als Frühstück essen, mit Honig zu Bällchen formen oder es sich selbst hin und wieder als leichte Mahlzeit genehmigen. In meinem Buch *10 Essential Herbs* schlage ich vor, das Popcorn mit einer Sauce aus frischem Knoblauch und Olivenöl zu essen, als köstliche Mischung zum Vergnügen oder auch aus gesundheitlichen Gründen. Im Kapitel über die Speise-Rotalge finden Sie ein schmackhaftes Rezept für ein Popcorngewürz.

9. Reiswaffeln

Diese etwa einen Zentimeter dicken Cracker aus Puffreis gibt es in Lebensmittelgeschäften und in jedem Naturkostladen. Mit wenigen Kalorien und einem milden, neutralen Geschmack sind Reiscracker eine knusprige Grundlage für Marmeladen, Gelees und verschiedene Aufstriche aus Samen und Nüssen. (Siehe die Idee im Kapitel über Mandeln unter „Was Kinder gerne mögen" und die Energiebällchen weiter oben.) Nehmen Sie auch Honig und/oder Butter auf die Reiscracker oder womit Sie sie sonst belegen möchten. Kaufen Sie immer Cracker aus Naturreis und nicht diejenigen aus gemahlenem, weißem Reis (denen die Nährstoffe des vollen Korns fehlen und in denen wahrscheinlich Ähnliches drin ist wie in den nährstoffarmen, mit Zusätzen überladenen, gebleichten Broten aus Weißmehl).

10. Safteis am Stiel

Man stellt es her, indem man einfach seinen Lieblingssaft einfriert (manche Leute frieren sogar übrig gebliebene sämige Fruchtsäfte ein), aber es gibt ein paar Tricks, die man lernen muss. Lesen Sie zuerst, was auf den Etiketten der Säfte steht. Sie sollten 100 Prozent Saft ohne zusätzlichen Zucker wählen. Kaufen Sie Behälter aus Plastik mit den entsprechenden Stielen, um das Safteis darin einzufrieren, oder nehmen Sie kleine Pappbecher oder etwas Ähnliches für den Saft und zum Beispiel Plastiklöffel als Stiele. Wenn Sie Pappbecher nehmen, sollten Sie keine zu großen wählen, weil Sie sie sonst nicht richtig in den Mund stecken können, und dann macht es keinen Spaß. Überflüssig zu erwähnen, dass Kinder dieses Eis am Stiel aus Fruchtsaft als Snack lieben. Sogar der Mechaniker, der unseren Kühlschrank repariert, liebt es. Bei einer Reparatur war ihm heiß und er kam ins Schwitzen (schließlich leben wir in Arizona, und es war ein heißer Sommertag, selbst drinnen). Auf der Anrichte schmolz das Eis am Stiel, denn wir mussten es für die Reparatur aus der Tiefkühltruhe nehmen. Er visierte das Eis mit Grapefruitgeschmack an und bemerkte: „Die sehen aber erfrischend aus." Daraufhin boten wir ihm eines an. Es schmeckte ihm sehr gut!

Empfohlene Literatur

Balch, Phyllis A. und James F.: *Prescription for Cooking*. Greenfield, IN: PAB Books, 1987

Balch, Phyllis A. und James F.: *Prescription for Nutritional Healing*. Garden City Park, NY: Avery Publishing, 1990

Beutler, Jade: *Flax for Life*. Encinitas, CA: Progressive Health Publishers, 1996

Beutler, Jade, und Murray, Michael T.: *Understanding Fats and Oils: Your Guide to Healing with Essential Fatty Acids*. Encinitas, CA: Progressive Health Publishers, 1996

Blonz, Edward R.: *The Really Simple No Nonsense Nutrition Guide*. Berkeley, CA: Conari Press, 1993

Bradford, Peter und Montse: *Cooking With Sea Vegetables*. New York, NY: Thorsons Publishers, 1986

Bragg, Paul C. und Patricia: *Apple Cider Vinegar Health System, Salt-Free Sauerkraut Cook Book, and others*. Santa Barbara, CA: Health Science; deutsche Ausgabe: *Natürlicher Apfelessig: das Gesundheits-Elixier*, Ritterhude: Waldthausen, 5. Aufl. 1996

Budwig, Johanna: *Flax Qil as a True Aid Against Arthritis, Heart Infarction, Cancer, and other Diseases*. Vancouver: Apple Publishing, 1992

Budwig, Johanna: *The Oil Protein Diet*. Vancouver: Apple Publishing, 1992; deutsche Ausgabe: *Öl-Eiweiß-Kost*, Freiburg: Hyperion, 12. Aufl. 1998

Carper, Jean: *Food Your Miracle Medicine*. New York, NY: Harper Collins, 1993; deutsche Ausgabe: *Natur wirkt Wunder: Die einzigartige Heilkraft von Pflanzen, Vitaminen und anderen natürlichen Mitteln*, München/Düsseldorf: Econ, 1999

Colgan, Michael: *Optimum Sports Nutrition: Your Competitive Edge*. Ronkonkoma, NY: Advanced Research Press, 1993

Colgan, Michael: *The New Nutrition: Medicine for the Millennium*. Ronkonkoma, NY: Advanced Research Press, 1994

Cooper, Kenneth H.: *Antioxidant Revolution*. Nashville, IN: Thomas Nelson Publishers, 1994; deutsche Ausgabe: *Die neuen Gesundmacher Antioxidantien: Das Ernährungs- und Fitnessprogramm gegen freie Radikale*, München: dtv, 1997

Dean, Ward, und Morgenthaler, John: *Smart Drugs and Nutrients*. Menlo Park, CA: Health Freedom Publications, 1991

Dean, Ward, und Morgenthaler, John: *Smart Drugs and Nutrients, Bd. II*. Menlo Park, CA: Health Freedom Publications, 1993

Duke, James, u.a.: *Phytochemical and Ethnobotanical Database, National Germplasm Resources Laboratory U.S.D.A., Agricultural Research Service*. (Diese Datenbank ist zugänglich über die Internetadresse: http://www.ars-grin.gov/-ngrlsb/)

Erdmann, Robert, und Jones, Meirion: *Fats That Can Save Your Life*. Encinitas, CA: Progressive Health Publishing, 1995

Esko, Wendy und Edward: *Macrobiotic Cooking for Everyone*. Tokio, Japan: Japan Publications, 1984

Fischer, William L.: *How To Fight Cancer and Win*. Canfield, OH: Fischer Publishing Corp., 1994

Fryer, Lee, und Simmons, Dick: *Food Power From the Sea*. New York, NY: Mason/Charter, 1977

Gerson, Max: *A Cancer Therapy: Results of 50 Cases and the Cure of Advanced Cancer by Diet Therapy*. Barrytown, NY: Station Hill Press, 1990

Jensen, Bernard: *Chlorophyll Magic From Living Plant Life*. Escondido, CA: Dr. Bernard Jensen, 1981

Katzen, Mollie: *Moosewood Cookbook*. Berkeley, CA: Tenspeed Press, 1977

Katzen, Mollie: *Die Enchanted Broccoli Forest*. Berkeley, CA: Tenspeed Press, 1982

Lewallen, John und Eleanor. *Sea Vegetable Gourmet Cookbook and Wildcrafter's Guide*. Mendocino, CA: Mendocino Sea Vegetable Company, 1995

Maine Coast Sea Vegetable Recipes. Franklin, ME: Maine Coast Sea Vegetable Company, 1996

Margen, Sheldon, u. a.: *The Wellness Encyclopedia of Food and Nutrition*. New York, NY: Rebus Press (Random House), 1992

Meyerowitz, Steve: *Sprouts the Miracle Food!* Great Barrington, MA: The Sprout House Inc., 1997

Murray, Michael T.: *Healing Power of Foods*. Roseville, CA: Prima Pubs., 1993

Murray, Michael T.: *Encyclopedia of Natural Medicine*. Roseville, CA: Prima Pubs., 1990

Nostrand, Carol: *Junk Food to Real Food*. New Caanan, CT: Keats Publishing, 1994

Nutrition Almanac. Nutrition Research, Inc., McGraw-Hill, 1984

Oski, Frank: *Don't Drink Your Milk*. Syracuse, NY: Mollica Press, 1983

Poisson, Leandre und Gretchen: *Solar Gardening*. White River Junction, VT: Chelsea Publishing Company, 1994

Santillo, Humbart: *Food Enzymes: The Missing Link to Radiant Health*. Prescott, AZ: Hohm Press, 1987

Santillo, Humbart: *Intuitive Eating*. Prescott, AZ: Hohm Press, 1993

Schauss, Alexander: *Minerals, Trace Elements and Human Health*. Tacoma, WA: Life Sciences Press, 1996

Schauss, Alexander: *The Role of Essential Trace Elements In Human Health and Behavior*. Audiokassette eines Vortrags vom Juli 1994 bei der National Nutritional Foods Association.

Seibold, Ronald: *Cereal Grass, What's In lt For You!* Lawrence, KS: Wilderness Community Education Foundation, 1990

Sharamon, Sheila, und Baginski, Bodo J.: *The Healing Power of Grapefruit Seed*. Twin Lakes, WI: Lotus Light Publications, 1996; deutsche Ausgabe: *Heilen mit Grapefruitkern-Extrakt: Das praktische Gesundheitsbuch mit allen Anwendungen von*

A - Z. Neue Erkenntnisse, Einsatzmöglichkeiten und Erfahrungsberichte, Aitrang: Windpferd, 2. Aufl. 1997

Steinman, David, & Epstein, Samuel S.: *The Safe Shopper's Bible: A Consumer's Guide to Nontoxic Household Products, Cosmetics, and Food*. New York, NY: Macmillan, 1995

Teas, Jane: *The Consumption of Seaweed as a Protective Factor in the Etiology of Breast Cancer*. Boston, MA: Harvard School of Public Health, 1981

Thomas, Lalitha: *10 Essential Herbs*, Prescott, AZ, USA: Hohm Press, 1992

Wallach, Joel: *Rare Earth: Forbidden Cures*. New Vision independent associate

Whitaker, Julian: *Health and Healing Newsletter*. Potomac, MD: Phillips Publishing

Über die Autorin

Lalitha Thomas betreibt seit mehr als zwanzig Jahren Studien über den Einsatz von Nahrungsmitteln und Kräutern zur Gesundheitspflege. Sie hält Vorträge und Seminare und hat einen Teil ihrer Erfahrungen bereits in dem in den USA erschienenen, der gleichen Leitidee folgenden Buch *10 Essential Herbs* veröffentlicht (zu Deutsch etwa: „10 unverzichtbare Kräuter").

Notizen

Notizen

Notizen

Beth M. Ley Jacobs:
Kolostrum - die natürliche Nahrungsergänzung
Immunsystem, Gewichtsreduktion, Fitneß

Diese Broschüre handelt von der Erst- oder Vormilch (Kolostrum), die kurz vor und (an den ersten 3 bis 5 Tagen) nach der Entbindung entsteht und vielfältige immunisierende Wirkungen hat. Diese Milch ist nicht nur lebenswichtig für Neugeborene. In Form eines Nahrungssupplements, das schonend aus der Erstmilch von Kühen hergestellt wird, kann Kolostrum auch bei Erwachsenen zahlreiche gesundheitsfördernde Wirkungen haben.

1999, 106 Seiten, Paperback, 15 x 21,5 cm,
14,80 DM/14,– sFr/108,– öS,
ISBN 3-932098-58-7

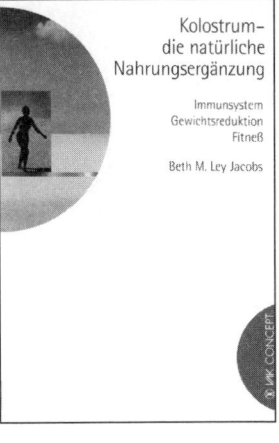

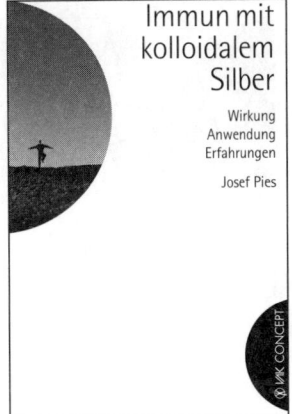

Josef Pies:
Immun mit kolloidalem Silber
Wirkung, Anwendung, Erfahrungen

Bis zu Beginn unseres Jahrhunderts hatte kolloidales Silber eine große medizinische Bedeutung, die seitdem immer stärker in Vergessenheit geriet. Populäres Beispiel: Unsere Großmütter legten eine Silbermünze in Milch, um diese lange frisch zu halten. Heute wird die Wirkung von kolloidalem Silber wiederentdeckt.

1998, 53 Seiten, 9 Illustrationen, 15 x 21,5 cm, Paperback,
14,80 DM/14,– sFr/108,– öS,
ISBN 3-932098-31-5

Uta Rau:
Tips zur Ernährung hyperaktiver Kinder
Aminosäuren, Mineralstoffe, Vitamine

Mit der schon seit 1978 in den USA als offizielles Heilverfahren anerkannten orthomolekularen Therapie werden dort auch Hyperaktive erfolgreich behandelt. Dieser natürliche Therapieansatz besteht in der zusätzlichen Verabreichung von Aminosäuren in Kombination mit den hierzulande bekannteren Vitaminen, Mineralstoffen und Fettsäuren. Betroffene Eltern erhalten eine Idee von der natürlichen Behandlung der Hyperaktivität mit Aminosäuren, können diese kennen lernen, ihr Prinzip verstehen und für sich und ihr Kind aufgreifen.

1999, 110 Seiten, 11 Illustrationen, Paperback, 15 x 21,5 cm,
18,– DM/17,– sFr/131,– öS,
ISBN 3-932098-48-x

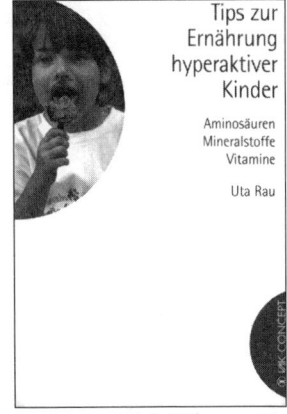

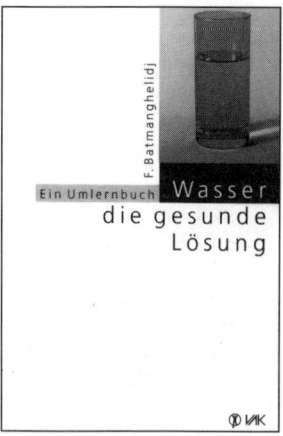

F. Batmanghelidj:
Wasser - die gesunde Lösung
Ein Umlernbuch

„Sie sind nicht krank, Sie sind durstig! Behandeln Sie nicht etwas mit Medikamenten, was eigentlich Durst ist.

Dieses ist ein Handbuch zur Vorbeugung und Selbsthilfe für Menschen, die sich lieber an die Logik der Natur und an eine Medizin ohne Chemie halten." (Dr. F. Batmanghelidj)

7. Auflage 1999, 182 Seiten, 14 Abb., Paperback, 13 x 20,5 cm, 29,80 DM/27,50 sFr/218,- öS,
ISBN 3-924077-83-5

Ian McDermott, Joseph O'Connor:
NLP und Gesundheit
Die offenen Geheimnisse der Gesunden

Der Mensch braucht zum Leben nicht nur Nahrung und Sauerstoff, sondern auch eigene Erfahrungen. Der Mensch erschafft und erfährt seine eigene Gesundheit durch das, was er tut, was er denkt und wie er lebt. Das Neurolinguistische Programmieren (NLP) betrachtet, wie Gedanken und innere Haltung das Wohlbefinden beeinflussen. NLP und Gesundheit verbindet auf praktische Weise aktuelle medizinische Forschungen mit der subjektiven Erfahrung der eigenen Gesundheit.

2. Aufl. 1999, 324 Seiten, 11 Abb., Paperback, 15 x 21,5 cm, 38,- DM/35,- sFr/277,- öS,
ISBN 3-932098-64-1

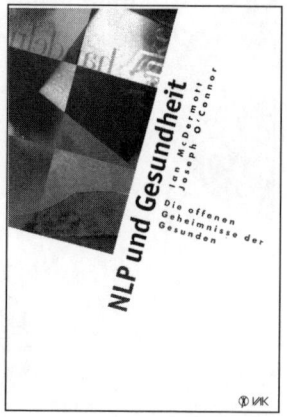

Diese Bücher können Sie direkt über Ihren Buchhandel beziehen.

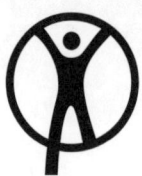

*Das **IAK Institut für Angewandte Kinesiologie GmbH, Freiburg**, veranstaltet laufend Kurse in Touch For Health (Gesund durch Berühren), in Edu-Kinestetik, in Entwicklungskinesiologie und in vielen anderen Bereichen der Angewandten Kinesiologie. Dank enger persönlicher Kontakte zu den Pionieren der AK ist das Institut in der Lage, ständig die neuesten Entwicklungen auf diesem Gebiet zu präsentieren.*

Außerdem fördert das Institut die Verbreitung der Angewandten Kinesiologie im deutschsprachigen Raum durch Literaturempfehlungen und Kontaktadressen.

Wer an der Arbeit des Instituts interessiert ist, kann kostenlose Unterlagen anfordern bei (bitte 3,- DM in Briefmarken beilegen):

IAK Institut für Angewandte Kinesiologie GmbH, Freiburg
Eschbachstraße 5, D-79199 Kirchzarten, Telefon 076 61-98 71 0, Telefax 076 61-98 71 49